SOMMAIRE

1.2 Santé publique et économie de la santé

2.5 Processus inflammatoires et infectieux

W0238666

Sommaire

Sommaire

Évaluations

Corrigés des évaluations

Sous la direction de Kamel Abbadi

Les auteurs

Samir Baali
Peter Crevant
Karim Ferhi
Antoine Gaudin
Pauline Gardès
Catherine Geslain
Jean-Noël Joffin
Samir Kaddar
Nabiha Kamal
Sylvain Ledoux-Perriguey
André Le Texier
Romain Mitre
Jean Oglobine
Nadia Ouali-Ziane
Geneviève Picot
Eric Rasolo
Régine Tardy
Ertan Yilmaz
Kamel Abbadi

Avertissement

Du fait, notamment, de l'avancement rapide des sciences médicales, l'éditeur et l'auteur déclinent toute responsabilité du mauvais usage qui pourrait être fait du contenu de cet ouvrage.
Malgré toute l'attention portée à sa rédaction, la survenue d'une erreur reste possible.
L'éditeur et les auteurs ne sauraient être tenus pour responsables des éventuelles conséquences qui pourraient en résulter.
L'éditeur et les auteurs remercient par avance le lecteur de bien vouloir leur signaler toute erreur qu'il pourrait rencontrer à la lecture de cet ouvrage.

DANGER LE PHOTOCOPILLAGE TUE LE LIVRE

« Le photocopillage, c'est l'usage abusif et collectif de la photocopie sans autorisation des auteurs et des éditeurs. Largement répandu dans les établissements d'enseignement, le photocopillage menace l'avenir du livre, car il met en danger son équilibre économique. Il prive les auteurs d'une juste rémunération. En dehors de l'usage privé du copiste, toute reproduction totale ou partielle de cet ouvrage est interdite. »

ISBN 978-2-216-16455-4

Toute reproduction ou représentation intégrale ou partielle, par quelque procédé que ce soit, des pages publiées dans le présent ouvrage, faite sans autorisation de l'éditeur ou du Centre français du Droit de copie (20, rue des Grands-Augustins, 75006 Paris), est illicite et constitue une contrefaçon. Seules sont autorisées, d'une part, les reproductions strictement réservées à l'usage privé du copiste et non destinées à une utilisation collective, et, d'autre part, les analyses et courtes citations justifiées par le caractère scientifique ou d'information de l'œuvre dans laquelle elles sont incorporées (loi du 1er juillet 1992 - art. 40 et 41 et Code pénal - art. 425).

© Foucher, une marque des Éditions Hatier – Paris 2022

MÉMO

1 Les grands problèmes de santé publique liés à l'environnement

Les questions de pollution diverses comme l'eau, l'air, le sol et les déchets, sont des préoccupations quotidiennes. En effet elles peuvent avoir des répercussions graves sur la santé humaine.
Le changement climatique impacte sur la Santé, était le sujet du dernier congrès international de Santé publique qui s'est tenu à Marseille en novembre 2019.

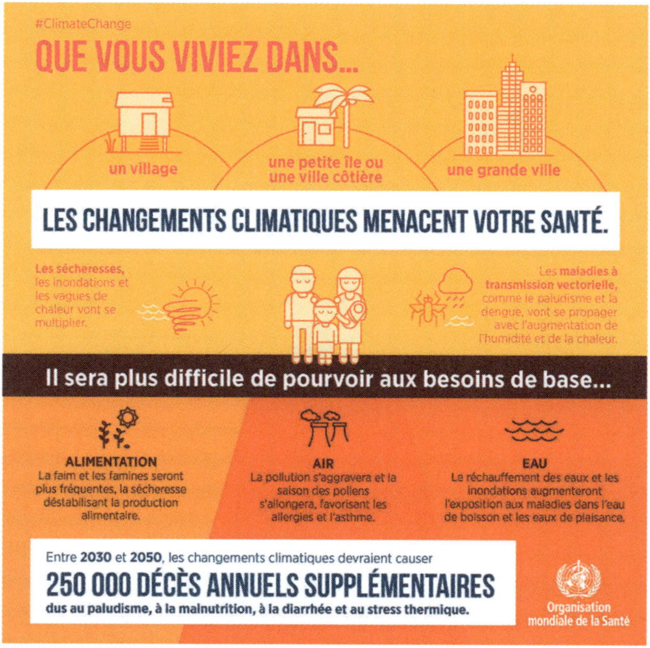

#ClimateChange
QUE VOUS VIVIEZ DANS...
un village
une petite île ou une ville côtière
une grande ville
LES CHANGEMENTS CLIMATIQUES MENACENT VOTRE SANTÉ.
Les sécheresses, les inondations et les vagues de chaleur vont se multiplier.
Les maladies à transmission vectorielle, comme le paludisme et la dengue, vont se propager avec l'augmentation de l'humidité et de la chaleur.
Il sera plus difficile de pourvoir aux besoins de base...
ALIMENTATION
La faim et les famines seront plus fréquentes, la sécheresse déstabilisant la production alimentaire.
AIR
La pollution s'aggravera et la saison des pollens s'allongera, favorisant les allergies et l'asthme.
EAU
Le réchauffement des eaux et les inondations augmenteront l'exposition aux maladies dans l'eau de boisson et les eaux de plaisance.
Entre 2030 et 2050, les changements climatiques devraient causer
250 000 DÉCÈS ANNUELS SUPPLÉMENTAIRES
dus au paludisme, à la malnutrition, à la diarrhée et au stress thermique.
Organisation mondiale de la Santé

Source OMS.

1 Le contexte politique

- L'OMS (Organisation Mondiale de la Santé) a défini dans l'un des 6 points de son programme d'action :
  Favoriser la sécurité sanitaire : l'une des principales menaces pour la sécurité sanitaire internationale découle des flambées de maladies émergentes et épidémiques.
  De plus en plus nombreuses, elles sont favorisées par des facteurs comme l'urbanisation rapide, **le mauvais aménagement de l'environnement**, les modes de production et de commercialisation des aliments et l'usage parfois mauvais des antibiotiques.
- En France :
  Le **développement durable** a été introduit en 1987 par la commission mondiale sur l'environnement et le développement (Commission Brundtland) dans son rapport intitulé « notre avenir à tous ».
  Son principe est : « les besoins des générations actuelles doivent être satisfaits sans compromettre la capacité des générations futures à répondre aux leurs ».
  En 2005, la France a intégré dans le **préambule de sa Constitution les droits et devoirs définis dans la Charte de l'environnement** s'engageant ainsi dans la stratégie européenne de développement durable (SEDD).
  Le Grenelle de l'environnement = engagement affiché des institutions publiques. Trois dimensions : environnemental, social et sociétale, économique.
  Le respect des normes, la recherche de la sécurité sanitaire dans toutes ses composantes (l'eau, les déchets hospitaliers, le risque infectieux...) et la gestion des risques.

La stratégie nationale de santé 2018-2022 (SNS) a été adoptée officiellement par le gouvernement à l'issue d'un processus de concertation entamé à la fin de l'été par le ministre des Solidarités et de la Santé.

La stratégie nationale de santé 2018-2022 fixe les priorités du gouvernement en matière de santé pour les cinq prochaines années. Concrètement, elle donne un cap à la politique de santé et garantit la cohérence de l'action de tous les ministères.

Les objectifs de développement durable (ODD) sont consultables sur le site du ministère de la Transition écologique et solidaire (juillet 2019) : https://www.ecologique-solidaire.gouv.fr.

L'agenda 2030 est un programme universel pour le développement durable. Il porte l'ambition de transformer notre monde en éradiquant la pauvreté et les inégalités en assurant sa transition écologique et solidaire à l'horizon 2030.

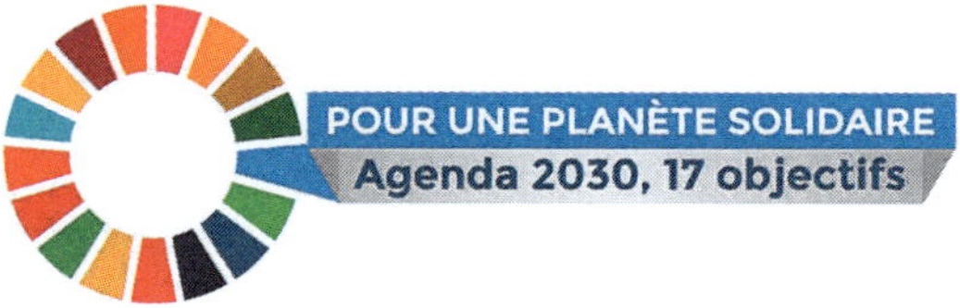

Source OMS.

2 Le Plan National Santé et Environnement (PNSE)

- **Premier Plan National Santé Environnement 2004-2008 (PNSE) :**
  Principales actions à mettre en œuvre afin d'améliorer la santé des Français en lien avec la qualité de leur environnement, dans une perspective de développement durable.
- **Deuxième Plan National Santé Environnement 2009-2013 (PNSE 2) :**
  16 thématiques, 58 actions, 380 millions d'euros sur 5 ans, 110 millions consacrés à la recherche sur 4 ans.
- **Troisième Plan national santé environnement (PNSE3) 2015-2019 :**
  Le troisième PNSE 2015-2019 témoigne de la volonté du gouvernement de réduire autant que possible et de façon la plus efficace les impacts des facteurs environnementaux sur la santé afin de permettre à chacun de vivre dans un environnement favorable.
  Il s'articule autour de 4 grandes catégories d'enjeux :
  - des enjeux de santé prioritaires ;
  - des enjeux de connaissance des expositions et de leurs effets ;
  - des enjeux pour la recherche en santé environnement ;
  - des enjeux pour les actions territoriales, l'information, la communication, et la formation.
- **Quatrième Plan national santé environnement (PNSE 4) 2021-2025**, « Un environnement, une santé ».
  Objectif du PNSE 4 :
  Mieux comprendre les risques auxquels chacun s'expose afin de mieux se protéger et protéger son environnement. La crise sanitaire

de la Covid-19 a par ailleurs rappelé les interactions fortes entre santé humaine, santé animale et santé de l'environnement.

3 L'Agence nationale de sécurité sanitaire, de l'alimentation, de l'environnement et du travail (ANSES)

Missions

- Veille, expertise, recherche et référence sur un large champ couvrant la santé humaine, la santé et le bien-être animal, et la santé végétale.
- Appréhende, de manière globale, les expositions auxquelles l'Homme peut être soumis à travers ses modes de vie et de consommation ou les caractéristiques de son environnement, y compris professionnel.
- Elle informe les autorités compétentes, répond à leurs demandes d'expertise et les alerte en cas de crise sanitaire.

  L'Agence exerce ses **missions en étroite relation avec ses homologues européens**.

Créée le 1er juillet 2010 par la fusion de deux agences sanitaires françaises : l'Afssa (Agence française de sécurité sanitaire des aliments) et l'Afsset (Agence française de sécurité sanitaire de l'environnement et du travail).

Webographie

www.has-sante.fr
www.sante.gouv.fr
www.anses.fr

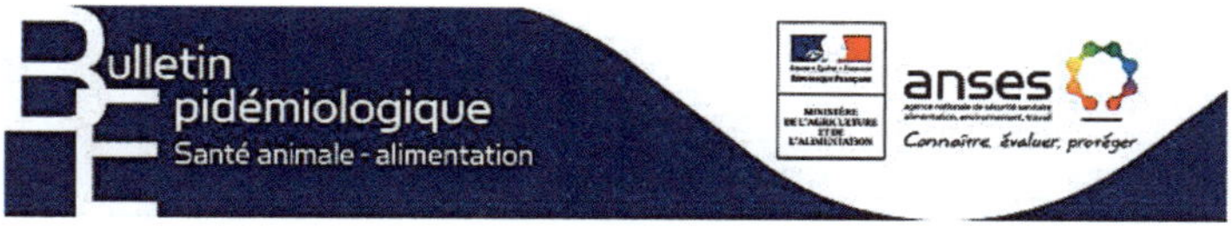

Source OMS.

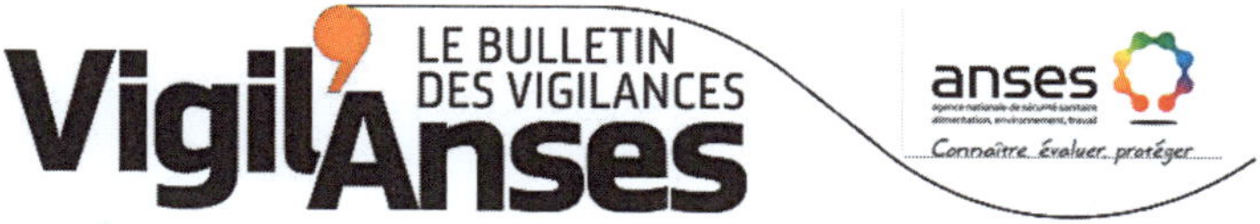

Source OMS.

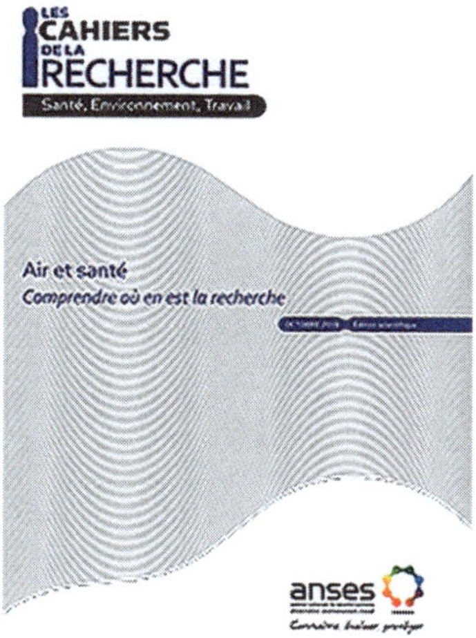

Source OMS.

MÉMO

2 L'organisation de la prévention

1 Définition de la prévention

La prévention selon l'OMS, c'est « *l'ensemble des mesures visant à éviter ou réduire le nombre ou la gravité des maladies ou accidents* ». De plus en plus importante en France car c'est un enjeu majeur pour le système de santé, d'après le Haut Comité de Santé Publique. ACTION qui doit viser la réduction de la **mortalité prématurée**.

2 Les niveaux de prévention

Prévention primaire : mesures pour diminuer *l'incidence* d'une maladie dans une population.
Exemple : Les vaccinations.
Prévention secondaire : diminuer la *prévalence* d'une maladie dans une population.
Exemple : Les dépistages de Cancers (cancer du sein, cancer colorectal).
Prévention tertiaire : mesures visant à prévenir les rechutes et/ou les complications.
Exemple : L'éducation thérapeutique, suivi médical.
Prévention quaternaire : mesure dans le champ palliatif avec l'accompagnement en fin de vie.
Exemple : Soulager la souffrance.

Le plan national santé environnement (PNSE) a pour objectif de répondre aux interrogations des Français sur les conséquences sanitaires à court et à moyen terme, de l'exposition à certaines pollutions de leur environnement. Il doit être renouvelé tous les cinq ans. Le premier Plan national santé environnement a été lancé en 2004 par le gouvernement.
Le 3e plan national santé environnement arrivant à échéance fin 2019, le lancement de l'élaboration du **plan 2020-2024 « Mon environnement, ma santé », 4e plan national santé environnement** a été annoncé en ouverture des Rencontres nationales santé-environnement les 14 et 15 janvier 2019 à Bordeaux.

L'élaboration d'un plan national santé environnement (PNSE), sa déclinaison en régions et sa mise à jour tous les cinq ans ont été inscrites dans le code de la santé publique (article L. 1311-6 du code de la santé publique).

3 De la prévention à la promotion pour la santé

A. Plusieurs conditions

- Connaissance de la maladie et des **déterminants de santé** : les études épidémiologiques permettent de quantifier les problèmes et d'envisager l'évaluation de l'impact des actions de prévention.
- Connaissance des **comportements** des groupes concernés : Facteurs de risques et Facteurs de Protection.
- Possibilité de prévention tant au niveau de la **décision politique** que des acteurs de terrain : la décision politique conditionne les moyens techniques par l'allocation de moyens financiers.
- Formation des acteurs de **Promotion de la santé** et **éducation à la santé** et élaboration d'outils d'éducation pour la santé : la loi de santé publique du 9 août 2004 met en place le développement de la promotion de la santé, pour assurer une prise en charge plus globale de la santé.

B. La loi de Santé

Loi no 2016-41 du 26 janvier 2016 de modernisation de notre système de santé – NOR : AFSX141 8355L – Version consolidée au 10 mars 2017

- *Titre liminaire : rassembler les acteurs de la santé autour d'une stratégie partagée*
- Les axes principaux de cette nouvelle loi :
  - *Titre Ier : renforcer la prévention et la promotion de la santé ;*
  - *Titre II : faciliter au quotidien les parcours de santé ;*
  - *Titre III : innover pour garantir la pérennité de notre système de santé.*

Ce texte modifie en profondeur le Code de la santé publique.
Une partie des dispositions n'entreront pas en vigueur avant plusieurs mois. C'est par exemple le cas de la généralisation du tiers payant : le texte prévoit de généraliser le tiers payant. L'objectif de cette

réforme est de permettre à toute personne de ne pas avancer les frais lorsqu'ils se rendent chez leur médecin.
Autre exemple : la mise en place des paquets de cigarettes neutres.
→ *À suivre :* IVG, dons d'organe, salles de consommation à moindre risque, cigarettes électroniques.

4 Les différents acteurs de la santé

A. Au niveau national

- **Ministère** : la Direction générale de la santé (DGS) joue un rôle de pilote sur la conduite des politiques de santé dont la prévention et la promotion de la santé.
- **Agence nationale** : institut national de prévention et d'éducation pour la santé (INPES) avec comme missions : d'exercer une fonction d'**expertise** et de **conseil** en matière de prévention et de promotion de la santé et d'assurer le **développement de l'éducation pour la santé** sur l'ensemble du territoire.

B. Au niveau régional

Missions de l'ARS dont une principale = la définition, le financement et l'évaluation des actions de prévention et de promotion de la santé.

C. Au niveau local

Les professionnels de santé sont des maillons essentiels de la prévention et de l'éducation pour la santé = santé scolaire, santé carcérale, santé en entreprise, santé à domicile.

5 Définitions

- **Mortalité prématurée** : mortalité évitable avant 65 ans due aux comportements individuels.
- **Incidence** : nombre de nouveaux cas d'une maladie ou d'un événement lié à la santé, dans une population donnée durant une période de temps connue. (Indicateur dynamique)
- **Prévalence** : nombre de cas d'une maladie, ou de tout autre problème de santé, dans une population définie à un moment donné. (Indicateur statique)
- **Déterminants de santé** : facteurs qui influencent la santé = tabagisme **facteur de risque** connu du cancer du poumon et environnement favorable (famille, éducation scolaire) = **facteur de protection**.

- **Épidémiologie** : décrit les différents facteurs (biologiques, environnementaux, mode de vie, soins de santé) qui influencent la santé en recherchant les causes et/ou les interventions efficaces.
- **Indicateur de santé d'une population** : variable mesurant l'état de santé d'un individu ou d'une population, qui peut être quantitative ou qualitative. Trois types d'indicateurs :
  - indicateurs de santé (démographie) ;
  - indicateurs de morbidité (maladie) ;
  - indicateurs de mortalité (décès).
- **Promotion de la santé** : « La promotion de la santé est le processus qui confère aux populations les moyens d'assurer un plus grand contrôle sur leur propre santé, et d'améliorer celle-ci ». *Conférence d'Ottawa, 1986.*
- **Éducation à la santé** : la construction d'actions sociales planifiées et d'expériences d'apprentissage conçues pour permettre à des personnes d'obtenir le contrôle des déterminants de la santé et des comportements de santé, et les conditions qui affectent leur état de santé et l'état de santé des autres.

Source : Banque de données de santé publique (BDSP) **http://www.bdsp.ehesp.fr**

MÉMO

3 La politique de santé mentale

- **L'originalité de l'organisation de la psychiatrie en France.**
- **L'après-guerre : Création du courant de psychiatrie institutionnelle.**

1 Création de la sectorisation

- Circulaire du 15 mars 1960.
- L'organisation d'un secteur est définie par la loi du 31 décembre 1985 qui pose les bases juridiques du secteur.
- L'Arrêté du 14 mars 1986 décrit le dispositif de lutte contre les maladies mentales et définit les structures du secteur.

2 Composition d'un secteur psychiatrique

- **Les structures intra-hospitalières :**
  - service d'urgence psychiatrique ;
  - unités de soins à temps complet ;
  - psychiatrie de liaison.
- Les urgences psychiatriques régulent, prennent en charge les suicidants et assurent des consultations.
- **Les structures extra-hospitalières :**
  - les hôpitaux de jour ;
  - les centres médicaux-psychologiques ;
  - les centres d'accueil thérapeutiques à temps partiel ;
  - les appartements thérapeutiques.
- **Les organisations récentes :** les équipes mobiles de psychiatrie :
  - précarité ;
  - SAMU psychiatrie ;
  - gérontopsychiatrie.

3 L'accueil dans les unités de soins

Patients de toute pathologie psychiatrique.
Prise en charge à court, moyen et long terme.

- **En hospitalisation libre (HL) (loi du 27 juin 1990) :**
  - régime habituel d'hospitalisation ;
  - le patient donne une autorisation éclairée aux soins ;
  - possibilité de sortie contre avis médical ;
  - en cas de danger le médecin peut demander la transformation du placement en hospitalisation en cas de péril imminent.

- **Soins psychiatriques à la demande d'un tiers (SPDT) :**
- Les dispositions sont réformées par la Loi no 2011-803 du 5 juillet 2011 parue au JO no 0155 du 6 juillet 2011 et suppriment les anciennes appellations HDT (hospitalisation à la demande d'un tiers) et HO (hospitalisation d'office).
- Désormais, les hospitalisations sont de 3 types :
  - soins psychiatriques à la demande d'un tiers (SPDT) ;
  - soins psychiatriques en cas de péril imminent ;
  - soins psychiatriques sur décision du représentant de l'état.

A. Soins psychiatriques à la demande d'un tiers (SPDT)

S'appliquent à toute personne ayant besoin de soins hospitaliers, mais dans l'incapacité de donner un consentement éclairé : un **TIERS** signe l'admission :
- un parent, un proche, un enfant ;
- l'assistante sociale éventuellement ;
- le directeur de l'établissement, quand absence de tiers.

Trois formes d'admission en SPDT ou en cas de péril imminent

- **1re forme**
- Demande d'admission par un tiers. Deux certificats médicaux circonstanciés de moins de quinze jours : un médecin n'exerçant pas dans l'établissement et un médecin pouvant exercer dans l'établissement.
- **2e forme**
- Dans l'impossibilité d'obtenir une demande par un tiers en cas de péril imminent. Un seul certificat médical par un médecin n'exerçant pas dans l'établissement d'accueil.
- **3e forme**
- En cas d'urgence, quand il existe un risque grave d'atteinte à la dignité du malade. Le directeur de l'établissement peut à titre exceptionnel prononcer l'admission en soins psychiatriques sans son consentement, d'une personne malade au vu d'un seul certificat médical d'un médecin qui peut exercer dans l'établissement.

B. Soins psychiatriques sur décision du représentant de l'état

- Soins sans consentement sur décision du préfet ou faisant suite a une mesure du maire (anciennement HO, hospitalisation d'office).
- Forme d'admission : certificat initial par un psychiatre ne pouvant exercer dans l'établissement d'accueil.

▸ Modalités de maintien en hospitalisation

Certificats et obligations pour maintenir les soins sans consentement :
- un certificat dans les 24 h avec un examen somatique complet ;
- un certificat de 72 h avec obligation tracée d'informer le malade sur ses droits ;
- un certificat de huitaine, établi entre le 5e et le 8e jour, si maintien ce certificat et transmis au JLD (juge des Libertés et de la Détention) ;
- tous les mois et avant la fin de la période d'un an continu.

▸ Le juge des libertés et de la détention

La loi du 5 juillet 2011 introduit l'obligation de faire valider les soins sans consentement par un juge, qui statut publiquement sur le bien fondé de l'hospitalisation, quand à la forme. C'est le juge des libertés et de la détention qui reçoit les patients hospitalisés sans consentement, pour les entendre et statuer **dans les 15 premiers jours de leur hospitalisation** sur le respect des droits du patient hospitalisé.

▸ Modalités de levée de l'hospitalisation sans consentement

- Production d'un certificat de demande de levée des soins en produisant un programme de soins. C'est le préfet qui statue.
- Cela relève d'une décision judiciaire par le juge des libertés et de la détention.
- Après deux expertises si le patient est considéré potentiellement dangereux.

▸ Modalités pour les mineurs

Pas d'hospitalisation sous contrainte, c'est le titulaire de l'autorité parentale qui signe la demande d'hospitalisation.

C. La psychiatrie de liaison

Elle assure les consultations externes auprès des personnes hospitalisées dans tous les services de soins.

D. Les structures extra-hospitalières

▸ Les hôpitaux de jour

- lieu de transition, de réadaptation et de maintien des acquis ;
- patients sortis de l'hôpital (ou en voie de sortie) ;
- présence à la journée ;
- activités thérapeutiques et entretien psychothérapeutiques.

Les centres médico-psychologiques (CMP)
- lieu de consultation ;
- entretiens infirmiers ;
- soins ambulatoires ;
- travail au domicile du patient.

Les Centres d'Accueil Thérapeutique à Temps Partiel (CATTP)
- activités de réinsertion ;
- intégration dans le tissu social ;
- accueil structuré en séances.

Les Appartements Thérapeutiques (associatifs)
- alternative à l'hospitalisation ;
- aide à l'organisation de la vie courante ;
- évaluation des capacités d'autonomie ;
- souvent en colocation.

4 Perspectives

- L'organisation de la psychiatrie = **au plus près des personnes** en préservant leur sécurité et celles des tiers dans le respect des personnes et des droits qu'ils possèdent.
  Elle offre une multitude de structures et de prise en charge.
- La loi de modernisation du système de santé de janvier 2016 propose d'ancrer l'organisation et la pratique des soins psychiatriques et de l'accompagnement des personnes en situation de handicap psychique dans une logique du territoire. Le rapport Laforcade sur la santé mentale, remis en 2015 par Michel Laforcade (Directeur général de l'ARS Nouvelle Aquitaine), a eu pour objet d'élaborer des réponses concrètes permettant d'accompagner la mise en œuvre de la loi de modernisation du système de santé sur la question de la santé mentale.
- L'article 69 de cette loi distingue clairement la politique de santé mentale qui inclut des actions de prévention, de diagnostic, de soins, de réadaptation et de réinsertion sociale, et l'organisation du territoire sur lequel cette politique est déclinée.

MÉMO

4 La démarche et les outils en santé publique

1 Définitions glossaire BDSP (Banque de Données en Santé publique)

Produites de 1993 à 2019, par le réseau documentaire d'informations en santé publique et gérée par l'École des hautes études en santé publique (EHESP).

A. Besoin sanitaire

Nécessité de bénéficier de soins de santé.

B. Évaluation des besoins

Processus définissant la gamme des services nécessaires à un individu pour lui assurer un niveau de vie, de santé et de bien-être définis. Au niveau de la population, c'est un processus qui vise à identifier les personnes qui devraient bénéficier d'un traitement ou d'une prévention particulière. Ce processus constitue alors une base pour la prise de décisions au sujet de l'offre en services de santé ou de l'orientation d'un programme d'intervention.

C. Demande

Désir exprimé pour un service ou un produit. La demande est mesurée comme une quantité et est influencée par plusieurs facteurs. Pour la plupart des biens ou services, il y a moins de demandes lorsque les prix augmentent. Cependant, si les préférences pour le service sont très élevées – comme c'est le cas de certains services médicaux – la demande est assez peu sensible au prix. La demande est une mesure du comportement.

D. Demande induite

Demande pour de plus amples contacts ou pour une plus grande consommation de services de santé déterminée par les décisions des professionnels de santé, notamment des médecins. La décision professionnelle induit des conséquences pour le patient, pour le système de santé et pour les dépenses de santé.
Ce concept est parfois utilisé en tant que synonyme de « demande dérivée ».

E. Facteur de risque

En épidémiologie, un facteur de risque est toute variable liée statistiquement à la survenue d'un événement. Il s'agit d'une caractéristique individuelle ou collective, associée de manière causale à l'augmentation de l'incidence de la maladie ou à un problème de santé dans une population et par conséquent à l'augmentation de la probabilité d'un développement individuel de la maladie ou d'un problème de santé. Facteur ou variable associés (statistiquement ou de manière causale) au développement d'une maladie ou de toute autre situation de santé chez un individu ou un groupe.

F. Facteurs protecteurs

Ressources internes et externes, protégeant la santé des êtres humains. Ils ont une importance spéciale dans une approche de type « santé créative » qui se positionne à partir de la question « qu'est ce qui crée de la santé » plutôt que sur la question « qu'est ce qui fait qu'une personne est malade ». Les facteurs protecteurs comportent : des caractéristiques individuelles telles que le lieu de contrôle interne, les capacités à faire face, l'optimisme et le sentiment d'appartenance et de cohérence ; des comportements personnels comme le fait de dormir assez, d'avoir une alimentation saine, de réaliser des exercices (sport) et d'éviter des comportements à risque, d'avoir une bonne hygiène, d'être vacciné ; des conditions socio-économiques bonnes et sûres comme le travail, un environnement pacifique, une eau et un air non pollué, des soins, un appui social.

2 De la démarche en santé publique à l'éducation pour la santé

La démarche de santé publique est un processus d'analyse s'inspirant de la méthodologie de la résolution de problème. Ce processus permet d'identifier, d'immobiliser, **d'organiser les ressources disponibles en vue d'atteindre des objectifs de santé multiples**.

A. Les étapes de la démarche de santé publique

- Analyse de la situation et Identification des problèmes de santé.
- Définition des priorités.
- Formulation du problème en lien avec population cible.
- Identification des objectifs et actions à mener.

- Ressources envisagées.
- Programmation et organisation de la démarche.
- Réalisation de la démarche.
- Évaluation de la démarche réalisée.

La notion de **promotion de la santé** met l'accent sur l'implication des collectivités dans la gestion de la santé plutôt que sur la responsabilité individuelle, tout en redonnant le pouvoir aux individus sur leur environnement sanitaire.

Les actions de promotion de la santé des individus et de prévention se conjuguent et se complètent donc, avec un outil commun : **l'éducation pour la santé**.

B. Les étapes de l'action en éducation pour la santé

1. État des lieux

Établir un diagnostic : analyser les problèmes existants (cadre de référence, définition de la problématique et de la population cible) et de recueillir les demandes de la population. Recherche documentaire, rencontres sur le terrain, élaboration d'outils (tableau de bord, questionnaire d'enquête, entretien, compte-rendu, débat, réunion).

2. Objectifs interventionnels

Un objectif doit être pertinent, mesurable, précis (public visé, lieu donné, durée...), réalisable. Il est toujours formulé par un verbe à l'infinitif.

3. Organisation et déroulement de l'action

4. Évaluation de l'action

5. Valorisation de l'action : article ou exposés

Promotion des résultats de l'action.

La loi du 9 août 2004 pose l'éducation pour la santé comme étant un des axes de la politique de santé publique de la Nation.

MÉMO

5 Les outils en démographie et épidémiologie

1 L'Épidémiologie : définition

- Science qui étudie la distribution, la fréquence et les déterminants des maladies, des blessures ou de tout autre problème de santé, auprès d'une population et qui applique les données révélées par l'étude au contrôle de ces problèmes de santé (glossaire BDSP).
- Deux types d'enquête épidémiologique : enquête descriptive et enquête analytique.

2 Méthodologie de l'enquête épidémiologique descriptive : 5 étapes

- Définition des objectifs, bibliographie, vérifications préalables.
- Préparation d'un protocole, pré enquête.
- La réalisation de l'enquête proprement dite.
- Analyse des données.
- Présentation des résultats.

L'enquête épidémiologique constitue le préalable indispensable à la démarche d'éducation pour la santé.

3 Les outils de l'enquête

- Les **chiffres** (statistiques nationales et locales), **rapports** et **études** (*cf.* sites Internet).
- L'observation.
- L'entretien, le dialogue et l'interview.
- Le questionnaire.
- Le sondage, l'enquête, l'enquête micro-trottoir.

A. Les chiffres, les rapports, les études

Tous les documents cités dans une étude doivent être **référencés**. La recherche bibliographique constitue la première étape et nécessite un travail important qui permet de bien cerner le sujet et donne à la recherche son intérêt et sa crédibilité.

STATISS (Études Statistiques Régionales) ARS

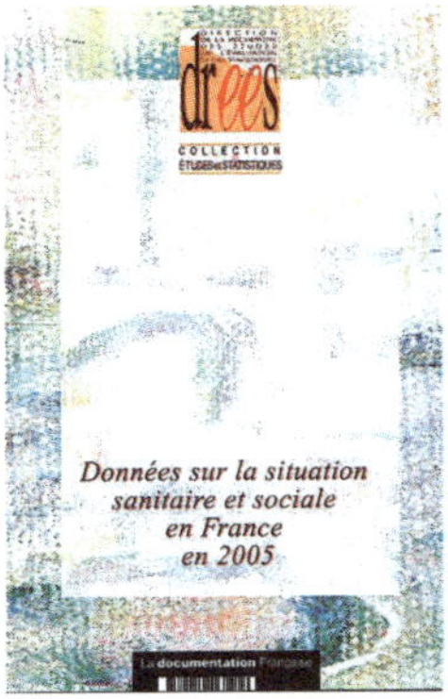

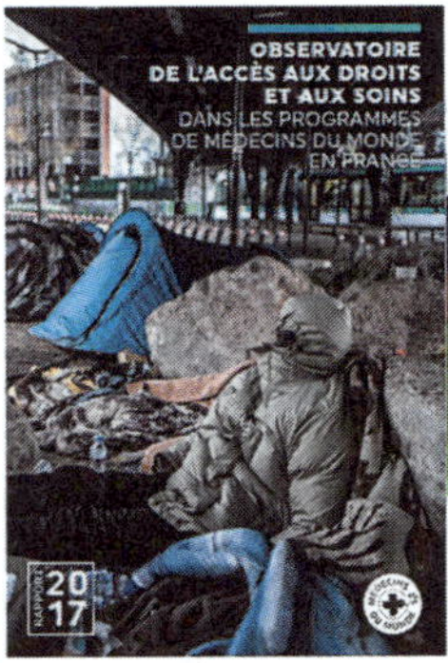

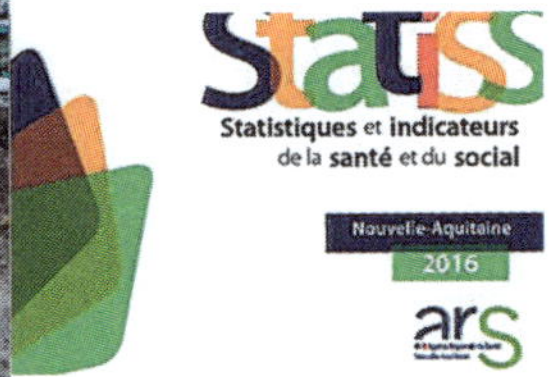

B. L'observation sur le terrain

- Observer signifie : rechercher, regarder, décrire.
- L'information recueillie durant l'observation est souvent brute et inutilisable. Le **classement** est cette étape de l'observation qui nous permet de tirer toute l'information possible. Elle permet la formulation qui deviendra éventuellement des *variables*.
- L'observation sur le terrain marque souvent les premiers pas du chercheur dans un domaine et représente une tâche fastidieuse, souvent sur une longue période.
- Cet outil est **déconseillé sans expérience** et sans un minimum de formation en sciences humaines, sociologie...

C. L'entretien, le dialogue et l'interview

Les dialogues et les entretiens peuvent porter sur les sujets d'intérêt général, l'interview quant à elle révèle la subjectivité de la personne interrogée, son histoire, son opinion, son témoignage. La connotation du terme interview reste très journalistique.

Trois types de technique d'entretien

- Entretien non directif : permet de laisser l'interlocuteur libre d'évoquer ce qu'il veut (magnétophone nécessaire).
- Entretien directif : utilise que des questions plus ou moins ouvertes.
- Entretien semi-directif : alterne questions et réponses libres.

Les principaux types de questions

- **Questions fermées** : réponse oui ou non, exploitation rapide mais la formulation ne laisse pas de place à des réponses nuancées.
- **Questions ouvertes** : la personne interrogée a la possibilité de personnaliser, de préciser, de nuancer sa réponse. Le dépouillement est plus difficile et les réponses se prêtent mal à une analyse statistique.

D. Le questionnaire, le sondage, l'enquête, l'enquête micro-trottoir

Le questionnaire est l'outil le plus utilisé car il permet un traitement des données.
La construction d'un questionnaire doit répondre à certaines recommandations mais autorise, quand il est bien conçu, une exploitation quasi immédiate des données.

4 Définitions (glossaire, BDSP)

- **Cohorte** : en épidémiologie, les individus font l'objet d'un suivi au cours d'une enquête ou d'une étude longitudinale.
- **Démographie** : science ayant pour objet l'étude des populations humaines, traitant de leur dimension, de leur structure, de leur évolution et de leurs caractères généraux, principalement d'un point de vue quantitatif.
- **Espérance de vie** : estimation du nombre moyen d'années qu'une personne, à un certain âge, peut s'attendre à vivre.
- **Indicateur de santé** : variable mesurant l'état de santé d'un individu ou d'une population, qui peut être quantitative ou qualitative. Une vaste gamme d'indicateurs peut être employée, en fonction de l'objectif visé. Un bon indicateur devrait être simple, facile à calculer, reproductible, précis et valide. Les principaux indicateurs utilisés s'appliquent à la mortalité, à la morbidité, aux facteurs de risque, à l'incapacité et à des caractéristiques environnementales, sociales et culturelles.

MÉMO

6 L'évaluation des politiques et des actions en santé publique

1 La santé publique

La **santé publique** étudie les déterminants de santé physiques, psychosociaux et socioculturels de la santé de la **population**.
Elle mène les actions en vue d'**améliorer** la santé de la population et évalue les besoins de la population.
Aspects de la santé : curatifs, préventifs, éducatifs, sociaux.

Champs de la santé publique

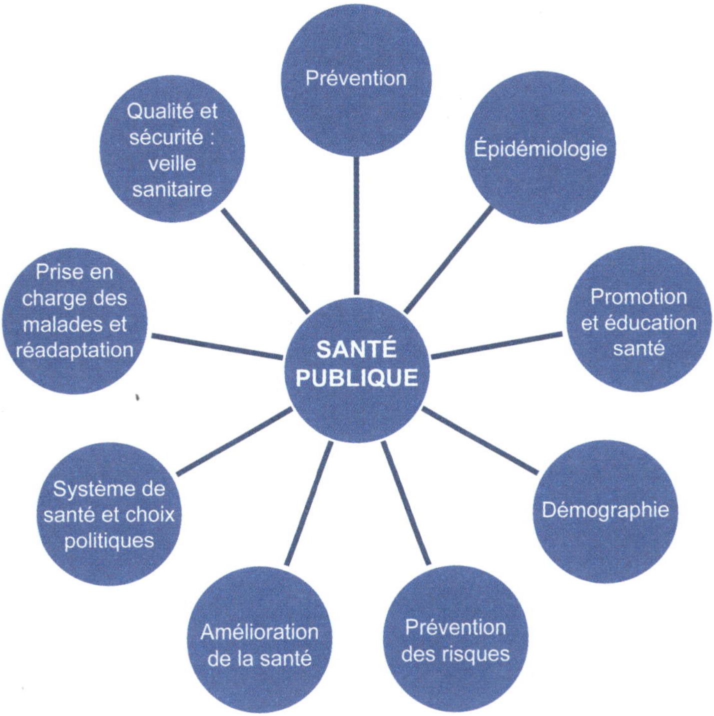
SANTÉ PUBLIQUE
Prévention
Épidémiologie
Promotion et éducation santé
Démographie
Prévention des risques
Amélioration de la santé
Système de santé et choix politiques
Prise en charge des malades et réadaptation
Qualité et sécurité : veille sanitaire

2 Analyse des besoins

- L'épidémiologie permet l'observation des problèmes de santé.
- Taux d'incidence, prévalence.
- Enquêtes épidémiologiques.
- Veille sanitaire.
- Objectif : identifier les problèmes et besoins de santé.

3 Les priorités en santé publique

Contexte

Loi de santé publique du 9 juillet 2004 a inscrit 100 objectifs nationaux de santé publique.

Pour définir une priorité

Juger de l'importance d'un problème santé en identifiant :
- fréquence et évolution dans le temps ;
- gravité : mortalité, conséquences fonctionnelles ;
- impact socio-économique ;
- perception sociale.

4 L'action en santé publique

- L'action de santé publique peut prendre forme, soit par une ou des actions indépendantes, soit par un ensemble coordonné d'actions. Dans ce cas, on parle de **Plan ou Programme de Santé**.

> ***Exemple***
> PNNS (Plan National Nutrition Santé) et Programme de lutte contre la tuberculose.

- Les programmes comprennent : des objectifs précis, des actions, des mesures et des évaluations.
- Programmes de santé publique : mobilisation de tous les acteurs.
- L'action en santé publique s'appuie sur les priorités définies par l'État et les régions : les **Plans Régionaux de Santé (PRS)** qui développent des politiques régionales pour l'amélioration de la santé des populations locales. Mise en avant de l'éducation à la santé et la promotion de la santé.

5 Évaluation des besoins

- Définition : processus définissant la gamme des services nécessaires à un individu pour lui assurer un niveau de vie, de santé et de bien-être définis. Au niveau de la population, c'est un processus qui vise à identifier les personnes qui devraient bénéficier d'un traitement ou d'une prévention particulière. Ce processus constitue alors une base pour la prise de décisions au sujet de l'offre en services de santé ou de l'orientation d'un programme d'intervention. Des concepts voisins sont : évaluation communautaire, analyse de communauté et études formatives. (Glossaire, BDSP, **http://asp.bdsp.ehesp.fr/Glossaire**).
- Évaluation organisée, structurée en termes d'objectifs, d'activités et de ressources, pour **répondre à des besoins identifiés** dans une société, un milieu, ou une collectivité.
- Nouvelles responsabilités et nouveaux défis de l'État pour la santé : loi de santé publique du 9 août 2004 engage l'état.
- C'est une **analyse quantitative et/ou qualitative** : bilan régulier des programmes de santé (utilité, efficacité, efficience, coût).
- Évaluation des actions de santé.

6 Conclusion

La décision en santé publique vise à :

- réduire la mortalité et la morbidité évitables, en particulier des populations fragilisées ;
- réduire les inégalités de santé, en particulier les disparités régionales.

7 Le financement des soins et de la santé

1 Définitions

- **PIB (Produit Intérieur Brut)** : indicateur économique de la richesse produite par année dans un pays. Le rapport PIB/habitant est utilisé quant à lui pour mesurer le niveau de vie des habitants.
- La consommation médicale totale regroupe : la consommation de soins et biens médicaux (98 %) et la médecine préventive (2 %).
- La dépense courante de santé : c'est la somme des dépenses engagées par les financeurs de l'ensemble du système de santé : Sécurité sociale, État, collectivités locales, organismes de protection complémentaire et les ménages.
- **La dépense nationale de santé** ou dépense totale de santé : c'est un agrégat retenu pour les comparaisons internationales. Comprend la dépense courante de santé, moins les indemnités journalières et les dépenses de formation et de recherche et plus les frais de fonctionnement et d'amortissement des hôpitaux publics.
- **ONDAM (Objectif National des Dépenses d'Assurance-Maladie)**. Chaque année, le Parlement vote l'objectif national des dépenses d'Assurance-maladie, fixant au secteur de la santé public un montant de dépenses à ne pas dépasser. Il est le cœur des lois de financement de la Sécurité Sociale.
- **DGOS (Direction Générale de l'Offre de Soins)** : se substitue depuis le 16 mars 2010 à la direction de l'hospitalisation et de l'organisation des soins (DHOS).
- **DGS (Direction Générale de la Santé)** : prépare la politique de santé publique.
- **DSS (Direction de la sécurité sociale)** : mission générale est d'assurer l'adéquation des prestations de Sécurité sociale avec les besoins de la population, tout en veillant à respecter l'équilibre financier des régimes.

2 Le financement

A. Lois de financement de la sécurité sociale

Depuis 1996, c'est désormais le Parlement qui détient la compétence de fixer chaque année les objectifs de dépenses en adoptant les **Lois de Financement de la Sécurité Sociale (LFSS)**.
Malgré un contexte économique difficile, la collectivité consacre une part importante de ses recettes au secteur hospitalier.

B. T2A

- La France a introduit en 2005 un système de **Tarification à l'Activité (T2A)** pour financer les établissements de santé, comme une vingtaine de pays avant elle. Le principe de base de la T2A consiste à payer les établissements en fonction de leur activité. Elle est mesurée par **Groupe Homogène de Malades (GHM)**, et a des avantages pour améliorer l'efficience et la transparence dans le financement des soins.
- Perspective de **maîtrise des dépenses de santé** : transférer une partie des coûts hospitaliers vers les soins de suite ou à domicile.

C. Augmentation de la part financière restant à la charge des patients

- L'augmentation du forfait hospitalier.
- D'après la loi du 13 août 2004 de réforme de l'Assurance-maladie : participation forfaitaire de 1 € (franchise médicale), diminution du remboursement par l'AM en cas de non-respect du parcours de soin coordonné, le déremboursement des médicaments au service médical rendu insuffisant. Depuis le 1er janvier 2008 : des franchises médicales de 50 centimes par boîte de médicaments et 2 € par transport sanitaire.
- Le contrôle des prix avec les tarifs conventionnés, Il existe une convention entre l'Assurance-maladie et les médecins exemple : tarif d'une consultation chez un médecin généraliste = 23 €. Les médicaments génériques : incitation à la prescription et à la substitution.

3 Structure du financement de la consommation de soins et de biens médicaux en %

Financement de la consommation de soins et de biens médicaux par	2013	2014	2015	2016	2017 (r)	2018
Sécurité sociale (1)	76,6	77,1	77,3	77,6	77,9	78,1
État, collectivités locales et CMU-C organismes de base (2)	1,4	1,4	1,4	1,4	1,4	1,5
Organismes complémentaires (3)	13,7	13,4	13,4	13,4	13,1	13,4
Mutuelles	7,3	7,1	7,1	6,9	6,7	6,7
Sociétés d'assurance	3,7	3,7	3,7	3,8	3,9	4,1
Institutions de prévoyance	2,6	2,6	2,6	2,7	2,6	2,6
Ménages	8,3	8,1	7,9	7,7	7,5	7,0
Total	**100,0**	**100,0**	**100,0**	100,0	100,0	100,0

- r : données révisées.
- (1) : y compris déficit des hôpitaux publics et les régimes Alsace Moselle et CAMIEG.
- (2) : CMU-C : couverture maladie universelle complémentaire.
- (3) : y compris prestations CMU-C versées par ces organismes.
- Champ : France.

Source : Drees, comptes nationaux de la santé.

4 Des défis européens communs

A. Défi n° 1

Le vieillissement de la population. L'augmentation de l'espérance de vie et de la diminution du taux de mortalité a conduit à une forte augmentation des plus de 65 ans. Il pose un triple problème :

- celui des **retraites** (augmentation des pensions) ;
- celui des **dépenses de maladie** (augmentation des personnes âgées et de la dépendance) ;
- celui du **financement de la protection sociale** (diminution de la population active).

B. Défi n° 2

La montée des inégalités et de l'exclusion. Plus de 60 millions de personnes sont considérées comme pauvre aujourd'hui dans l'Union Européenne. La pauvreté a été longtemps liée au chômage mais aujourd'hui elle n'est plus uniquement financière mais également juridique et sociale.

C. Défi n° 3

Le financement de la protection sociale et de la remise en cause de l'État providence. La montée très forte des prélèvements sociaux est dénoncée sur le plan de l'efficience économique. Cette augmentation des prélèvements sociaux est due :

- à l'inflation des dépenses médicales ;
- à la progression des dépenses liées au chômage ;
- à la progression des pensions de retraite.

D. Perspectives

Tous les pays se retrouvent dans un même mouvement :

Maîtriser les dépenses, renforcer les contrôles et recentrer les prestations sur les plus démunis.

L'Union européenne (UE) complète les politiques de santé nationales en aidant les autorités de chaque pays membre à atteindre des objectifs communs, à mettre en commun les ressources et à surmonter les défis imposés. Elle élabore des normes et des réglementations applicables à l'échelle de son territoire pour les produits et services de santé, tout en finançant des projets dans le domaine de la santé dans toute l'UE.

(Site : **europa.eu***)*

8 Sécurité sociale et mutuelles

1 Généralités

A. La Sécurité sociale

- La **Sécurité sociale** représente l'ensemble des organismes et institutions qui gèrent la **protection sociale** : ensemble d'institutions et de dispositifs servant à couvrir certains risques sociaux par le versement de prestations en nature (remboursements de frais) ou en espèces (indemnités journalières). La Sécurité sociale n'est pas une administration mais une entreprise de droit privé ayant une délégation de service public.
- **La loi de financement de la sécurité sociale** a été publiée au Journal officiel du 27 décembre 2019 sur le site Légifrance.
- Au niveau de l'État, la Sécurité sociale est pilotée par la **Direction de la Sécurité sociale**. Elle est chargée de l'élaboration et de la mise en œuvre de la politique relative à la Sécurité sociale : assurance maladie, accidents du travail et maladies professionnelles, retraite, famille, dépendance, financement et gouvernance.

Mission de la DSS : assurer la pérennité de la Sécurité sociale.

B. Les mutuelles

Une **mutuelle** est une association à but non lucratif offrant une assurance **prévoyance** à ses membres, en échange du paiement d'une cotisation.

2 Organigramme institutionnel de la Sécurité sociale : le régime général, le plus important des régimes de la Sécurité sociale

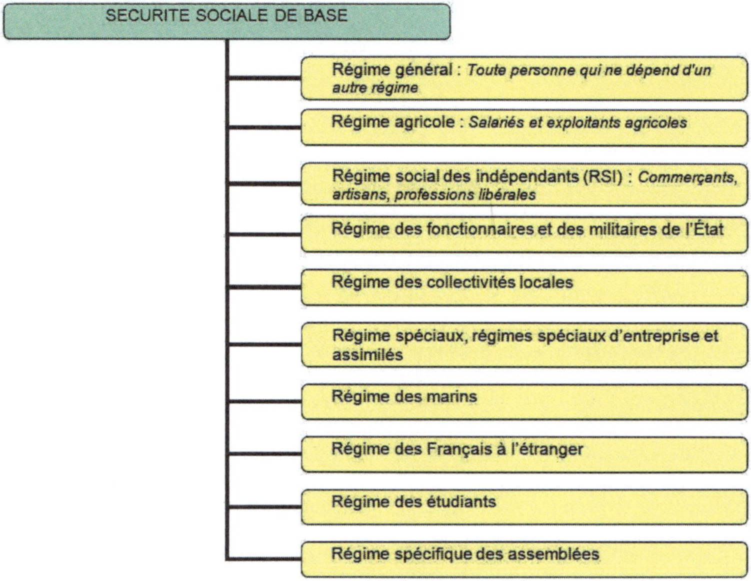

3 Les différentes branches

L'organisation actuelle du régime général résulte de l'ordonnance de 1967 qui instaure la séparation de la sécurité sociale **en branches autonomes**.

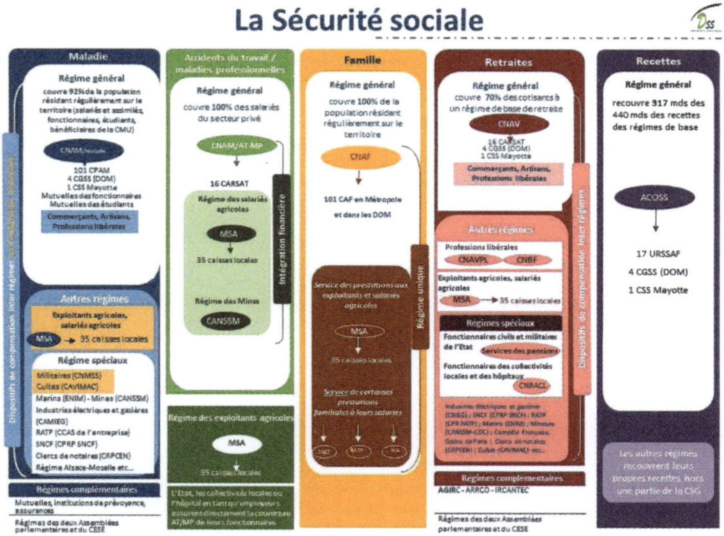

4 Les comptes de la Sécurité Sociale, les résultats 2019 et les prévisions 2020

Alors que la loi de financement de la Sécurité sociale pour 2019 avait prévu un retour à l'équilibre pour cette même année, le déficit va au contraire fortement s'aggraver.

Il convient d'accélérer le retour à l'équilibre, désormais prévu pour 2023, en accentuant l'effort de maîtrise des dépenses.

La Cour des comptes formule 42 recommandations visant à assurer un retour pérenne à l'équilibre financier de la Sécurité sociale, à rendre plus sélectif le recours aux revenus de remplacement, à accélérer la transformation de notre système de santé et à amplifier la modernisation de la relation de service de la sécurité sociale avec les assurés.

Source : **https://www.ccomptes.fr/fr/publications/securite-sociale-2019**

5 Définitions

Les prestations sociales

Elles désignent toutes les **prestations en espèces** (indemnités journalières) ou **en nature** que les institutions de protection sociale versent à leurs bénéficiaires. Elles constituent une des formes de la redistribution des revenus et représentaient, en 2007, 29 % du produit intérieur brut.

ALD (Affection de Longue Durée)

Maladie grave et/ou chronique pour laquelle l'Assurance-maladie assure une prise en charge à 100 %.

Assuré social

Personne qui bénéficie de droits personnels à l'Assurance-maladie.

Ayant droit

Personne à qui un assuré social transmet le droit au remboursement des frais médicaux : conjoint, enfant ou toute autre personne à charge depuis au moins un an et vivant chez l'assuré.

Délai de carence

Trois premiers jours d'arrêt de travail maladie non indemnisés par l'Assurance-maladie dans le privé, un jour dans le secteur public.

Accident de travail (A.T)

Sur le lieu de travail/employeur à 48 h pour faire déclaration à la caisse d'Assurance-maladie ou à l'occasion d'un trajet en rapport avec le travail / mêmes démarches de l'employeur que celles pour un A.T.

Maladie professionnelle

Médecin a diagnostiqué une maladie liée au travail.

Ticket modérateur

C'est la partie des dépenses qui n'est pas remboursée et qui reste à la charge de l'assuré. Elle peut être prise en charge par une mutuelle.

Tiers payant

L'Assurance-maladie règle à *un tiers* les prestations dues sans que l'assuré n'avance les frais. Systématique dans les établissements hospitaliers, en cas d'accident de travail et si l'assuré bénéficie de la CMU complémentaire.

▸ **Couverture Maladie Universelle (CMU)**

Instaurée depuis le 1er janvier 2000, elle permet à toute personne résidant en France de façon stable et régulière et ne disposant pas de couverture sociale de bénéficier d'un régime d'Assurance-maladie (la **CMU de base**) et pour les ressources les plus faibles un accès gratuit à une complémentaire (la **CMU complémentaire**).

Depuis le **1er novembre 2019**, la CMU-C (couverture maladie universelle complémentaire) et l'ACS (aide au paiement d'une complémentaire santé) ont été remplacées par la Complémentaire santé solidaire. C'est une aide pour payer vos dépenses de santé si vos ressources sont modestes. Selon vos ressources, elle ne coûte rien ou coûte moins d'un euro par jour et par personne. Le droit à la Complémentaire santé solidaire dépend de votre situation et de vos ressources.

Sources : **www.securite-sociale.fr**

MÉMO 9

Financement et remboursement des soins infirmiers

1 Les soins à domicile

Développement des soins à domicile lié à l'allongement de la durée de vie et à l'augmentation des pathologies chroniques.
Les soins à domicile sont moins coûteux que l'hospitalisation conventionnelle et sont donc une des solutions pour l'État à la maîtrise des dépenses de santé.

Plusieurs types d'intervention

- Hospitalisation à domicile (HAD).
- Soins à domicile (SAD).
- Services de soins infirmiers à domicile (SSIAD).
- Maintien à domicile (MAD).
- Les infirmiers à domicile travaillent comme employés (infirmier salarié), ou alors comme indépendants (infirmier libéral).
- Arrêté du 18 juillet 2007 portant approbation de la convention nationale destinée à régir les rapports entre les infirmières et les infirmiers libéraux et les organismes d'Assurance-maladie = accord de nature économique.

Ensemble des tarifs applicables selon le lieu d'exercice.

Tarifs conventionnels applicables aux infirmiers libéraux (à compter du 1er août 2018)		
Actes professionnels	**Départements métropolitains**	**Départements d'outre-mer et Mayotte**
AMI : Actes autres que AIS	3,15 €	3,30 €
AIS : Actes infirmiers de soins	2,65 €	2,70 €
DI : Élaboration d'une démarche de soins infirmiers	10,00 €	10,00 €
IFD : Indemnité forfaitaire de déplacement	2,50 €	2,50 €
IK : Indemnité kilométrique en plaine	0,35 €	0,35 €

Tarifs conventionnels applicables aux infirmiers libéraux (à compter du 1er août 2018)		
Actes professionnels	**Départements métropolitains**	**Départements d'outre-mer et Mayotte**
IK : Indemnité kilométrique en montagne	0,50 €	0,50 €
IK : Indemnité kilométrique à pied ou à ski	3,40 €	3,66 €
Majorations de nuit de 20h à 23h et de 5h à 8h	9,15 €	9,15 €
Majorations de nuit de 23h à 5h	18,30 €	18,30 €
Majoration de dimanche et jours fériés (1)	8,50 €	8,50 €
MAU : Majoration d'acte unique	1,35 €	1,35 €
MCI : Majoration de coordination infirmière	5,00 €	5,00 €

(1) La majoration de dimanche s'applique à compter du samedi 8h pour les appels d'urgence.

Source : **ameli.fr**

2 Définitions des actes

- **Les actes médicaux infirmiers (AMI)** sont des actes techniques (injection, chimiothérapie, etc.). Ils sont prescrits exclusivement par un médecin.
- **Les actes infirmiers de soins (AIS)** sont des actes de soins d'hygiène (prévention d'escarres, nursing, etc.). Ces actes relèvent du rôle propre de l'infirmier. La définition et la planification de ces actes peuvent être décidées par l'infirmier dans le cadre de la Démarche de Soins Infirmiers (DSI).
- **Démarche de soins infirmière** est cotée en **DI**.

3 Remboursements soins infirmiers :

Applicables aux soins dispensés :

- au cabinet du praticien ou de l'auxiliaire médicale ;
- au domicile du malade ;
- dans un dispensaire, un centre de soins ou en consultation externe à l'hôpital.

L'assurance maladie rembourse les soins **infirmiers à domicile** sur une base de 60 % du tarif de convention. Il est à noter que les soins infirmiers à domicile sont remboursés à 100 % dans le cas d'une affection de longue durée, après l'obtention d'un accord préalable.

10 L'infection : définitions

L'infection résulte d'un déséquilibre entre les moyens d'attaque exercés par un agent pathogène et les moyens de défense de l'hôte au profit des attaquants.

1 Les infections émergentes et réémergentes

D'après la **Cellule permanente des maladies infectieuses émergentes (CP-MIE)** (ministère de la Recherche, 2006) une maladie infectieuse émergente est un phénomène infectieux - ou présumé infectieux - inattendu (en référence à ses propriétés intrinsèques ou aux connaissances de sa biologie), touchant l'homme, l'animal ou les deux.

- Il peut s'agir :
  - d'une entité clinique d'origine infectieuse nouvellement apparue ou identifiée ;
  - d'une maladie infectieuse connue, dont l'incidence augmente ou dont les caractéristiques (cliniques, évolutives...) se modifient dans un espace ou dans un groupe de population donné.

Raison de l'émergence	Exemple de maladie infectieuse émergente
Devenue épidémique chez l'homme	SIDA
Dont l'Agent causal a été récemment identifié	Hépatite C
Apparue dans de nouvelles régions	Chikungunya

- La **réémergence** correspond à l'émergence d'une maladie ancienne (*ex.* : la peste).

2 Terminologie associée à l'infection

- **Infections communautaires** : infections acquises dans le milieu de vie.
- **Infections nosocomiales** : infections acquises à l'hôpital.
- **Bactériémie** : présence de bactéries viables dans la circulation sanguine.
- **Syndrome de réponse inflammatoire systémique (SRIS)** : lorsqu'au moins deux des symptômes suivants sont présents :
  - température $>$ 38 °C ou $<$ 36 °C ;
  - fréquence cardiaque $>$ 90 min^{-1} ;
  - fréquence respiratoire $>$ 20 min^{-1} ou une hyperventilation associée à une $PaCO_2$ $<$ 32 mmHg ;
  - leucocytes $>$ 12 000 mm^{-3} ou $<$ 4 000 mm^{-3}.
- **Sepsis** : lorsqu'une infection est associée à une réponse inflammatoire systémique.
- **Sepsis sévère** : lorsque le sepsis est associé à un dysfonctionnement d'organe (ex : rein...), une hypoperfusion et une hypotension (PAS $<$ 90 mmHg).
- **Choc septique** : association d'un sepsis et d'une hypotension persistante en dépit d'un remplissage vasculaire adapté et nécessitant l'administration d'inotropes et/ou de vasoactifs.

11 Épidémiologie

1 Définitions

Une **épidémie** est une maladie (infectieuse ou non) qui se développe rapidement pendant une période limitée ou sur un territoire déterminé et qui affecte simultanément un nombre d'individus supérieur au nombre habituellement observé.

Dans le cas d'une épidémie de nature infectieuse, la transmission des microorganismes est liée à la **contagion**.

Quand l'épidémie est mondiale (ou généralisée), le terme de **pandémie** est utilisée (pandémie, de la grippe, du sida...).

Le terme d'**anadémie** est parfois utilisé pour des infections survenant en un grand nombre de cas au même endroit, souvent des intoxications d'origine alimentaire ou la légionellose.

Le choléra est toujours présent dans certains pays, notamment en Asie du Sud sans véritable épidémie : cette situation est qualifiée d'**endémie**.

2 Étude des épidémies

L'étude des épidémies est très importante pour les comprendre mais aussi pour lutter contre elles.

Cette étude implique le recueil des données, généralement géré par les administrations des états comme le **CDC (Center Disease Control) d'Atlanta aux USA,** l'**INvS (Institut national de veille sanitaire)** en France...

Parmi les paramètres caractéristiques, deux sont importants :

- l'**incidence**, nombre de nouveaux cas de la maladie rapporté à la population concernée pendant une période donnée (10 000 cas de varicelle pour 100 000 habitants au mois de février 2003...).

$$\text{Incidence} = \frac{\text{Nombre de nouveaux cas pendant une période donnée}}{\text{Population}}$$

- la **prévalence**, nombre de cas actuels ou passés d'une maladie rapportés à la population concernée, à une date donnée (par exemple 40 % de la population a été ou est atteint de toxoplasmose au 1er janvier 2011).

$$\text{Prévalence} = \frac{\text{Nombre d'individus atteints ou ayant été atteints}}{\text{Population concernée à une date donnée}}$$

Incidence et prévalence sont deux manières d'exprimer la morbidité d'une maladie. Peut aussi être déterminé le taux de mortalité.
Pour réaliser l'enquête, il faut :

- déterminer de façon précise l'agent en cause ;
- mesurer des paramètres, incidence avant tout et prévalence ;
- rechercher l'origine de l'agent.

3 Conséquences des épidémies

Lutter contre les épidémies c'est donc :

- réduire la mortalité (sauver des vies) et l'insécurité ;
- réduire l'impact sur les activités économiques (limitation des arrêts maladies, des pertes de productivité...).

Cette lutte a un coût, en particulier pour le financement des enquêtes nécessaires, des institutions chargées du recueil des données et de leur analyse, de la mise en place des mesures pratiques (vaccination, amélioration de l'habitat...).

MÉMO

12 Déclaration obligatoire et traçabilité

1 Maladies à déclaration obligatoire (MDO)

A. La déclaration

- Pour permettre aux autorités sanitaires de surveiller et d'organiser la réponse à certains problèmes de santé publique.
- Déclaration par les médecins cliniciens et biologistes des laboratoires d'analyses suspectant ou diagnostiquant l'une des maladies concernées.
- Déclaration aux **médecins inspecteurs de santé publique (MISP) des ARS (agences régionales de santé)** qui collectent et vérifient localement les données ; **Santé publique France** (ex. INVS – institut national de veille sanitaire) centralise et coordonne les données des MISP au niveau national. Une collaboration au niveau européen existe également. La procédure de déclaration respecte les conditions du secret médical et préserve l'anonymat du patient.

B. Liste des 36 maladies à déclaration obligatoire

On distingue deux groupes de MDO :
32 maladies nécessitant une surveillance et une intervention urgente : Botulisme, Brucellose, Charbon, Chikungunya, Choléra, Dengue, Diphtérie, Encéphalites à tique, Fièvres hémorragiques africaines (Ébola...), Fièvre jaune, Fièvres typhoïdes et paratyphoïdes, Hépatite aiguë A, Infection invasive à méningocoque, Légionellose, Listériose, Orthopoxviroses dont la variole, Paludisme autochtone, Paludisme d'importation dans les départements d'outre-mer, Peste, Poliomyélite, Rage, Rougeole, Rubéole, Saturnisme chez les enfants mineurs, Schistosomiase (bilharziose) urinaire autochtone, Suspicion de maladie de Creutzfeldt-Jakob (et autres encéphalopathies subaiguës spongiformes), Toxi-infection alimentaire collective (TIAC), Tuberculose, Tularémie, Typhus exanthématique, West nile virus (virus du Nil Occidental), Zika.

4 maladies nécessitant seulement une surveillance : infection par le VIH quelque soit le stade, stade aigu de l'hépatite B, mésothéliome (amiante), tétanos.

C. Autres cas de déclaration obligatoire

Les maladies résultant d'une transmission à l'hôpital (légionellose...) ou d'une prise en charge thérapeutique (maladie **iatrogène**), quelles qu'elles soient, doivent aussi être déclarées aux systèmes de vigilance concernés (CLIN, pharmacovigilance, hémovigilance, etc.).

2 Réseaux complémentaires de surveillance

Des réseaux spécialisés dans la surveillance des infections et des épidémies travaillent en collaboration avec Santé Publique France (SPF). Ainsi, les réseaux Sentinelles suivent le développement des « infections respiratoires aiguës » (IRA – apparition brutale de fièvre ou sensation de fièvre et de signes respiratoires), dont la grippe ou le Covid, par exemple.

3 Traçabilité

La traçabilité est la capacité à retrouver tout l'historique, l'utilisation ou l'emplacement d'une entité, au moyen d'enregistrements. Concernant les produits et matériels médicaux, on distingue donc trois niveaux qui doivent être interconnectés :

- la traçabilité amont, qui est la possibilité de remonter à l'origine et à l'historique complet d'un produit ou d'un matériel : fournisseur et livraison d'un lot de fabrication d'un médicament, historique d'utilisation et de stérilisation d'un matériel chirurgical réutilisable, etc. ;
- la traçabilité interne ou opérationnelle, qui est la localisation effective (stockage, mise en œuvre) du produit ou matériel à l'instant t (inventaire de pharmacie par exemple) ;
- la traçabilité aval, qui est la possibilité de situer le devenir d'un produit ou d'un matériel (utilisation d'un produit dont le fournisseur a détecté postérieurement à la livraison une non-conformité, devenir des déchets DASRI).

Chaque opérateur (hôpital, laboratoire, unité de stérilisation, etc.) est libre de l'organisation de son système de traçabilité, mais il doit faire la preuve de son efficacité et s'assurer de la compatibilité de son système avec ses partenaires (fournisseurs en amont, clients en aval). La traçabilité est ainsi obligatoire pour les dispositifs médicaux

(notamment en stérilisation), les médicaments, les produits sanguins et dérivés, etc. Les personnels soignants jouent un rôle important en participant à l'enregistrement des références des matériels et produits mis en œuvre auprès de chaque patient.
Des dispositifs d'encadrement complémentaires, exercés principalement par l'ANSM, existent en outre : matériovigilance, pharmacovigilance, hémovigilance, etc. Grâce à la traçabilité totale, ces systèmes permettent d'étendre une alerte « locale » à d'autres acteurs éventuellement impactés.
La bonne tenue du dossier médical du patient et des documents afférents (compte-rendu, enregistrements...) est une obligation qui incombe au professionnel de santé. La protection de ces données et le maintien durable (y compris après la cessation d'exercice du professionnel) de l'accès règlementé à ces données est également une exigence règlementaire.

MÉMO

13 Les bactéries

1 Structure des bactéries

Les bactéries sont des micro-organismes unicellulaires, **procaryotes** car le matériel génétique est libre dans le cytoplasme. Hormis quelques rares espèces la plupart sont de l'ordre du micromètre. Elles sont dépourvues d'organites. On note la présence d'**éléments constants**, toujours présents, et des **éléments facultatifs ou inconstants**, présents seulement chez certaines bactéries.

Structure schématique type d'une bactérie

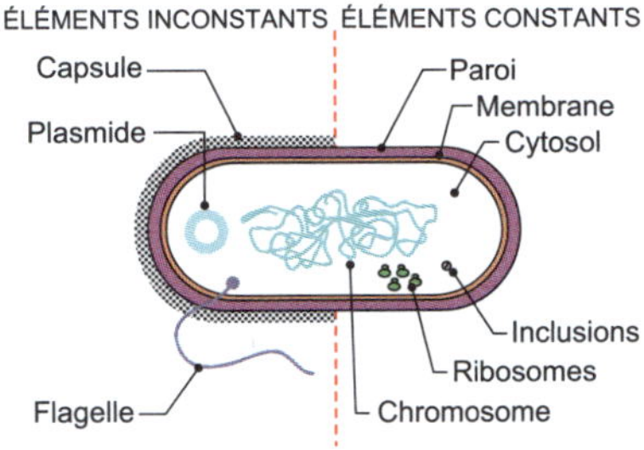

Rôle des éléments de la cellule bactérienne

Éléments	Rôles
ADN chromosomique	Support de l'information génétique.
Ribosomes	Synthèse des protéines.
Cytosol	Siège du métabolisme.
Paroi et membrane plasmique	- Délimitation, perméabilité sélective, rôle toxique et antigénique chez les bactéries à gram négatif. - Résistance contre les chocs osmotiques. - Antigéniques. - Support des flagelles.

Éléments	Rôles
Inclusions	Réserves.
Capsule	- Résistance à la phagocytose. - Antigénique.
Flagelles et cils	Mobilité et adhérence
Plasmides	ADN extra-chromosomique conférant de nouvelles fonctions, toxique, résistance aux antibiotiques...

Élément constant	**Élément inconstant**

2 Tableau des principales BPS et des BPO

La pathogénicité des bactéries permet de distinguer :

- les « **bactéries pathogènes strictes BPS** » qui provoquent en général la maladie chez les hommes rencontrés ;
- les « **bactéries pathogènes opportunistes BPO** » qui profitent d'une défaillance immunitaire de l'individu.

	Agent pathogène	Maladie	Mode de transmission
BPS	*Neisseria gonorrhoeae* (gonocoque)	Blennorragie, gonococcie ou « chaude-pisse ».	Sexuel
BPS	*Neisseria meningitidis* (méningocoque)	Un des agents de la Méningite cérébro-spinale, le méningocoque est très redouté surtout en cas d'épidémie.	Respiratoire
BPS	*Brucella*	Fièvre de Malte (Brucellose) sorte de MST des animaux de la ferme cause d'avortements. Maladie professionnelle chez les paysans, les éleveurs et les laborantins.	Contact

	Agent pathogène	Maladie	Mode de transmission
BPS	*Bordetella pertussis*	Coqueluche : maladie de l'enfance traduite par une forte toux entretenue par infection chez l'adulte.	Respiratoire
BPS	*Salmonella Typhi*	Fièvre Typhoïde : gastroentérite redoutable par ses effets généraux liés à la multiplication du microbe dans les tissus.	Fécale
BPS	*Salmonella paratyphi* A, B, C, *Shigella*, nombreux *E. coli, Campylobacter, Yersinia*	Fièvres paratyphoïdes et autres syndromes dysentériques. Ces bactéries provoquent diarrhées et vomissements plus ou moins graves.	Fécale
BPS	*Vibrio cholerae* ETEC	Choléra et syndromes cholériques : gastroentérite redoutable qui tue par la déshydratation. Elle concerne aujourd'hui les pays pauvres.	Fécale
BPO	*Pseudomonas aeruginosa*	Pus divers.	Contact
BPO	*Haemophilus influenzae*	Méningite cérébro-spinale, pneumonies.	Respiratoire
BPS	*Yersinia pestis*	Peste.	Puce/ respiratoire
BPS	*Treponema pallidum*	Syphilis.	Sexuel
BPS	*Borrelia*	Borrélioses notamment la borréliose de LYME transmise par les tiques (maladie professionnelle chez les forestiers).	Tique

	Agent pathogène	Maladie	Mode de transmission
BPS	*Leptospira*	Leptospiroses (maladie professionnelle chez les personnes susceptibles de contact avec les déjections animales).	Urine
BPO	*Staphylococcus aureus*	Nombreuses infections avec pus : furoncles, infections de la peau, etc. Intoxication alimentaire.	Contact respiratoire Alimentaire
BPO	*Streptococcus pneumoniae*	Autre agent de méningite et de pneumonies.	Contact aérosols
BPS	*Streptococcus pyogenes (A)*	Agent d'angines pouvant se compliquer en rhumatisme articulaire aigu (manifestation immunopathologique) chez certains individus. Scarlatine. Infections cutanées.	Contact aérosols
BPS	*Bacillus anthracis*	Charbon (rare). Maladie professionnelle chez les travailleurs susceptibles d'entrée en contact avec les animaux ou leurs tissus malades.	Contact
BPS	*Clostridium tetani*	Tétanos : intoxication redoutable suivant une blessure infectée par le microbe.	Contact
BPS	*Clostridium botulinum*	Botulisme : intoxication redoutable liée à l'ingestion de la toxine préformée du germe dans une conserve ou dans une charcuterie.	Alimentaire
BPO	*Clostridium perfringens*	Myonécroses sous forme de redoutable gangrène gazeuse.	Contact

	Agent pathogène	Maladie	Mode de transmission
BPS	*Corynebacterium diphteriae*	Diphtérie : angine accompagnée d'une intoxication par une toxine souvent mortelle.	Respiratoire
BPS	*Mycobacterium bovis, africanum, tuberculosis*	Tuberculose : grave infection souvent pulmonaire avec des mécanismes immunopathologiques particuliers.	Respiratoire
BPS	*Mycobacterium leprae*	Lèpre : grave infection avec des mutilations profondes et des atteintes nerveuses avec des mécanismes immunopathologiques particuliers.	Contact
BPS	*Rickettsia*	Typhus.	Puces
BPS	*Chlamydia trachomatis*	Lymphogranulomatose et Trachome génital. Trachome non génital.	Sexuel Contact

Notes sur la transmission

- **Sexuel** : lors des rapports sexuels (vaginaux, anaux, buccaux). Les maladies sont des **IST** (infections sexuellement transmissibles anciennement **MST**, avec *M.* pour « maladies »).
- **Fécal** : par voie alimentaire directe ou indirecte (par vecteur) en lien avec une contamination fécale de l'aliment ou de l'objet.
- **Alimentaire** : des aliments contaminés provoquent la maladie. C'est la voie habituelle du « fécal » mais elle est ici exclusive.
- **Respiratoire** : par aérosols ou gouttelettes.
- **Contact** : directement de malade à malade par contact ou par pénétration directe au travers de la peau.
- **Urine** : contact avec l'urine contaminée.
- **Tique, moustique...** : injection par un vecteur.

14 Champignons ou mycètes

Les champignons intéressant en pathologie infectieuse sont des organismes multicellulaires ou unicellulaires eucaryotes.

1 Levures pathogènes opportunistes

Les levures sont des champignons généralement unicellulaires, qui se multiplient par bourgeonnement. Elles peuvent être sexuées.
Une levure domine les infections dues aux levures : ***Candida albicans***, responsable du muguet buccal et de mycoses vaginales.
D'autres levures sont avant tout rencontrées chez les immunodéprimés ; c'est en particulier le cas de ***Cryptococcus neoformans*** chez les sidéens (méningites).

2 Dermatophytes, pathogènes stricts rares (en France)

Les **dermatophytes** s'attaquent à la peau et aux **phanères**, c'est-à-dire les poils, cheveux, ongles et plumes...
Ce sont des sortes de « moisissures » incapables de se multiplier dans les tissus internes où la température est trop grande. Les dermatophytoses sont très contagieuses.
Trois genres existent : **Epidermophyton**, **Microsporum** et **Trichophyton**.
Les maladies provoquées sont :
- les **épidermophyties** : atteinte de la peau « glabre » (sans poils) ;
- les **teignes** : atteinte des cheveux ;
- les **onyxis** (**onychomycoses**) : atteinte de l'ongle.

3 Moisissures opportunistes

Chez les immunodéprimés sévères, des moisissures banales de l'environnement sont capables de se multiplier et de provoquer des infections gravissimes. C'est par exemple le cas d'***Aspergillus fumigatus*** cause de **pneumonies** mortelles.

MÉMO

15 Les virus et ATNC (agents transmissibles non conventionnels)

1 Les virus

A. Définition

- Bien que le monde des virus soit extrêmement complexe et très varié, une définition peut être donnée par l'intermédiaire de leurs caractéristiques communes.
- Les virus sont des microorganismes :
  - ne contenant qu'un seul type d'acide nucléique RNA ou DNA, ce génome pouvant être très réduit (quelques milliers de bases) ;
  - parasites intracellulaires obligatoires ;
  - détournant le métabolisme des acides nucléiques et des protéines de la cellule pour se reproduire car ne possédant pas des enzymes du métabolisme énergétique, ni de ribosomes ;
  - de petite taille (en général inférieure à 300 nm) ce qui leur permet de traverser les filtres ;
  - existant sous forme de particules virales à l'extérieur des cellules, appelées « virions », particules disparaissant lors de l'infection cellulaire, le virus étant alors réduit à son acide nucléique ;
  - parfois capable d'intégrer son acide nucléique au DNA de la cellule infectée. Au regard de leurs caractéristiques ils sont qualifiés d'acaryote.

Au regard de leurs caractéristiques ils sont qualifiés d'acaryote.

B. Structure des virus

Le virion est fondamentalement constitué d'une capside protéique enfermant l'acide nucléique, la **nucléocapside**. Cette **capside** a la forme d'un icosaèdre (symétrie cubique) ou d'un bâtonnet (symétrie hélicoïdale).

Schéma de virus nus à symétrie cubique (à gauche) et à symétrie hélicoïdale (à droite)

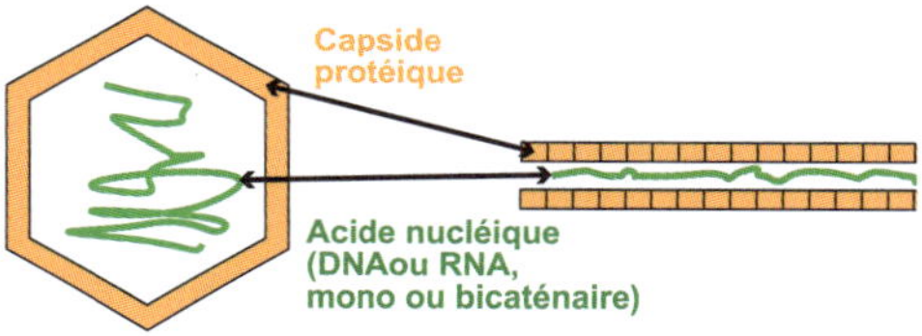

Les virus peuvent être entourés d'une membrane appelée **enveloppe** qui provient toujours de la cellule hôte du virus. Des protéines virales sont intégrées.

Schéma d'un virus enveloppé

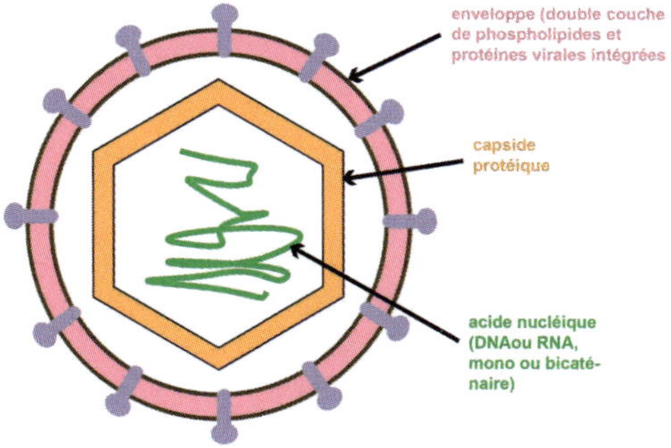

2 Classification des virus animaux

Les critères de classification des virus sont principalement :

- **leur type de symétrie** : certains virus sont dits cubiques (à symétrie icosaédrique), d'autres sont à symétrie hélicoïdale (sous forme de « bâtonnets ») ;
- **la nature de l'acide nucléique** (soit DNA, soit RNA, à chaque fois soit monocaténaire, soit bicaténaire). Les RNA bicaténaires n'existent que chez les virus et provoquent la synthèse des molécules particulières par les cellules infectées, les interférons ;
- **la présence d'une enveloppe** ;
- **la taille**.

3 Notions sur la reproduction des virus

Comme pour toute infection :

- la première étape est la fixation du virus sur les cellules après sa pénétration dans l'organisme ;
- la deuxième étape : pénétration ;
- la troisième étape : multiplication intracellulaire : réplication du génome, production des molécules de structure puis assemblage et production des virions ;
- la quatrième étape : libération externe des virions avec ou sans destruction cellulaire.

L'intégration de l'acide nucléique viral dans le génome est possible comme sa persistance en dormance.

4 Les ATNC, agents transmissibles non conventionnels

Des maladies neurovégétatives sporadiques pourraient être liées à ce type d'agents (les **ATNC : agents transmissibles non conventionnels**) comme la **maladie de Creutzfeld-Jacob**, la **maladie d'Alzheimer**. Ils sont appelés **prions**.

Dans l'état actuel de la connaissance, l'agent infectieux mis en cause, dans la maladie de la vache folle, variante de Creutzfeld-Jacob, est une protéine. C'est une protéine normale de l'individu qui peut exister sous une forme normale (PrP^{c}) et sous une forme anormale (PrP^{sc}) par modification de ses repliements. Cette deuxième forme catalyse la transformation de la première, non pathogène, en forme pathogène, cristallisant dans les neurones et déclenchant les troubles au niveau du tissu nerveux, troubles conduisant à la destruction progressive du cerveau puis la mort de l'individu.

16 Parasites animaux

Des animaux parasitent l'homme et d'autres animaux. Ce sont des vers (helminthes) avant tout, des insectes et arachnides, des parasites surtout externes qui peuvent transmettre de nombreux microorganismes bactériens, viraux et vers.

1 Vers ou helminthes

A. Un exemple : *Taenia saginata* (ténia du bœuf)

Le **ténia** du **bœuf** est un grand ver de 8 mètres de long, toujours présent en France métropolitaine. Ce ver plat et solitaire, un seul parasite contaminant l'homme, vit dans l'intestin et libère des anneaux bourrés d'œufs ou embryophores dans la nature avec les selles. Les anneaux peuvent même franchir l'anus en dehors de la période de défécation et se retrouver dans le linge de corps.
Il existe un ténia du **porc**, *Taenia solium*, pouvant provoquer une grave maladie par implantation des larves chez l'Homme en particulier sur le cerveau (**cysticerquose**), mais il n'existe plus en France.

B. Autres vers

Aujourd'hui rares en France, ils sont souvent rencontrés dans les pays à ressources limitées et chauds.
De nombreux vers s'attaquent à l'homme. En couleur ceux rencontrés, plus ou moins rarement, en France. Ce sont :

- des **nématodes intestinaux** (Oxyure, *Ascaris*, Trichocéphale, Anguillule, Ankylostomidés, Trichine...) ;
- des **nématodes filaires** (*Dracunculus, Onchocerca, Wuchereria*...) ;
- des **plathelminthes cestodes** : *Taenia saginata et solium*, *Echinococcus* ; etc. ;
- des **plathelminthes douves** comme la douve du foie (*Fasciola hepatica*) ;
- des **plathelminthes schistosomes**.

2 Insectes et acariens

A. Sarcoptes scabiei (gale)

L'agent de la **gale** est un **acarien** microscopique hématophage (qui pique pour prélever du sang) transmis par contact. L'acarien creuse des sillons dans l'épiderme où la femelle dépose des œufs.
Le prurit est lié au creusement des galeries.
Pour éliminer le parasite il faut utiliser des « insecticides ou acaricides » (benzoate de benzyle, pyréthrines, ivermectine, lindane...).

B. Autres insectes et acariens

Bien d'autres parasites externes provoquent des désagréments (prurit) chez l'Homme. Mais c'est surtout la transmission d'autres agents pathogènes qui pose problème avec :

- les **moustiques**, insectes hématophages transmetteurs du paludisme, de filaires (*Wuchereria, Brugia*) et de nombreuses viroses (chikungunya, fièvre jaune, dengue...) ;
- les **poux**, insectes hématophages transmetteurs du **typhus** (bactérie responsable de *Rickettsies*) ;
- des **tiques** acariens transmettant les **borrélioses** (bactéries spirochètes avec notamment la maladie de Lyme) ;
- des **punaises** transmettant la trypanosomiase américaine (*Trypanosoma cruzii*) ;
- des **diptères** piqueurs comme la mouche « **Tsé-Tsé** » transmettant la trypanosomiase africaine (*Trypanosoma brucei*) ou la simulie transmettant la filaire de l'onchocercose (*Onchocerca volvulus*).

MÉMO

17 Les étapes de l'infection

1 La transmission de l'agent pathogène à l'hôte

Les agents biologiques doivent, pour se transmettre à un hôte :

- Sortir du **réservoir** où ils se trouvent.
- Être transmis directement d'homme à homme ou indirectement :
  - soit par voie aérienne ;
  - soit par contact avec la peau ou les muqueuses ;
  - soit par inoculation : piqûre avec un matériel mal nettoyé, piqûre d'insecte vecteur (moustique, par exemple) ;
- soit par **ingestion** (mains contaminées portées à la bouche, aliments ingérés contaminés...).

2 Les moyens d'attaque des agents pathogènes transmis

De nombreux mécanismes sont mis en jeu par les microorganismes dans leur attaque des patients.

Les étapes de l'infection

Pour provoquer une infection le microorganisme va devoir en utilisant ses armes toxiques :

- **pénétrer dans l'hôte** ;
- **coloniser** ;
- **exercer son pouvoir pathogène** ;
- **envahir les tissus** sous-jacents et éventuellement le sang ou la lymphe en continuant sa multiplication ; on qualifie l'envahissement du sang de septicémie ;
- s'implanter à distance du foyer initial : ce sont les **métastases septiques**.

Toxine	Exemples
Endotoxine	**LPS (lipopolysaccharide)** des bactéries à gram-.
Neurotoxine	Toxine tétanique de *Clostridium tetani*, toxine botulique de *Clostridium botulinum.*
Toxines cytotoniques ou sécrétoires	Toxines de *Vibrio cholerae* ou des *Escherichia coli* entérotoxiques (ETEC).
Toxines cytolytiques	La **streptolysine O**, sécrétées par certains *Streptococcus*.
Superantigènes	*Produits notamment par* ***Staphylococcus aureus*** *ou Streptococcus* activent anormalement les lymphocytes.

18 Réponses immunitaires

1 Les acteurs de la réponse immunitaire

Toutes les cellules immunitaires proviennent à l'origine de la multiplication et de la différenciation de **cellules souches hématopoïétiques** dans la moelle osseuse, un organe lymphoïde primaire. Ces progéniteurs donnent naissance à deux lignées cellulaires distinctes : la **lignée myéloïde** et la **lignée lymphoïde**.

Origine, rôle et localisation des cellules immunitaires dans une situation physiologique normale. CPA : Cellule Présentatrice d'Antigènes

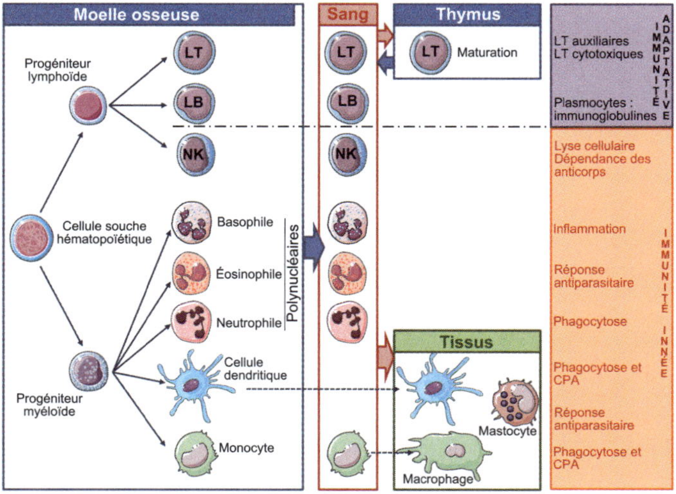

La réponse immunitaire adaptative se met en place dans les organes lymphoïdes secondaires : les ganglions lymphatiques, la rate et les tissus lymphoïdes associés aux muqueuses.

Il existe d'autres acteurs de l'immunité :

- les **cytokines** qui sont des messagers envoyés par les cellules immunitaires à d'autres cellules et parmi lesquelles on peut distinguer les **interleukines**, les **chimiokines** et les **interférons**.
- les protéines produites par le foie comme les **protéines du complément** et les protéines de la phase aiguë.
- les barrières naturelles telles que la peau ou les muqueuses.

2 Chronologie de la réponse immunitaire

A. Les étapes précoces de la réponse immunitaire : l'immunité innée

Les macrophages et les cellules dendritiques résidents des tissus détectent la présence de pathogènes et sécrètent alors des **cytokines pro-inflammatoires**. L'inflammation du site de l'infection caractérisée par la **chaleur**, la **douleur**, la **rougeur** et le **gonflement** permet le recrutement de cellules immunitaires supplémentaires par **diapédèse** et **chimiotactisme**.

Événements mis en jeu au cours de la réponse inflammatoire

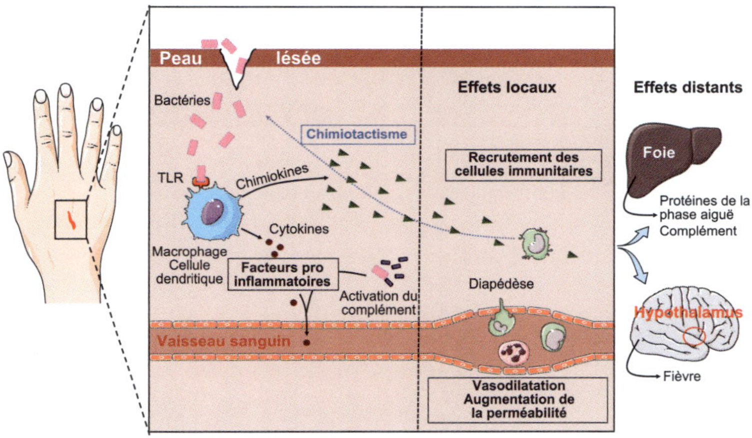

Les macrophages et les neutrophiles sont spécialisés dans la **phagocytose** des pathogènes. Les cellules dendritiques peuvent également internaliser le pathogène et exposer à leur surface des peptides antigéniques dans leurs molécules du CMH.

B. L'immunité adaptative

Les phagocytes migrent ensuite vers les organes lymphoïdes secondaires où ils présentent l'antigène aux lymphocytes T, d'où leur nom de cellules présentatrices de l'antigène.

Activation des lymphocytes T CD8 en lymphocytes T cytotoxiques au cours de la réponse immunitaire à médiation cellulaire. CPA : Cellule Présentatrice d'Antigènes

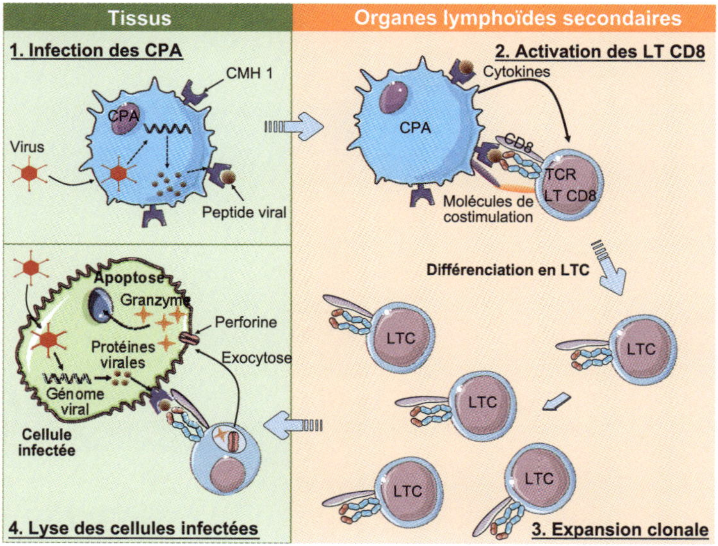

Activation des lymphocytes T CD4 et des lymphocytes B en cellules effectrices au cours de la réponse immunitaire humorale.
CPA : Cellule Présentatrice d'Antigènes

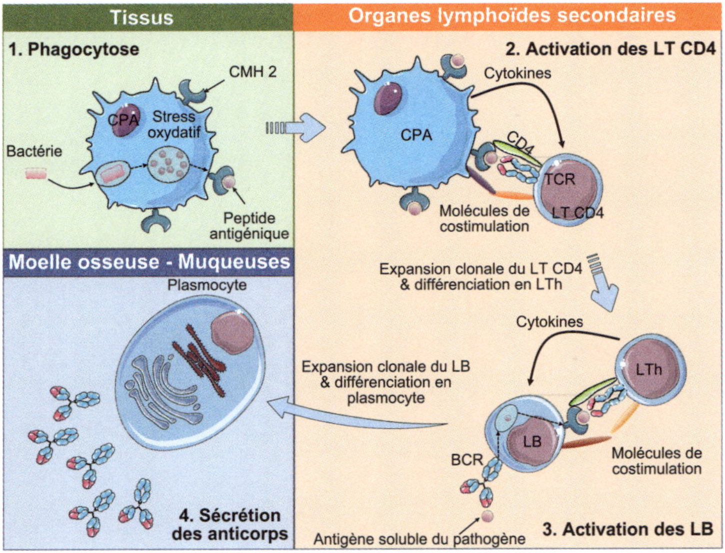

Les anticorps se fixent à la surface des pathogènes, formant un **complexe immun**. Les anticorps jouent plusieurs rôles : la neutralisation qui limite la propagation des pathogènes, l'activation des protéines du complément qui peuvent créer des trous à la surface de certains pathogènes, l'opsonisation qui augmente l'efficacité de phagocytose...

Une fois les pathogènes éliminés, les lymphocytes qui ont été générés au cours de l'infection sont éliminés, afin que le nombre de lymphocytes dans l'organisme reste stable. Les cellules qui survivent sont qualifiées de **cellules mémoires** qui permettront la mise en place d'une réponse immunitaire plus rapide et plus efficace lors d'une deuxième infection par le même pathogène.

3 Étude de la réponse immunitaire et ses applications

L'étude des cellules et des molécules du système immunitaire peut se faire à partir d'un prélèvement sanguin de patient, à partir du sérum des patients, d'où son nom de **sérodiagnostic**. Des techniques plus longues permettent de doser des anticorps ou des antigènes sériques, c'est le cas du dosage immuno-enzymatique en phase solide, ou test **ELISA**.

Ces méthodes permettent de caractériser des dérèglements du système immunitaire.

- Les **hypersensibilités**. Elles correspondent au développement d'une réponse immunitaire contre des antigènes qui ne sont pas dangereux, comme le pollen, certains aliments, des médicaments... Les allergies en font partie.
- L'auto-immunité. C'est le cas des individus qui développent une réponse immunitaire dirigée contre un antigène du soi ou auto-antigène.

La **vaccination** consiste en l'injection de pathogènes non virulents ou fragments de pathogènes, associés à un adjuvant. Elle entraîne la mise en place d'une réponse immunitaire et de populations mémoires de LT et LB qui permettront une protection efficace dans le cas d'une deuxième rencontre avec le pathogène.

La **sérothérapie** consiste à injecter un sérum contenant des anticorps à un individu. Elle est souvent associée à la vaccination, on parle alors de **sérovaccination**.

Enfin, la greffe de tissus entre individus nécessite la prise en compte de la compatibilité des groupes sanguins dans le cas d'une transfusion sanguine ou des molécules du CMH dans les autres cas.

MÉMO

19 La vaccination

1 Présentation de la vaccination

Historique

- Chine, Ve siècle : « variolisation » empirique en mettant des croûtes de malades séchées, dans le nez des enfants ; certains de ces enfants sont ensuite résistants à vie à la variole.
- Jenner, 1796 : protection contre la variole par inoculation du virus de la vaccine bovine (d'où l'étymologie).
- Nombreuses contributions ultérieures – notamment de Pasteur (contre la rage en 1885).
- 1979 : variole officiellement éradiquée grâce à la vaccination.

Principe

- Présentation préventive à l'organisme (en général par injection) d'antigènes du pathogène : mise en place (en 7 à 15 J : réponse primaire) d'une immunité adaptative et formation de cellules mémoires.
- En général, l'immunité mise en œuvre est de type humorale, avec apparition d'anticorps neutralisants et facilitant la phagocytose et la destruction du pathogène.
- Éventuellement rappels vaccinaux pour améliorer (en quantité et en qualité) mais aussi maintenir durablement la réponse immune.
- En cas de rencontre ultérieure du pathogène : **réponse secondaire** immédiate (rapide, forte et très spécifique) ; on gagne ainsi 7 à 15 J dans la réponse, qui, en sus, est plus efficace.

2 Constitution des vaccins

A. Types de vaccins (et quelques exemples)

Un même pathogène peut être ciblé par des vaccins de types différents.

- Vaccins « germe entier » :
  - germe vivant : virus de la vaccine utilisé contre la variole (cette vaccination est suspendue du fait de l'éradication de la maladie) ;
  - germe vivant **atténué** : BCG (contre la tuberculose), rubéole... ;
  - germe **inactivé** (tué) : rage, coqueluche... ;

- Vaccins « **sous-unités** » ou « moléculaires » : extraits antigéniques partiels du germe (hépatite B, coqueluche, Papillomavirus...) ; **anatoxine** (protéine-toxine inactivée : tétanos, diphtérie...).
- Vaccins « germe entier » (...)
- Vaccins « **sous-unités** » ou « moléculaires » : extraits antigéniques partiels du germe (hépatite B, coqueluche, Papillomavirus...) ; anatoxine (protéine-toxine inactivée : tétanos, diphtérie...) ; **acide nucléique** (vaccin à ARN contre le SarsCov2) codant pour une protéine du virus.

B. Adjuvants

- Adjuvant vaccinal : composé ajouté à l'extrait antigénique dans le but d'améliorer la stimulation du système immunitaire : sels d'aluminium ou aluns.
- Par extension sont parfois appelés « adjuvants » des conservateurs (sels mercuriels, antibiotiques, formol, phénol ou dérivé, etc.) ou d'autres excipients.
- Possibles effets secondaires.

3 Vaccination et santé publique

A. Couverture vaccinale

- La couverture vaccinale désigne le taux de la population qui est protégée.
- La vaccination n'est jamais efficace à 100 %, mais un individu isolé non vacciné peut être protégé par la vaccination globale de la population.
- Il n'est pas utile de vacciner une personne qui a été infectée, sauf dans le cas de pathogènes antigéniquement variables (grippe...).
- La vaccination n'est pas possible immédiatement après une sérothérapie : par exemple, l'injection d'anticorps antitétaniques chez une personne potentiellement exposée et non vaccinée, interdit pendant plusieurs semaines sa vaccination car les anticorps injectés neutraliseraient l'antigène vaccinal, rendant son efficacité incertaine.
- L'intérêt de certains rappels (hépatite B) peut être évalué par un dosage des anticorps protecteurs.

B. Calendrier vaccinal

- Vaccinations pour la population générale :
  - **obligatoires :** trois vaccinations « historiques » DTP (diphtérie-tétanos-poliomyélite) auxquelles s'ajoutent 8 vaccinations rendues obligatoires chez l'enfant à partir de 2018 (coqueluche, Haemophilus influenzae de type b, hépatite B, pneumocoque, méningocoque de sérogroupe C, rougeole, oreillons rubéole chez l'enfant ; fièvre jaune en Guyane ;
  - **recommandées :** SarsCov2 (Covid), BCG (tuberculose) pour les populations exposées (particulièrement les populations précaires), rappels de coqueluche et de DTP, varicelle selon contexte et antécédents, papillomavirus (« cancer du col de l'utérus ») chez la jeune femme et le jeune homme.
- Vaccinations spécifiques pour le personnel de santé :
  - **obligatoires :** SarCov2 (Covid) en situation d'urgence sanitaire, DTP et hépatite B ; l'obligation de vaccination contre la fièvre typhoïde pour les personnels des laboratoires a été levée en 2020 ;
  - **recommandées selon la situation et les antécédents :** BCG (tuberculose), rougeole (ROR : rougeole-oreillons-rubéole), grippe, coqueluche, varicelle.
- Autres cas :
  - **selon la situation individuelle :** grippe (recommandée pour les personnes fragiles), BCG (recommandée pour les milieux défavorisés) ... ;
  - **catégories professionnelles :** égoutiers ou eaux et forêts (leptospirose), professionnels du secteur médico-social notamment les professionnels de la petite enfance (DTP, hépatite B si exposition : obligatoires ; hépatite A, coqueluche, rougeole, varicelle : recommandées), vétérinaires (rage : recommandée), etc. ; situations complexes et évolutives, se référer au calendrier vaccinal en cours.
  - **déplacements :** fièvre jaune ou hépatite A en zone d'endémie, encéphalite japonaise dans certains pays d'Asie, etc.

4 Perspectives

- Vaccination par inhalation (sans injection) : virus vivant atténué de la grippe utilisé en vaccination, sur le marché français depuis 2012.
- Vaccination par voie orale sublinguale : résultats décevants, pas sur le marché.

20 Prévention des infections en milieu médical

1 Hygiène des personnels (voir UE 2.10 du TLS1)

- **Tenue vestimentaire** : port d'une **tenue** adaptée, spécifique au service, maintenue propre et changée autant que nécessaire ; tenue standard : tunique, chaussures ; tenue additionnelle : masque, gants, tablier, (...) jetables.
- **Bonnes pratiques de l'hygiène**
- **Hygiène des mains entre chaque patient, et répétée aussi souvent que nécessaire** : lavage (simple ou hygiénique), ou friction hydro-alcoolique ; désinfection chirurgicale.
- **Antisepsie** : des plaies, des points de prélèvement ou d'injection.
- Respect des règles d'utilisation du matériel, notamment jetable.
- Respect des règles d'élimination des déchets, notamment des DASRI.

2 Hygiène des locaux et du matériel (voir UE 2.10 du TLS1)

- **Nettoyage et désinfection** : réguliers, et répétés aussi souvent que nécessaire ; selon les zones ; avec des produits et matériels adaptés.
- Entretien des dispositifs médicaux réutilisables.
- Respect du circuit du linge.

3 Hygiène alimentaire

- En lien avec l'hygiène des personnels, des locaux et des matériels.
- Respect des chaînes de distribution alimentaire : liaison chaude (maintien de $T > 63$ °C) ou réchauffage rapide et poussé ; liaison froide.

4 Prophylaxie médicale

- Respect des obligations et recommandations **vaccinales** : pour la population générale, en particulier les personnes sensibles ; pour les personnels médicaux et paramédicaux : exposés, et **vecteurs**.

- Thérapies préventives : accident d'exposition au sang : thérapie anti-VIH... ; zone endémique : antipaludéen... ; germe particulièrement virulent : méningites en collectivité...

5 Isolements septique et protecteur (voir UE 2.10 du TLS1)

- Mise en quarantaine en cas d'exposition particulière : épidémie, fièvre suspecte.
- Isolement protecteur, patients immunodéprimés : SIDA, chimiothérapie, greffe.
- Isolement à l'hôpital des patients porteurs de germes multirésistants.

21 Traitement des infections

1 Traitements chimiques

Constitue souvent le cœur du traitement ; plusieurs approches *voir ci-après.*

A. Palliatif

Permet de rendre les symptômes plus supportables le temps que le système immunitaire élimine naturellement l'infection.

Traitement des symptômes excessifs

- Analgésiques.
- Anti-inflammatoires.
- Anti-diarrhéique...

Traitement des complications

- Anticoagulants.
- Anti-inflammatoires lorsque l'inflammation excessive entraîne des dégâts.
- Antibiotique en cas de surinfection. Etc.

B. Curatif

Cible le germe suspecté ou identifié.

Substance dirigée contre le pathogène impliqué

- Large panoplie.
- Émergence de résistances :
  - antiviraux : pour certains virus seulement, très spécifiques, usage souvent restreint ;
  - antibiotiques : contre les bactéries, nombreux disponibles, mais résistances de plus en plus fréquentes en raison d'une utilisation massive et irraisonnée ;
  - antifongiques : variété d'antibiotiques utilisés contre les champignons ;
  - antiparasitaires : antipaludéen, antihelminthiques (anti-vers), acaricides pour la gale, etc.

▸ Immunomodulateurs comme l'interféron (hépatites virales B et C notamment)

- À la limite entre palliatif et curatif.

C. Préventif

▸ Deux approches thérapeutiques

- Vaccination, lorsqu'elle est possible, diminuant l'incidence sur la population globale (propagation diminuée) et protégeant les personnes exposées ou fragiles – exemple de la vaccination saisonnière de la grippe, ciblant surtout les personnes fragiles et les personnels de santé.
- Traitement médicamenteux prophylactique – exemple de l'antibiothérapie préventive en cas de méningite en collectivité infantile.

▸ Cibles

Toute la population lorsque la maladie est grave et que l'agent est stable ;

- uniquement les personnes fragiles (immunodéprimés – SIDA, greffe – enfant en bas âge, personne âgée, terrain débilité – patient déjà malade risquant une surinfection).

▸ Si la maladie n'est pas grave ou si l'agent est variable

En effet, la vaccination de toute la population contre la grippe favoriserait l'émergence de virus minoritaires non ciblés par le vaccin.

2 Autres

- Gestes complémentaires de soin : hygiène des plaies infectées, pansements…
- Chirurgie : curetage de tissus nécrosés, curage des abcès, résection de l'appendice, pose d'un drain ; amputation dans le cas d'infections nécrosantes des extrémités.
- Précautions contre la dissémination de l'infection : règles d'hygiène, prophylaxie de l'entourage et de la collectivité, isolement du malade.
- Suivi du patient même après guérison symptomatique : portage chronique, récidives.

MÉMO

22 Diagnostic des infections

1 Bilan clinique

Sémiologie

- Motivation de la consultation par le patient.
- Importance évidente des signes pour le diagnostic (nature, localisation, historique).
- Cas isolé ou collectif.

Anamnèse

- Interrogatoire du patient (antécédents médicaux, voyage, description des troubles, consommation...).

Examen clinique

- Bilan clinique (auscultation, tension artérielle, recherche de signes spécifiques, palpations, douleurs localisées, éruptions, tachypnée, dyspnée, oligurie, splénomégalie...).
- Signes souvent indirects, davantage liés à la réponse immune qu'au pathogène lui-même :
  - fièvre
  - œdème,
  - adénopathie (ganglions gonflés).

2 Bilan biologique

- Apport du **laboratoire d'analyses** souvent indispensable.
- Examens divers :
  - **mise en évidence directe** du pathogène souvent par examen microscopique ;
  - **culture** et identification du germe : bactéries ;
  - mise en évidence de **marqueurs directs** : antigènes, génome ;
  - mise en évidence de **marqueurs indirects** : marqueurs de l'inflammation, enzymes hépatiques, anticorps spécifiques.
- Sur un diagnostic posé, **orientation de la thérapie** : antibiogramme d'une bactérie.
- Importance de la qualité du prélèvement, à l'hôpital souvent réalisé par le personnel infirmier.

3 Autres bilans

- Nécessaires parfois, pour compléter le diagnostic ou affiner sa caractérisation.
- Bilan d'**imagerie médicale** : abcès profonds...
- Bilan **anatomo-pathologique** : biopsie tissulaire.
- Analyse au laboratoire de **prélèvements environnementaux** : plats témoins en cas de TIAC en restauration collective, ou en industrie alimentaire ; prélèvement d'eaux de baignade ; prélèvement d'eaux de circuits en cas de légionellose.

23 Les méningites

Méningite : inflammation aiguë des méninges et du liquide céphalo-rachidien (LCR).

1 Épidémiologie

Maladie contagieuse à déclaration obligatoire en France.
Méningite à méningocoque : prévalence la plus élevée en Afrique subsaharienne.

2 Physiopathologie et étiologie

A. Agents pathogènes responsables

- Virus : méningites en général bénignes.
- Bactéries : méningites pouvant être graves ; agents pathogènes variables selon l'âge.

Nouveau-né : Streptocoque B, *Escherichia coli.*
Entre 6 mois et 5 ans : *Haemophilus influenzae, Neisseria meningitidis, Streptococcus pneumoniae*.
Après 5 ans : *Neisseria meningitidis, Streptococcus pneumoniae*.

- Champignons : rare mais sévère.

B. Contamination

Par la sphère ORL.
Par voie digestive pour les méningites à Listeria.
À la suite d'une neurochirurgie ou d'un traumatisme.

3 Symptomatologie et diagnostic

A. Symptômes

Fièvre, céphalées, raideur de la nuque, vomissements, photophobie…
Période d'incubation moyenne : 2 à 10 jours.

B. Diagnostic

Ponction lombaire : recherche de pathogènes, numération et identification des cellules dans le LCR.

4 Thérapeutiques et préventions

A. Traitements

Méningites virales

- Guérison spontanée rapide.
- Traitements symptomatiques. Acyclovir pour les méningites à herpès virus.

Méningites bactériennes purulentes

Antibiotiques par voie intraveineuse en urgence.

B. Vaccins

Contre les souches A/C de *Neisseria meningitidis*, pneumocoque, *Haemophilus influenzae* de type B...

5 Complications et évolution

- Purpura : apparition de taches hémorragiques sous la peau > critère de gravité et menace de choc septique.
- Atteintes neurologiques (surdité).
- Méningite à méningocoque grave : 10 % des malades décèdent dans les 48 h après l'apparition des symptômes.

MÉMO 24 Les septicémies

Septicémie : infection généralisée de l'organisme due à des décharges massives et répétées de bactéries pathogènes dans le sang. Urgence thérapeutique.

1 Épidémiologie

- 52 % des septicémies sont nosocomiales.
- Fréquence : en moyenne 5 pour 1 000 patients hospitalisés.
- Mortalité globale : environ 28 %.

2 Physiopathologie et étiologie

- Principales bactéries responsables : *Staphylococcus aureus*, *Streptococcus pyrogenes*, *Streptococcus pneumoniae*, *Pseudomonas aeruginosa*...
- Événement déclenchant : foyer infectieux primitif avec différentes portes d'entrée selon la bactérie (cutanée, urogénitale, respiratoire, cathéters...).

3 Symptomatologie et diagnostic

- Diagnostic clinique : fièvre brutale et irrégulière, splénomégalie inconstante, défaillances viscérales, hyperleucocytose, hypotension, tachycardie...
- Diagnostic biologique : hémocultures (au moins 2) pour détermination de la bactériémie et réalisation d'un antibiogramme.

4 Thérapeutiques et préventions

- Antibiothérapie probabiliste dès suspicion puis ajustement avec les résultats d'analyse. Injection intraveineuse à fortes doses.
- Traitements symptomatiques : remplissage par macromolécules ou sérum salé, oxygénation, drogues vasoactives...

5 Complications et évolution

- Gradation des états infectieux :
  - sepsis : syndrome de réponse inflammatoire systémique en présence d'un foyer infectieux ;
  - sepsis grave : sepsis avec dysfonctionnement d'au moins un organe ;
  - choc septique : sepsis avec hypotension persistante et hypoxie.
- Complications : défaillance cardio-vasculaire, respiratoire, neurologique, rénale, hématologique, hépatique.

MÉMO

25 La tuberculose

1 Épidémiologie

- Dans le monde : en 2018, 10 millions de personnes ont contracté la tuberculose et 1,5 millions en sont mortes ; maladie infectieuse la plus meurtrière au monde ; forte incidence en Asie du sud-est et en région Africaine.
- En France : l'incidence de 7,1/100 000 en 2015 ; environ 5 000 nouveaux cas et environ 900 décès chaque année ; maladie à déclaration obligatoire.

2 Physiopathologie et étiologie

- Agent pathogène : *Mycobacterium tuberculosis* ou bacille de Koch ; paroi particulière entraînant résistance à alcool, acide (bacille alcoolo-acido résistant) et à phagocytose (parasite intracellulaire des phagocytes).
- Transmission : par voie aérienne ; maladie modérément contagieuse : sa transmission nécessite des contacts prolongés en milieu confiné.
- Développement maladie : le bacille peut rester à l'état quiescent > infection tuberculeuse latente ; seules 5 à 10 % des personnes infectées développent une tuberculose, surtout dans les cas d'immunodépression (patients en phase SIDA…).

3 Symptomatologie et diagnostic

- Symptômes : toux, douleurs thoraciques, parfois hémoptysies, fièvre, amaigrissement…
- Diagnostics : intradermoréaction à la tuberculine : difficile d'interprétation ; radiographie thoracique : permet un diagnostic précoce ; examens bactériologiques : sur crachats ou prélèvements par fibroscopie bronchique.

4 Thérapeutiques et préventions

- Association de plusieurs antibiotiques antituberculeux. Problème de multirésistance.
- Isolement du patient, port de masque.
- Vaccination par le BCG. Plus obligatoire.

5 Complications et évolution

- Guérison avec traitement adapté et régulier (minimum 6 mois).
- Formes de tuberculose extra-respiratoires, non contagieuses mais graves : méningites...
- Tuberculose : 1re cause de décès des patients en phase SIDA.

26 Pneumopathies

Pneumopathie : infection respiratoire basse pouvant toucher :
- **les bronches : bronchite aiguë ;**
- **le parenchyme pulmonaire : pneumonie (communautaire, nosocomiale, de l'immunodéprimé) ;**
- **les deux : broncho-pneumonie.**

1 Épidémiologie

- Incidence annuelle : 8 à 120/1 000.
- Bronchite pus fréquente que pneumonie (5-10 %).
- Mortalité due aux pneumonies chaque année : de 0,004 à 0,09/1 000 avant 60 ans et 4,9/1 000 après 60 ans.

2 Physiopathologie et étiologie

- Agents pathogènes :
  - **bactéries** : 60 à 80 % des cas :
    Exemple : *Streptococcus pneumoniae, Staphylococcus aureus, Haemophilus influenzae, Legionella pneumophila*...
  - **virus** : dans 2 à 15 % des cas ; généralement bénignes :
    Exemple : Paramyxovirus, Orthomyxovirus...
  - **champignons** :
    Exemple : *Aspergillus, Cryptococcus neoformans, Histoplasma capsulatum*...
  - **parasites** :
    Exemple : *Pneumocystis carinii,* toxoplasme...
- Pneumopathie : souvent secondaire à infection des voies aériennes supérieures.
- Terrain favorable : patients en phase SIDA, personnes âgées, patients asthmatiques, fumeurs...

3 Symptomatologie et diagnostic

- Symptômes : fièvre, toux avec expectorations, dyspnée, râles…
- Diagnostic :
  - radiographie thoracique et scannographie : opacités… ;
  - hémocultures et examens cytobactériologiques sur crachats ou prélèvements ;
  - éventuellement ponction pleurale si pleurésie.

4 Thérapeutiques et préventions

- Antibiothérapie.
- Hospitalisation possible en fonction de l'âge et du terrain.
- Vaccins contre le pneumocoque et la grippe recommandés pour population à risque.

5 Complications et évolution

- Bronchites et pneumonies communautaires :
  - guérison avec antibiothérapie ;
  - potentiel de gravité avec l'âge ;
  - rares séquelles : bronchectasies, bronchiolite oblitérante.
- Pneumonies nosocomiales et de l'immunodéprimé sont graves : décès dans 25 à 50% des cas.

MÉMO

27 Les endocardites

Endocardite : inflammation de l'endocarde.

1 Épidémiologie

Incidence faible : 2 000 cas/an en France.
Mortalité élevée : environ 20 %.

2 Physiopathologie et étiologie

- Agents pathogènes : uniquement bactéries (Streptocoques, Entérocoques, *Staphylococcus aureus*...).
- Bactéries adhèrent à l'endocarde :
  - à l'occasion d'une bactériémie avec différentes portes d'entrée : gencives, cathéter... ;
  - si l'endocarde est lésé (cardiopathie, valvulopathie...) ou sur une prothèse valvulaire.
- Développement de lésions :
  - destruction valvulaire ;
  - formation d'amas de fibrine, plaquettes et bactéries pouvant entraîner des embolies.

3 Symptomatologie et diagnostic

- Symptômes : fièvre, splénomégalie, souffle cardiaque, parfois signes extracardiaques (taches cutanées...).
- Diagnostic :
  - hémocultures ;
  - analyse microbiologique de prélèvements cardiaques en cas de chirurgie ;
  - échocardiogrammes pour visualiser les lésions de l'endocarde.

4 Thérapeutiques et préventions

- Antibiothérapie :
  - par voie parentérale ;
  - fortes doses ;
  - pendant une longue durée (4-6 semaines).

- Traitement chirurgical :
  - valvuloplastie ;
  - réparation abcès ;
  - changement de prothèse valvulaire...
- Antibioprophylaxie seulement :
  - chez les patients à risque (comme porteur d'une prothèse valvulaire) ;
  - subissant une procédure à risque (comme certains soins dentaires).

5 Complications et évolution

- Risque de complications :
  - cardiaques : insuffisance cardiaque, péricardite... ;
  - neurologiques : méningites, hémorragies... ;
  - emboliques : embolies pulmonaires...
- Pronostic dépend :
  - du terrain ;
  - de la localisation ;
  - de la bactérie...

MÉMO
28 Les infections cutanées et phanériennes

On distingue :

- **l'érosion qui touche l'épiderme ou le derme superficiel.**
- **l'ulcération qui touche le derme moyen et profond.**
- **le chancre qui est une érosion ou ulcération provoquée par l'entrée de certaines bactéries.**

1 Physiopathologie et étiologie

- Peau normalement colonisée par flore bactérienne commensale qui varie selon : qualité de l'épiderme ; facteurs environnementaux (chaleur, humidité) ; facteurs individuels (déficit immunitaire...).
- Infection résulte d'une contamination externe ou de contiguïté à partir d'un portage muqueux.

Agents pathogènes

- Bactéries : *Staphylococcus aureus* (furoncle, folliculite superficielle), Streptocoque β-hémolytique (impétigo, ecthyma, érysipèle), *Clostridium perfringens* (gangrène).
- Virus : VZV (varicelle et zona).
- Champignons : *Candida* (candidoses), *Pityrosporum furfur* (pytirosporoses), *Cryptococcus neoformans* (cryptococcoses), Dermatophytes (onychomycoses, dermatophytoses, teignes...), *Aspergillus* (aspergilloses)...
- Parasite : *Sarcoptes scabiei* (gale), *Pediculus humanus* (pou de tête, de corps, de pubis)...

2 Symptomatologie et diagnostic

- Symptômes : lésions de la peau (aspect, taille, localisation, présence de croûtes), éventuellement fièvre.
- Diagnostic :
  - prélèvements : par curetage-écouvillonage, biopsie, aspiration à l'aiguille... ;
  - pour bactéries, champignons et parasites : cultures et identification au laboratoire ;

- pour virus (seulement pour formes graves) : immunofluorescence et PCR.

3 Thérapeutiques et préventions

- Antibiothérapie, mais risque de modification de la flore commensale.
- Traitements symptomatique et chirurgical (drainage...).
- Prévention : identification et traitement de la porte d'entrée, hygiène cutanée soigneuse, antibioprophylaxie pour les patients récidivistes.

4 Complications et évolution

- Risque d'extension, d'abcès... ;
- Risque de porte d'entrée pour septicémie.

MÉMO

29 Les infections urinaires

1 Épidémiologie

- Pathologie très fréquente, surtout chez la femme.
- Facteurs favorisants : activité sexuelle, post-ménopause.
- 50-60 % des femmes adultes ont déjà eu une infection urinaire.

2 Physiopathologie et étiologie

- Agents pathogènes : bactéries endogènes ou exogènes :
  - infection communautaire : majoritairement *E. coli* (80 % des cas) ;
  - infection nosocomiale : majoritairement *E. coli, Klebsiella* et *Proteus*.
- Voies de l'infection du tractus urinaire :
  - voie ascendante (la plus fréquente) : bactéries de l'intestin gagnent la vessie ;
  - voie descendante : bactéries de l'intestin passent dans la circulation et gagnent le rein ;
  - voie iatrogène : bactéries pénètrent au cours d'une procédure urologique.
- Terrains à risque : diabète, malformation des voies urinaires, transplantation rénale...

3 Symptomatologie et diagnostic

- Infection basse ou cystite :
  - bactéries dans la vessie ;
  - brûlures à la miction, douleurs, urines anormales.
- Infection haute ou pyélonéphrite :
  - bactéries ont progressé jusqu'au rein ;
  - fortes douleurs lombaires, frissons et fièvre.
- Diagnostic :
  - prélèvement d'urine et détermination de la bactériurie, leucocyturie, hématurie ;
  - échographie ou tomodensitométrie dans les cas de pyélonéphrite.

4 Thérapeutiques et préventions

- Antibiothérapie : traitement probabiliste puis adapté en fonction de l'antibiogramme.
- Dans certains cas de pyélonéphrites compliquées : traitement urologique (drainage des urines...).
- Antibioprophylaxie possible dans le cas de cystites récidivantes.

5 Complications et évolution

- Avec traitement adapté : évolution favorable.
- Sans traitement adapté :
  - risque d'évolution des cystites en pyélonéphrite ;
  - risque de septicémies, d'abcès, d'altérations du parenchyme ;
  - risque de récidives.

30 Les infections ORL

Infections de la sphère oto-rhino-laryngologique peuvent toucher :
- le larynx : laryngite ;
- le rhinopharynx : rhinopharyngite ;
- le pharynx et les amygdales : angine ;
- les sinus : sinusite ;
- l'oreille moyenne : otite.

1 Épidémiologie

Plus de 150 000 cas/an en France chez les enfants, surtout pendant l'hiver.

2 Physiopathologie et étiologie

- Sinus et oreille moyenne sont normalement stériles.
- Larynx, pharynx et fosses nasales sont colonisés par flore commensale.
- Agents pathogènes :
  - bactéries : principalement *Streptococcus pneumoniae*, *Haemophilus influenzae* et *Branhamella catarrhalis* ;
  - virus : rhinovirus, virus respiratoire syncytial, entérovirus, virus influenzae… ;
  - champignons : *Candida*, *Aspergillus*…

3 Symptomatologie et diagnostic

- Symptômes :
  - angine : réaction ganglionnaire, douleur à la déglutition, fièvre…
  - rhinopharyngite : fièvre modérée, nez qui coule…
- Diagnostic :
  - auscultation :
  - sur des prélèvements nasopharyngés : par examen direct (observation microscopique), cultures et identification et, pour les virus, immunofluorescence ou PCR.

- Test de diagnostic rapide de l'angine bactérienne :
  - réalisé par le médecin sans laboratoire ;
  - pour identifier angine à Streptocoque A, la seule à nécessiter une antibiothérapie.

4 Thérapeutiques et préventions

- Traitement symptomatique pour infections virales.
- Antibiothérapie pour infections bactériennes.
- Traitement probabiliste dans le cas d'une otite.

5 Complications et évolution

- En général, infections ORL bénignes.
- Peuvent constituer des portes d'entrée pour méningites.
- Risque de surinfection de l'arbre respiratoire (trachéite, bronchite).

31 Les infections ostéoarticulaires

1 Généralités

Il s'agit des infections qui affectent :
- les os : les **ostéites** ;
- les os et la moelle : les **ostéomyélites** ;
- les articulations : les arthrites **infectieuses** ;
- les vertèbres et les disques : **spondylodiscites**.

Ces infections peuvent apparaître par inoculation directe à la faveur d'un traumatisme ouvert par exemple ou par migration d'un foyer infectieux distant.

2 Étiologies et traitements des infections ostéoarticulaires

Ces infections sont principalement d'origine bactérienne et plus rarement fongiques, parasitaires ou virales.

Infections	Principaux agents étiologiques	signes	Examens complémentaires	Traitements
Arthrites infectieuses	Bactéries : *Staphylococcus aureus*, *Streptococcus*, *Mycobacterium*, *Brucella*, *Treponema*...	Algie, mobilité réduite, fièvre, épanchement	Radiographie, examens biologiques (NFS, CRP, VS), bactériologique du liquide synovial, hémoculture	Urgence thérapeutique Antibiothérapie, antalgiques, chirurgical (lavage articulaire)

Infections	Principaux agents étiologiques	signes	Examens complémentaires	Traitements
Ostéites, ostéomyélites	*Staphylococcus aureus*, *Mycobacterium*	Algie, fièvre	Radiographie, examens biologiques (NFS, CRP, VS), bactériologique hémoculture	Urgence thérapeutique Antibiothérapie, antalgiques
Spondylodiscites	*Staphylococcus aureus*, *Mycobacterium*	Rachialgie, radiculalgie	Radiographie, IRM, examens biologiques (NFS, CRP, VS), bactériologique hémoculture	Urgence thérapeutique Antibiothérapie, antalgiques

MÉMO 32 Le VIH et le SIDA

1 Épidémiologie

- Découverte en 1981, identification en 1983 : virus de l'immunodéficience humaine VIH (HIV en anglais).
- Deux virus distincts mais très similaires ; virus humains proches des SIV simiesques ;
  - **VIH1** (pandémie mondiale), nombreux sous-types ;
  - **VIH2** (Afrique de l'Ouest).
- Monde : **35 à 40 millions de personnes infectées**, 2 millions de contaminations par an, un peu moins d'un million de morts par an et 1,7 millions de nouvelles contaminations, 32 à 38 millions de morts au total (OMS, 2019). France : **6 000 nouveaux cas par an**, mais nombre de morts limités du fait de l'efficacité des traitements.

2 Physiopathologie et étiologie

A. Description des VIH

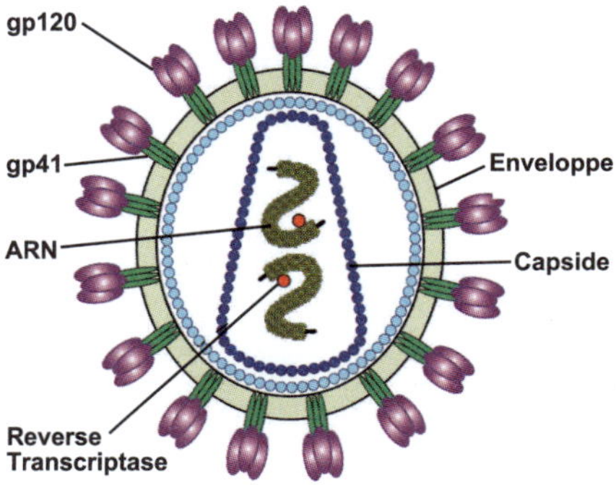

- **Rétrovirus** : famille des *Retroviridae*, genre *Lentivirus* :
  - enveloppe issue de la membrane cellulaire : protéines virales gp120 et gp41 ;

- à l'intérieur de l'enveloppe, une capside (protéine p24) contenant le génome (2 copies identiques d'ARN), et les enzymes virales (dont la reverse-transcriptase ou transcriptase inverse RT).

B. Cycle viral

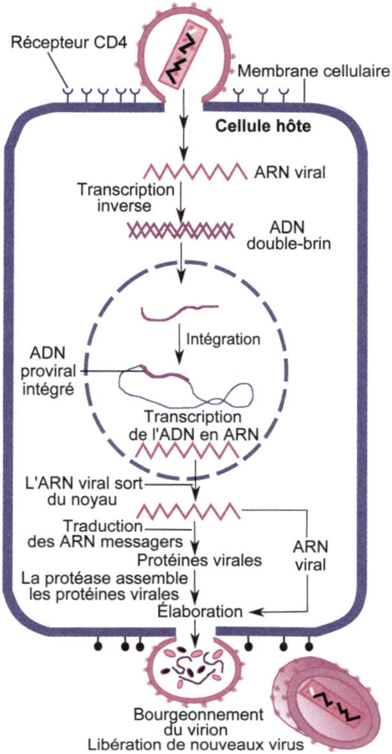

- Première phase – **intégration** du génome viral dans le génome cellulaire :
  - adsorption du virus via gp120 sur **CD4** cellulaire, et fusion membrane cellulaire-enveloppe virale ;
  - injection de la capside dans la cellule, et libération de l'ARN et de la RT ;

- **rétro-transcription** de l'ARN en ADN par la RT ; pénétration de l'ADN dans le noyau pour s'intégrer au génome cellulaire (on parle alors de **provirus**).

- Deuxième phase – production de nouvelles particules virales :
  - activation du provirus qui est transcrit en ARN : certains sont accumulés dans le cytoplasme (futur génome viral), d'autres ARN sont utilisés comme ARN_m viraux, et traduits en protéines virales ;
  - des protéines virales s'assemblent en capside, contenant génome et enzymes ;
  - remaniement de la membrane cellulaire : protéines cellulaires remplacées par des protéines virales, pour former l'enveloppe ;
  - libération par bourgeonnement du virus.
- Les enzymes virales font beaucoup d'erreur donc il **apparaît continuellement des variants** génétiques viraux, éventuellement antigéniquement différents.

C. Infection et SIDA

- Transmission du virus :
  - par voie sexuelle (rapport sexuel non protégé) ;
  - par voie sanguine (injection de drogues, tatouage, piercing, matériel médical non stérile) ;
  - par voie transplacentaire ou par allaitement.
- Le virus se multiplie dans les cellules $CD4^+$: monocytes-macrophages, lymphocytes T4…
- **Primo-infection** à l'issue de laquelle se met une place une immunité adaptative capable d'éliminer les virus circulants ; mais le système immunitaire ne peut pas éliminer les provirus, ni les variants antigéniques auxquels il doit sans cesse s'adapter.
- Pendant des années, apparition continue de variants viraux qui échappent transitoirement à la réponse immune : la population de lymphocytes T4 continue d'être atteinte et de diminuer.
- Lorsque le nombre de T4 est trop bas, le système immunitaire s'effondre : c'est le **stade SIDA** (syndrome d'immunodéficience acquis).
- Les **maladies opportunistes** se développent et causent la mort du patient.

3 Symptomatologie et diagnostic

A. Sémiologie

- Primo-infection : expression muette, ou signes bénins (syndrome grippal…).
- Développement muet pendant 3 à 10 ans.
- Stade SIDA : **infections opportunistes** (mycoses ; infections virales, bactériennes et parasitaires ; cancers parfois) dont l'ensemble est évocateur.

B. Diagnostic

- Pas de signe clinique spécifique.
- Au laboratoire :
  - par **méthode immunologique** (ELISA et/ou Western-blot) : recherche **d'antigènes marqueurs précoces** (Ag p24, 15 J post-infection) et d'**anticorps marqueurs** (Ac anti-gp120, etc., 15 à 45 J) ;
  - par **méthode de biologie moléculaire** : quantification de la **charge virale** par mesure de l'ARN viral dans le sang (8-10 J).
- Existence de **« tests rapides d'orientation diagnostique »** (**TROD**), utilisables hors milieu médical (personnel associatif de structures accréditées), mais peu sensibles (2 à 3 mois de latence après exposition).

4 Thérapeutiques et préventions

A. Traitements

- Plusieurs stratégies thérapeutiques utilisées simultanément (bi/trithérapies) pour limiter l'apparition de virus résistants :
  - inhibiteur nucléotidique de la réverse transcriptase (INRT) : méthode historique (AZT) ;
  - inhibiteur non nucléotidique de la RT (INNRT) ;
  - inhibiteur des protéases virales (antiprotéases).
- Aussi : inhibiteur de fusion enveloppe-membrane (réservé au contexte hospitalier).
- Les traitements bi/trithérapies sont efficaces et le virus est souvent quasi-indétectable chez les personnes bien traitées, mais rechute systématique à l'arrêt du traitement – les traitements sont donc à prendre à vie aujourd'hui.

- 2016-2017 : découverte d'un marqueur cellulaire sur les cellules dans lesquelles le génome viral est quiescent (cellules réservoir, expliquant la récidive à tout arrêt de traitement), ouvrant théoriquement la porte à de futures stratégies thérapeutiques.
- Pas de vaccin à ce jour, même si plusieurs essais sont en cours.

B. Préventions

- Transmission **sexuelle** : limitée par le préservatif masculin ou féminin.
- Transmission par **voie sanguine** : limitée par l'usage de matériels stériles si possible à usage unique en milieu médical et à disposition des toxicomanes, et par un encadrement des pratiques telles que le piercing ou le tatouage.
- Transmission **materno-fœtale** (« verticale ») : limitée par le traitement de la mère en cours de grossesse, l'accouchement par césarienne, et l'abandon de l'allaitement naturel.
- Nouvelles stratégies prophylactiques, efficaces : **PrEP** (Pre-Exposure Prohylaxis en anglais : prise d'une bithérapie avant un rapport exposant) pour les personnes à haut risque d'acquisition du VIH (vie sexuelle à risque), et **TASP** (Treatment AS Prevention en anglais : maintien à un niveau indétectable du virus et protection du conjoint par la prise de chimioprophylaxie par la personne séropositive).
- La circoncision diminue de moitié la probabilité de contamination chez l'homme (mais pas chez la femme partenaire), mais **elle ne protège pas**. Elle est recommandée seulement comme moyen complémentaire, en zone très défavorisée où les moyens de prévention sont limités.
- Pas de vaccin disponible à ce jour.

5 Complication et évolution

- En l'absence de traitement, décès inéluctable du fait des **maladies opportunistes** – les traitements palliatifs et symptomatiques retardent mais n'empêchent pas le décès.
- **Trithérapies** avec association d'inhibiteurs de la réverse transcriptase et d'inhibiteurs de protéases depuis 1995 : survie longue, quasi-normale, mais suivi et effets secondaires lourds – les avancées depuis 2000 portent sur l'amélioration de cet aspect.

MÉMO 33 La grippe

1 Épidémiologie

- Circulation mondiale permanente des virus : **épidémie saisonnière** alternée entre l'hémisphère nord et l'hémisphère sud.
- Réservoirs humains et animaux dans le monde entier : **émergence sporadique de nouveaux virus** (épidémie alors non saisonnière, comme la grippe « porcine » H_1N_1 de 2009).
- Évolution et modification continue des virus circulants :
  - **glissement antigénique** « continu » : les polymérases virales introduisent un nombre important de mutations lors de la copie des ARN, entraînant à l'occasion l'apparition de variants antigéniques échappant partiellement au système immunitaire ; ces variants émergent au fil d'une saison épidémique et peuvent être transmis vers la saison suivante ;
  - occasionnellement, **réassortiment brutal** : 2 virus de sous-types différents, présents simultanément dans la même cellule, forment un nouveau virus par échange de segments génomiques ; ce virus présente des caractéristiques antigéniques et physiopathologiques parfois brutalement nouvelles, causant éventuellement une pandémie grippale majeure (grippe espagnole de 1918 ; grippe asiatique de 1957, etc.).
- Monde : plusieurs dizaines de millions de malades, environ **5 millions de cas graves**, et plusieurs centaines de milliers de morts chaque année. France : plusieurs millions de malades, et environ **10 000 morts par an** (Santé publique France, 2000-2010). Morbidité très variable selon les années (virulence, climat) et nombre réel de décès difficile à estimer en raison des facteurs collatéraux de morbidité.

2 Physiopathologie et étiologie

A. Description des virus de la grippe

- Virus à ARN simple brin, famille des *Orthomyxoviridae*, trois types : A, B, C.
- Infectent de nombreuses espèces de mammifères et d'oiseaux.

- **Type A** : le plus fréquemment impliqué, nombreux sous-types classés selon les protéines de surface **Hémagglutinine** et **Neuraminidase** (*ex.* : H_1N_1, H_5N_1, H_2N_2).
- Génome composé de 7 ou 8 segments d'ARN indépendants et complémentaires.

B. Déroulement d'une infection

Transmission du virus généralement par inspiration d'aérosols émis par les malades. Infection des cellules de l'épithélium respiratoire haut, puis bas : signes respiratoires et généraux. Probable propagation à d'autres épithéliums de l'organisme (signes digestifs...). Propagation souvent élevée, virulence très variable selon les souches et les individus.

3 Symptomatologie et diagnostic

A. Sémiologie

- Incubation courte (1 à 4 J).
- Signes généraux : fièvre, douleurs, asthénie ; fièvre en « V » caractéristique.
- Signes respiratoires : rhinite, toux.
- Signes digestifs possibles.

B. Diagnostic

- Confusion fréquente avec d'autres infections virales.
- Diagnostic de laboratoire réservé à des cas particuliers.

4 Thérapeutiques et préventions

A. Traitements

- **Antipyrétiques** et **anti-inflammatoires** pour limiter les symptômes s'ils sont excessifs. **Antiviraux** initialement réservés aux formes graves et aux personnes fragilisées, mais de nouvelles molécules apparaissent sur le marché et changent la donne. **Antibiotiques** pour éviter les surinfections bactériennes chez les personnes fragilisées.
- **Vaccination** efficace sur les formes saisonnières, recommandée pour les personnes à risque (personnes fragiles, personnels de santé exposés), et effet « cocooning » important à l'échelle de la popu-

lation (protection passive de personnes fragiles par la vaccination et donc la non transmission de leur entourage).

B. Transmission et mesures d'hygiène

Transmission principalement par **voie respiratoire** (toux...) : confinement, port du masque pour les malades.
Prophylaxie générale : **lavage des mains, vaccination** (soignants et personnes fragiles).

5 Complications et évolution

- Résolution spontanée en 2 à 4 J, l'asthénie peut durer 1 à 2 sem.
- Surinfection respiratoire et/ou oropharyngée fréquente.
- Formes graves chez les personnes fragiles : détresse respiratoire aiguë.
- Exceptionnellement : grippe fulminante, lésions pulmonaires rapides et souvent mortelles.

MÉMO

34 La famille du virus de l'herpès : HSV, VZV, CMV, EBV

1 Épidémiologie

- Virus **très répandus** : pour la plupart d'entre eux, prévalence souvent supérieure à 50 %, et jusqu'à 80-90 % (10-15 % pour le HHV-2).
- Virus **très contagieux**, via les liquides biologiques, au cours des phases de multiplication.
- Une fois contaminé, l'organisme n'élimine jamais totalement le virus.

2 Physiopathologie et étiologie

A. Description de la famille des *Herpesviridae*

- Virus enveloppés à ADN double-brin.
- Plusieurs types de HHV (*human herpes virus*), dont :
  - HHV-1 et HHV-2 : virus de l'**herpès**, respectivement labial (anciennement HSV1 : *herpes simplex virus 1*) et génital (HSV2) ; le virus se multiplie dans des cellules de la peau mais peut demeurer dans des corps cellulaires neuronaux ;
  - HHV-3 : *varicelle zona virus* (VZV) ; le virus se multiplie dans des cellules de la peau mais peut demeurer dans des corps cellulaires neuronaux ;
  - HHV-4 : *Epstein-Barr virus* (EBV), causant la mononucléose infectieuse ;
  - HHV-5 : cytomégalovirus (CMV).

B. Déroulement général du cycle viral

- Au cours de la primo-infection, le virus infecte ses cellules cibles : fusion enveloppe virale-membrane cellulaire et libération dans le cytoplasme de la capside virale qui, à son tour, libère l'ADN génomique ; celui-ci est dirigé vers le noyau où il peut s'exprimer pour former de nouvelles particules virales.
- Mise en place d'une réponse immune neutralisant les virus circulants ; peu à peu, l'infection régresse et cesse.

- Des cellules infectées conservent dans leur noyau le génome viral faiblement actif (**provirus**), qui n'est donc jamais totalement éliminé de l'organisme : **latence** longue.
- À la suite de stimuli divers, **réactivation** du génome viral qui produit rapidement un très grand nombre de particules virales.

3 Symptomatologie et diagnostic

A. Sémiologie

- La primo-infection est cliniquement limitée dans le temps.
- Les symptômes dépendent du virus considéré :
  - HHV-1 et HHV-2 : éruption cutanée localisée, respectivement labiale (« **bouton de fièvre** ») ou génitale ;
  - HHV-3 : **varicelle** – éruption cutanée généralisée, prurit, fièvre ;
  - HHV-4 : asymptomatique, ou **mononucléose infectieuse** – syndrome angineux, asthénie assez longue ;
  - HHV-5 : asymptomatique ou peu symptomatique, sauf chez l'immunodéprimé et la femme enceinte.
- La période de latence est asymptomatique ; la réactivation peut être assez bruyante cliniquement.

B. Diagnostic

- Signes cliniques souvent suffisants : bouton de fièvre, varicelle...
- Diagnostic de laboratoire possible, soit à titre de caractérisation, soit à titre préventif (sérologie de la femme enceinte).

4 Thérapeutiques et préventions

A. Traitements

- Antiviraux : plus ou moins efficaces ; usage local (herpès) répandu mais usage général restreint ; conseillés chez l'immunodéprimé mais pas chez la femme enceinte.
- Traitements symptomatiques : dans le cas du zona, antalgiques ou corticoïdes (mais risques associés).
- Vaccin : contre le HHV-3 (VZV), peu répandu.

B. Transmission et mesures d'hygiène

- Prophylaxie générale : lavage des mains, précautions vis-à-vis de la salive, etc.

- Femme enceinte : précautions renforcées si absence initiale d'immunité contre le HHV-5 (CMV).

5 Complications et évolution

- HHV-1 : récidives chroniques bénignes, formes oculaires rares mais graves.
- HHV-3 : **zona**, éventuellement récidivant, avec plusieurs formes.
  - forme cutanée : la plus fréquente, qui est une éruption zonale (souvent thoracique) associée à des douleurs, avec des séquelles neurologiques locales possibles ;
  - forme ophtalmique : moins fréquente, avec des séquelles possibles ;
  - forme otitique rare : avec possible paralysie faciale ou séquelles auditives.
- HHV-4 : cancer (lymphomes ou carcinome naso-pharyngé).
- HHV-5 : malformations foetales en cas de primo-infection chez la femme enceinte.

MÉMO

35 Les hépatites (A, B et C)

• Hépatite = inflammation du foie, aux origines variées dont des virus.
• Hépatites virales : nombreux virus.
  – les plus courants : A, B, C ;
  – mais aussi : D, E... ; tous les virus ne sont pas identifiés.
• Virus causant des maladies variables, dues aux effets cytopathiques des virus et/ou à la réponse immunitaire contre les cellules infectées.

1 Le virus de l'hépatite A (VHA)

- VHA : virus non enveloppé à ARN simple brin, famille des *Picornaviridae* (pico + rna + viridae) ; HAV en anglais.
- Contamination par **voie alimentaire** : eau de boisson, mains ou aliments souillés par des matières fécales ; le virus est assez résistant.
- Incubation de 2 à 4 semaines, puis forme rarement symptomatique sinon fièvre, douleurs, fatigue, **ictère** ou jaunisse ; le virus est émis dans les selles pendant plusieurs semaines.
- **Évolution bénigne** et **guérison spontanée** sont la règle ; hépatite fulminante exceptionnelle.
- Vaccin conseillé lors des voyages en zone d'endémie.

2 Les virus des hépatites B et C (VHB et VHC) : virus distincts, mais évolution proche

A. Épidémiologie

- Transmission par voie : sanguine, sexuelle, materno-foetale.
- Transmission aisée : virus abondants dans les liquides biologiques, et assez résistants dans l'environnement.

B. Physiopathologie et étiologie

- Contamination et infection du foie ; la plupart du temps, les effets cytopathiques du virus lui-même sont souvent modérés sauf chez quelques patients.

- Mise en place d'une **réponse immune** : élimination des virus circulants, et atteinte des cellules infectées ; l'excès de réponse immune entraîne des lésions du foie.
- L'importance des symptômes dépend donc de l'équilibre de la réponse immune.

C. Symptomatologie et diagnostic

- Signes généraux : fatigue, nausée, fièvre.
- Signes hépatiques : douleurs, perturbation des bilans biologiques, plus rarement ictère et couleur des urines.
- Dépistage et suivi : dosages biologiques hépatiques (enzymes du foie), marqueurs viraux (antigènes spécifiques et/ou anticorps dirigés contre ces antigènes), échographie et élastométrie du foie, biopsie éventuelle.

D. Thérapeutique et prévention

- Traitement : antiviraux spécifiques aux résultats prometteurs, voire parfois spectaculaires ; immunomodulateurs (interféron).
- Prévention : vaccination si elle existe, matériel médical stérile à usage unique, prophylaxie générale.

E. Complications et évolutions

- **Forme aiguë** : souvent peu symptomatique, sinon manifestations générales (fièvres, douleurs, nausées) et hépatiques (ictère, enzymes élevées).
- **Forme chronique** (si persistance > 6 mois) : le portage peut être soit inactif (réplication faible, sans conséquence), soit au contraire évoluer en cirrhose (fibrose) du foie, voire en hépato-carcinome (cancer).
- **Hépatite fulminante** (1 %) : excès de réponse immune et destruction massive des hépatocytes, exceptionnelle mais dramatique.

F. Hépatite B : spécificités

- Virus de l'hépatite B (VHB ou HBV) : virus à ADN, famille des *Hepadnaviridae* (hepa + dna + viridae), nombreux sous-types.
- Cycle biologique pas totalement connu.
- Prévalence mondiale élevée (jusqu'à 10 % en Afrique).
- Forme chronique : fréquente chez l'enfant et alors souvent peu active, minoritaire chez l'adulte mais alors souvent compliquée.

- Il existe un vaccin : obligatoire pour le personnel médical et paramédical exposé.

G. Hépatite C : spécificités

- Virus de l'hépatite C (VHC ou HCV) : virus à ARN enveloppé, famille des *Flaviviridae*, nombreux sous-types.
- Prévalence mondiale : 1 à 3 % en moyenne, supérieure à 10 % par endroits.
- Chronicisation fréquente ; pas de vaccination.

3 Autres hépatites

- Pour l'heure plus rares, au moins en France.
- L'hépatite D est une coïnfection systématique de l'hépatite B (le VHD serait un virus incomplet qui a besoin du VHB pour se multiplier dans une cellule).

MÉMO

36 Le paludisme

1 Épidémiologie

- Maladie connue depuis l'Antiquité ; le mot français « paludisme » désigne la maladie des marais, le nom espagnol « malaria » signifie « mauvais air ».
- **Première cause de mortalité infectieuse** au monde : 1 à 3 millions de morts par an, 300 à 500 millions de nouveaux cas.
- Répartition géographique **intertropicale** : Afrique, Asie, Amériques, Océanie-Pacifique.

2 Physiopathologie et étiologie

A. Description de l'agent causal

- Protozoaire (unicellulaire de type animal) du genre *Plasmodium*.
- Très nombreuses espèces connues, quatre décrites chez l'homme : *P. falciparum*, *P. vivax*, *P. ovale*, *P. malariae*. Très nombreuses espèces connues, quatre décrites chez l'homme : *P. falciparum*, *P. vivax*, *P. ovale*, *P. malariae*. Une 5e fait discussion : *P. knowlesi*.

B. Cycle de développement

- Transmission par la **piqûre du moustique** anophèle, qui injecte par sa salive le parasite.
- Développement initial du parasite dans le foie.
- Puis développement cyclique du parasite dans les **hématies** par multiplication asexuée ; le parasite lyse les hématies à la fin de chaque cycle de développement ; cette lyse libère des déchets fortement immunogènes qui entraîneront une fièvre ; la fièvre synchronise le développement intra-érythrocytaire des parasites.
- Formation épisodique de formes sexuées qui, si elles sont ingérées par un moustique lors d'une nouvelle piqûre, bouclent le cycle dans le moustique.

3 Symptomatologie et diagnostic

A. Sémiologie

- Fièvre très forte et cyclique : accès palustre.
- Le rythme des fièvres dépend de la durée du cycle intra-érythrocytaire : **fièvre tierce** (J 1, J 3…) pour *falciparum*, *vivax* et *ovale*, **fièvre quarte** (J 1, J 4…) pour *malariae*.

B. Diagnostic

- **Suspicion systématique** devant toute fièvre forte au retour d'une zone d'endémie.
- Confirmation par le laboratoire : frottis sanguin, goutte épaisse, tests immunologiques ou génétiques.

4 Thérapeutiques et préventions

A. Traitement

- Nombreuses molécules disponibles : **quinine** et dérivés, certains antibiotiques, **artémisine** connue en Chine depuis l'Antiquité…
- Apparition de résistances : utilisation en bi-thérapie de l'artémisine.

B. Prévention

- Si voyage en zone et période d'endémie, traitement antipaludéen préventif.
- En zone d'endémie, précautions contre la piqûre du moustique, surtout le soir (piqûre nocturne) : manches longues, moustiquaire sur le lit.

5 Complications et évolution

- Résolution spontanée le plus souvent, avec rechutes possibles (réservoir hépatique, réinfestation).
- L'espèce *falciparum* peut entraîner une forme d'encéphalite aiguë : le neuro-paludisme ou **accès pernicieux**, fatal et foudroyant et l'absence de traitement. C'est une urgence absolue.

MÉMO 37 Les infections au cours du voyage

1 Épidémiologie

- Les infections au cours du voyage sont **fréquentes**.
- Les agents impliqués sont **nombreux** et **variés** ; en outre il y a périodiquement émergence de **nouvelles épidémies à l'échelle mondiale** (Zika en 2015 ; Coronavirus chinois en 2020 ; etc.).

2 Physiopathologie et étiologie

A. Contamination

- Par voie alimentaire : eau ou aliments souillés, cuisson impropre, conservation douteuse ; agents nombreux : virus de gastro-entérite, entérobactéries pathogènes, kystes d'amibes, œufs de vers…
- Par animal vecteur : piqûre ou morsure d'insecte : paludisme… morsure : rage…
- Par plaie septique : infections bactériennes.
- Par pénétration active du pathogène : larve des schistosomes dans les eaux de baignade.
- Par contact interhumain : infections respiratoires virales (SRAS, grippe), IST (VIH, hépatites)…

B. Implication de l'environnement et du terrain

- Nombreuses destinations touristiques dont certaines régions moins développées (hygiène plus limitée, population davantage porteuse), certaines régions chaudes (propices aux germes, à certains vecteurs).
- Le voyage fragilise le terrain du patient : fatigue du voyageur, rythme décalé ; alimentation inhabituelle ; germes (même banaux) antigéniquement différents de ceux de la région d'origine, donc système immunitaire peu compétent.

3 Symptomatologie et diagnostic

A. Symptômes et quelques exemples

- Symptômes et diagnostic immédiats ou différés, **parfois au retour** du voyage.

- Selon le type d'agent impliqué, *voir ci-après*.
- Manifestations intestinales et viscérales très variées :
  - turista banale : diarrhées, douleurs abdominales et fièvre se résorbant spontanément.
  - dysenterie plus sévère, ou se chronicisant : amibes...
  - troubles hépatiques : douves...
- Manifestations générales : fièvre paludéenne...
- Manifestations neurologiques : maladie du sommeil causée par le tripanosome, neuropaludisme ou accès pernicieux causé par *Plasmodium falciparum*.
- Manifestations cutanées : leishmanioses américaines.

B. Diagnostic

- Sur place, ou au retour du voyage.
- Basé sur les signes cliniques, mais aussi l'anamnèse : zone visitée, activités, consommations...
- Confirmation par le laboratoire.

4 Thérapeutiques et préventions

A. Traitement

- Selon le type d'agent impliqué : antibiotique, antifongique, vermifuge, antipaludéen...
- Le plus souvent : maladie de pays pauvre, mais traitement disponible dans les pays riches.

B. Prévention

- Précautions / obligations vaccinales en amont du voyage : médecin traitant, centres de médecine du voyage.
- Si voyage en zone et période d'endémie paludéenne : traitement antipaludéen préventif.
- Règles de précautions : consommation d'eau embouteillée, pas d'aliment cru, pas de baignade dans certaines zones.

5 Complications et évolution

- Difficulté du diagnostic au retour pour des médecins non-spécialistes parfois.
- Une fois le diagnostic posé : le plus souvent traitement efficace.
- Complications sévères voire mortelles possibles pour certains agents infectieux.

MÉMO

38 Les infections sexuellement transmissibles

1 Généralités

Il s'agit d'un groupe hétérogène d'infections transmises par contact sexuel.

Toujours en évolution, ces pathologies ont un impact économique important et la lutte repose principalement sur la prévention.

2 Les infections

A. Les infections bactériennes

Pathologie	Agent causal	Signes	Thérapeutique et complications
Gonococcie ou blennorragie	*Nesseiria gonorrhoeae*	Urétrite, cervicite, salpingite	- Antibiotique (erythromycine, pénicilline G) - Complications : stérilité tubaire
Syphilis	*Treponema pallidum*	- Primaire : chancre, adénopathie - Secondaire : lésions cutanées - Tertiaire : atteintes cardio-vasculaires et neurologiques	- Antibiotique (pénicilline) - Complications : transmission transplacentaire, malformation, mort *in utero*
Chlamydiose	*Chlamydia trachomatis* *Chlamydia lympho-granulomatis*	Urétrite, salpingite, pelvipéritonite Chancre, adénopathie	Antibiotique : macrolides

Pathologie	Agent causal	Signes	Thérapeutique et complications
Chancre mou	*Haemophilus ducreyi*	Chancre, adénopathie	Antibiotique : céphalosporine de 3e génération, fluoroquinolones
Donovanose	*Calymmatobacterium granulomatis*	Ulcération, granulome	Antibiotique : azithromycine
Infections à mycoplasmes	*Mycoplasma hominis*, *Ureaplasma urealyticum*	Urétrite, salpingite, cervicite	- Antibiotique : macrolides - Complications : stérilité

B. Les infections virales

Pathologie	Agent causal	Signes	Thérapeutique et complications
SIDA	Virus de l'immuno-déficience humaine	Sarcome de Kaposi, adénopathies, infections opportunistes	Antiviraux : inhibiteurs de la transcriptase inverse et de protéase
Herpès génital	Herpes simplex virus (HSV) type 2 (70 % des cas) et type 1	Ulcérations cutanéomuqueuses	Antiviraux : aciclovir
Infections à papillomavirus	Papillomavirus humain (HPV)	Condylomes acuminés (crête-de-coq), condylomes plans cervicaux	Complications : cancer du col

C. Les infections fongiques et parasitaires

	Pathologie	Agent causal	Signes	Thérapeutique
Levure	Candidose	*Candida albicans*	Vulvovaginite, leucorrhée blanchâtre balanite	Antifongique : fluconazole
Protozoaires	Trichomonase génitale	*Trichomonas vaginalis*	Vaginite, leucorrhée verdâtre, urétrite, prostatite	Imidazolé
Ectoparasites	Gale Phtiriase	*Sarcoptes scabei* Phitirius pubis	Prurit Irritations	Perméthrine

MÉMO 39 Infections associées aux soins et infections nosocomiales

1 Définition

- Les **infections associées aux soins** sont celles qui surviennent au cours ou au décours de la prise en charge d'un patient (HAS). En effet, les soins prodigués aux malades peuvent, malheureusement, provoquer des infections.
- Elles dépendent :
  - du malade dont l'état immunitaire est souvent très faible.
  - des soignants ou plus généralement du personnel de l'établissement.
- Contractées à la suite d'une hospitalisation (dans un établissement de santé), ce sont des **infections nosocomiales**. Ces dernières ne sont donc ni présentes, ni en incubation lors de l'admission et pouvant se déclarer pendant le séjour ou après.

Un délai de 48 heures au moins doit s'écouler entre l'admission et les premiers symptômes (quand le statut infectieux du malade à l'entrée n'est pas connu).

L'augmentation des infections nosocomiales est en partie liée aux progrès diagnostiques et thérapeutiques de la médecine.

En 2006, le taux de prévalence des infections nosocomiales en France était de l'ordre de 5 % avec une mortalité estimée à 4 000 décès par an.

2 Causes des infections nosocomiales

A. Provenance des microorganismes

Deux origines possibles :

- **le patient lui-même**,
- le malade subit **les assauts des germes de l'environnement hospitalier *via*** :
  - les instruments de soins ou d'exploration,
  - l'environnement : l'air (tuberculose), l'eau, les surfaces,
  - le personnel ou les autres malades, directement ou non.
- **La transmission étant le plus souvent manuportée.**

B. Nature des microorganismes

Les infections nosocomiales sont généralement dues à des bactéries. On peut donc distinguer :

Les microorganismes du malade : les bactéries commensales

- Entérobactéries : *Escherichia coli*, Klebsiella pneumoniae…
- *Staphylococcus aureus* (et non aureus) et en particulier des SARM (Staphylococcus aureus résistants à la « Méticilline » (oxacilline))
- *Enterococcus*
- *Streptococcus pneumoniae* (pneumocoques)
- *Haemophilus influenzae*
- Candida albicans

Virus : virus des hépatites B et C (la maladie risque de se déclarer après l'hospitalisation ou les soins).

Les microorganismes de l'environnement hospitalier les bactéries saprophytes

Il s'agit souvent de microorganismes très résistants aux désinfectants, antiseptiques et aux traitements antibiotiques (forte pression de sélection : seuls les germes les plus résistants ou multi-résistants survivent et risquent d'infecter les patients fragiles) :

- Entérobactéries : *Serratia marcescens, Enterobacter*…
- Bacilles ou coques Gram - non Entérobactéries : *Pseudomonas aeruginosa*, *Acinetobacter baumanii* (coque), *Stenotrophomonas maltophilia*, *Burkolderia cepacia*
- Moisissures : *Aspergillus fumigatus* ou *niger*.

C. Rapport entre site infectieux et microorganismes

Certains microorganismes sont particulièrement rencontrés dans un site déterminé ou sur terrain particulier.

Les infections liées aux soins sont essentiellement et par ordre de fréquence :

- les infections du tractus urinaire, en premier lieu (en raison de la pose de sonde urinaire chez les patients alités) : *E. coli*, *Enterococcus*.
- les infections pulmonaires : souvent en réanimation (ventilation, BPCO, troubles de la conscience) : *Pseudomonas aeruginosa*, *Staphylococcus aureus*, *Legionella pneumophila*.
- les infections liées aux interventions chirurgicales (chirurgie abdominale) : *E. coli* souvent associée à des anaérobies strictes intestinaux comme *Bacteroides*.

- les infections de la peau (grands brûlés) : *Pseudomonas aeruginosa*, nombreuses autres bactéries.
- les transplantés ou les immunodéprimés : *Staphylococcus aureus* ou non *aureus*, *Aspergillus*...

Elles se traduisent souvent par une septicémie.
Une fièvre élevée est fréquente.

D. Facteurs de risque des infections

Liés au patient

L'état du patient explique souvent l'infection liée aux soins à savoir :

- Les âges extrêmes de la vie (nouveau-nés, prématurés et personnes âgées) : terrain immunodéprimé.
- L'immunodéficience liée aux traitements (chimiothérapies, immunosuppresseurs en cas de greffe par exemple...).
- La gravité de la pathologie ayant conduit à l'hospitalisation.
- Le diabète.
- L'état grabataire.
- La présence d'une porte d'entrée cutanéo-muqueuse (escarres, brûlures).
- Une durée importante de l'hospitalisation.

Liés aux soins

Toutes les manipulations liées aux soins sont susceptibles d'apporter des microorganismes pathogènes mais on peut souligner le danger des procédures invasives :

- Sondages (urinaires par exemple).
- Endoscopies (fibroscopies bronchiques, endoscopie digestive...).
- Interventions chirurgicales.
- Pose de cathéters en particulier de cathéter veineux central (CVC), les transfusions...
- Ventilation artificielle.
- ...

La prise d'antibiotiques est une cause fréquente d'infection secondaire, en particulier quand ils sont à large spectre.

Liés à l'hygiène hospitalière

On peut constater qu'un ratio personnel soignant/patient faible conduit à une haute fréquence d'infections nosocomiales.
Parmi les causes de cette fréquence :

- Un défaut d'hygiène du personnel.

- Un non respect de la procédure de désinfection du patient.
- Un non respect de la procédure de désinfection du matériel, en particulier les endoscopes.
- Un entretien insuffisant des locaux.
- Un traitement d'air inadéquat (risque de tuberculose, de légionelloses, de mycoses respiratoires...).

3 La lutte contre les infections nosocomiales

A. Le problème

Le taux de mortalité due aux infections nosocomiales est important. En effet, ces infections posent de redoutables problèmes avant tout par la faiblesse des malades atteints d'une part, d'autre part par la multi-résistance aux antibiotiques des germes en cause, ce qui interfère dans leur prise en charge thérapeutique.

On ne peut négliger l'**important coût financier** de ces infections pour la collectivité.

B. Organiser la lutte

Les infections nosocomiales ne sont donc pas toutes évitables, même si près de la moitié de ces infections peuvent être prévenues par des moyens simples, comme les mesures d'hygiène (le lavage des mains) et une formation continue adaptée.

- Dans le cas des germes commensaux : la désinfection, lors d'un sondage urinaire par exemple, sera particulièrement soigneuse.
- Dans le cas des germes saprophytes :
  - **Formation du personnel de l'hôpital** : lavage des mains entre chaque patient, utilisation de gants stériles et de masques si nécessaire, désinfection du matériel, obligation de retirer tout bijou.
  - **Lavage des mains** pour le personnel (médecins, infirmières, aides-soignantes...) et les visiteurs (avec : détersion avec du savon si nécessaire, et friction à la solution hydro-alcoolique, robinet à pédale, essuie-mains à usage unique).
  - **Nettoyage puis désinfection des locaux** à l'aide de produits actifs comme l'eau de Javel diluée.
  - **Interdiction des fleurs coupées** pouvant apporter des Pseudomonas et des Serratia.

- **Détection et isolement des malades porteurs de microorganismes multirésistants** même s'ils sont asymptomatiques.
- **Dépistage à l'arrivée dans l'hôpital des patients considérés comme les plus à risques** (tranches d'âge extrêmes, patients ayant déjà subi de nombreuses hospitalisations, immunodéprimés, etc.) en particulier pour les **Staphylococcus Aureus Résistant à la Méticilline** (**SARM**).
- **Détection des porteurs de microorganismes multirésistants chez le personnel.**
- **Réduction drastique de l'usage immodéré des antibiotiques**, seul moyen de limiter l'apparition de la résistance (par sélection des clones bactériens résistants).
- **Procédures de désinfection améliorées et respectées pour le matériel chirurgical et notamment les endoscopes.**
- **Installation d'un Comité de Lutte contre les Infections Nosocomiales (CLIN)** qui, au niveau de l'hôpital, assure la surveillance **épidémiologique** et le suivi des mesures de lutte.

Le CLIN a été institué par décret n° 88-657 du 6 mai 1988.
Il doit organiser et coordonner une surveillance continue des infections dans l'établissement, promouvoir les actions de formations des personnels de l'établissement, transmettre au Directeur de l'établissement un rapport d'activité et proposer un programme d'action de prévention pour l'année suivante, fournir les données de la surveillance à la DDASS, proposer toute recommandation visant à limiter le développement des infections, notamment pour ce qui concerne l'aménagement des locaux, l'acquisition de matériel et d'équipements.

MÉMO 40 Rappels sur le système vasculaire

1 Le système vasculaire

A. La paroi des vaisseaux

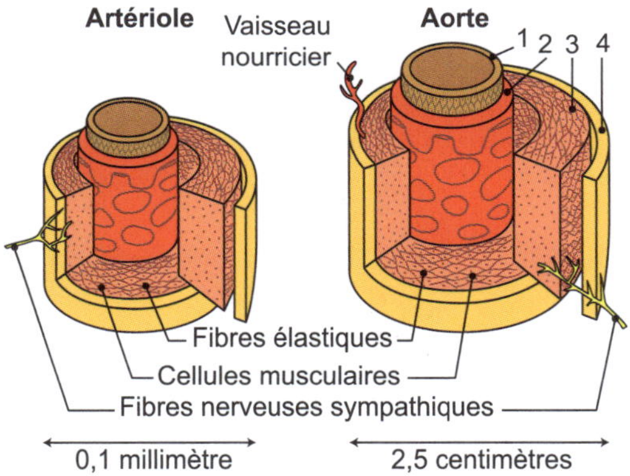

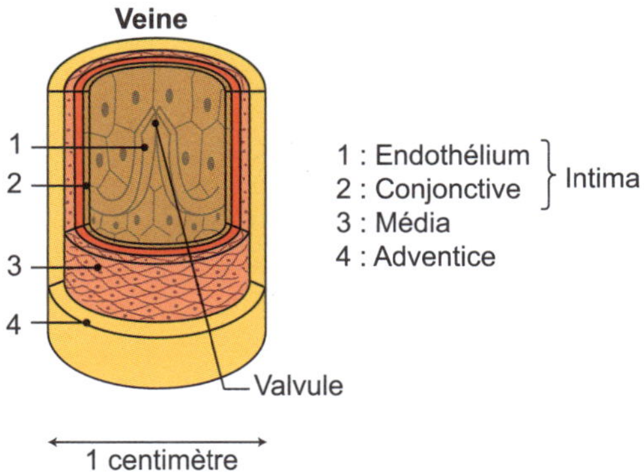

B. Organisation de l'appareil circulatoire

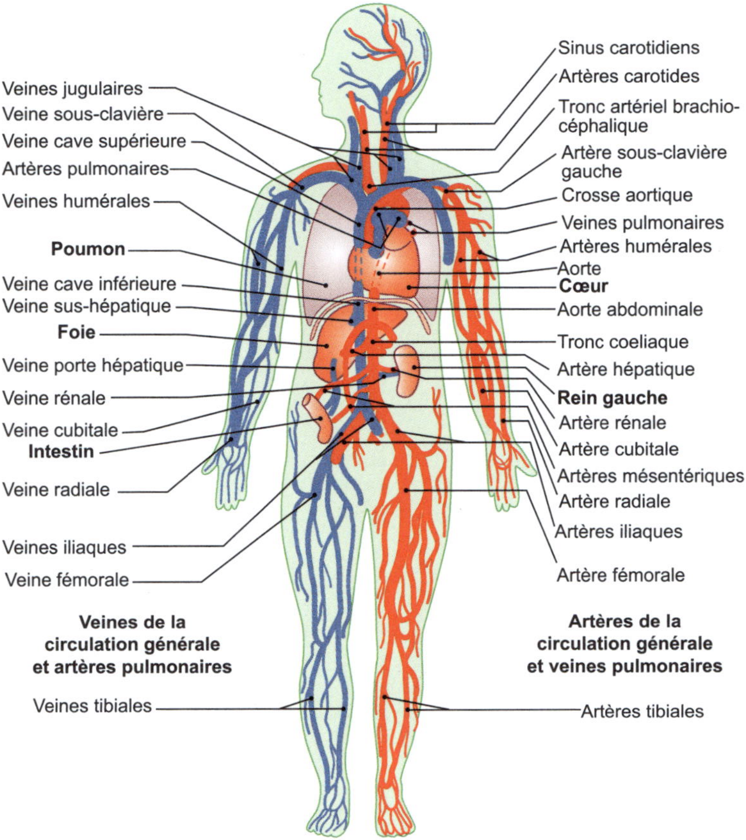

C. Les artères coronaires

Vue externe du cœur et de sa vascularisation

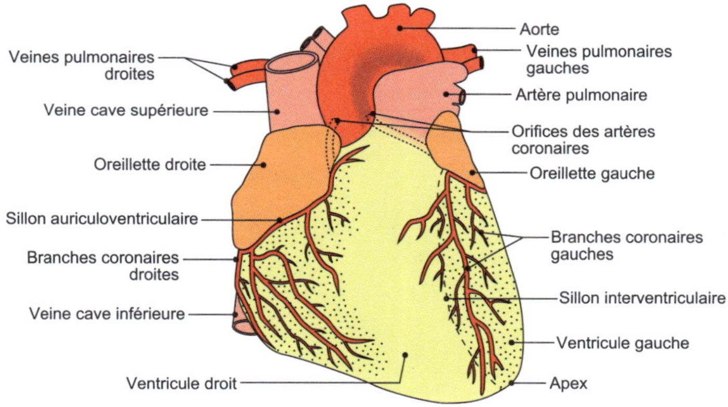

2 Physiologie du système cardiovasculaire

A. Couplage cardio-pulmonaire

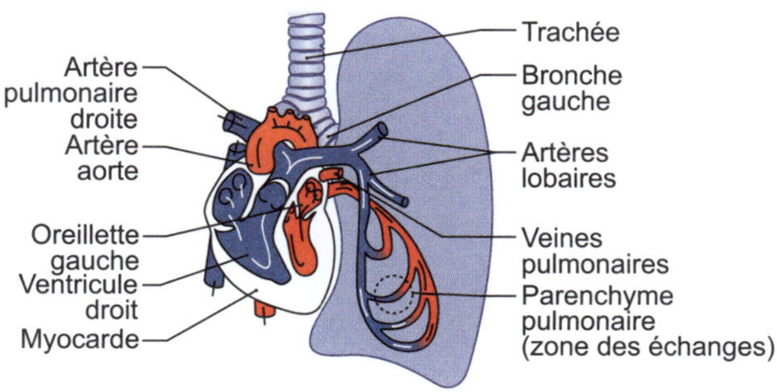

B. Cycle de contraction cardiaque

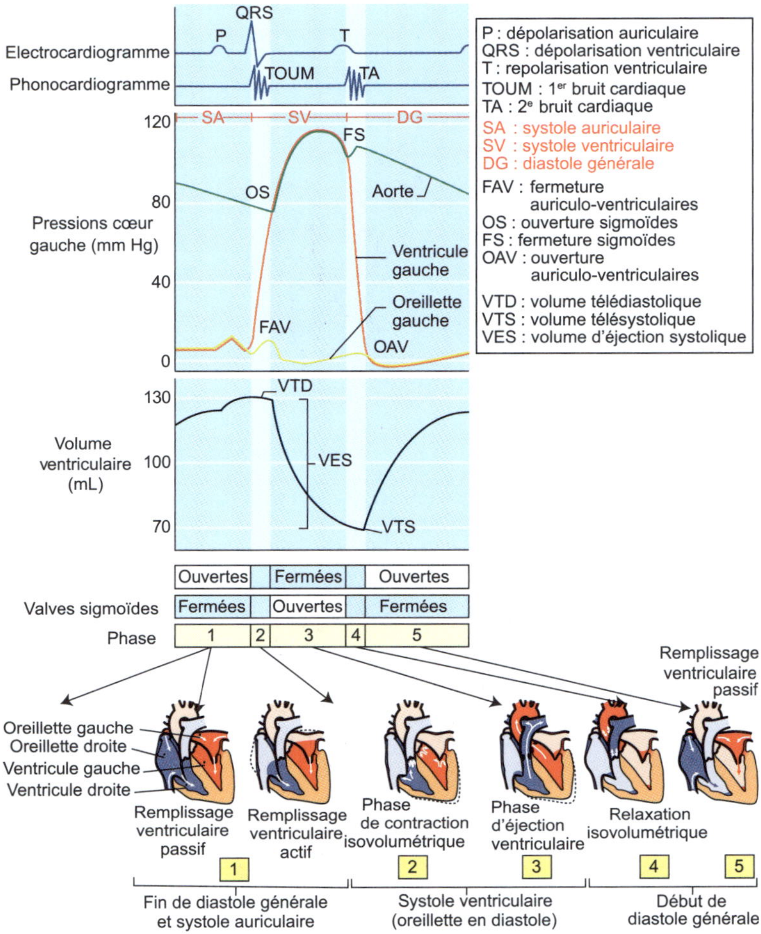

C. Électrophysiologie

C'est une stimulation nerveuse venant des cellules nodales qui est à l'origine de la contraction cardiaque.

Le **nœud sinusal** ou **pacemaker naturel**, situé dans l'oreillette droite, est à l'origine de l'impulsion qui détermine la fréquence cardiaque. Cette impulsion atteint le **nœud septal** puis le **faisceau de His**.

Le tissu nodal

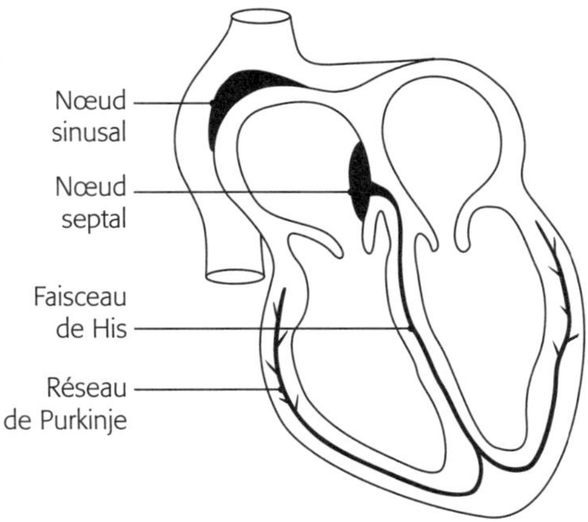

D. Électrocardiogramme

L'électrocardiogramme, couramment appelé **ECG**, correspond à un enregistrement de l'activité électrique cardiaque, qu'on obtient au moyen d'électrodes disposées sur le thorax et les membres selon le triangle d'Einthoven.

Le tracé d'un ECG normal

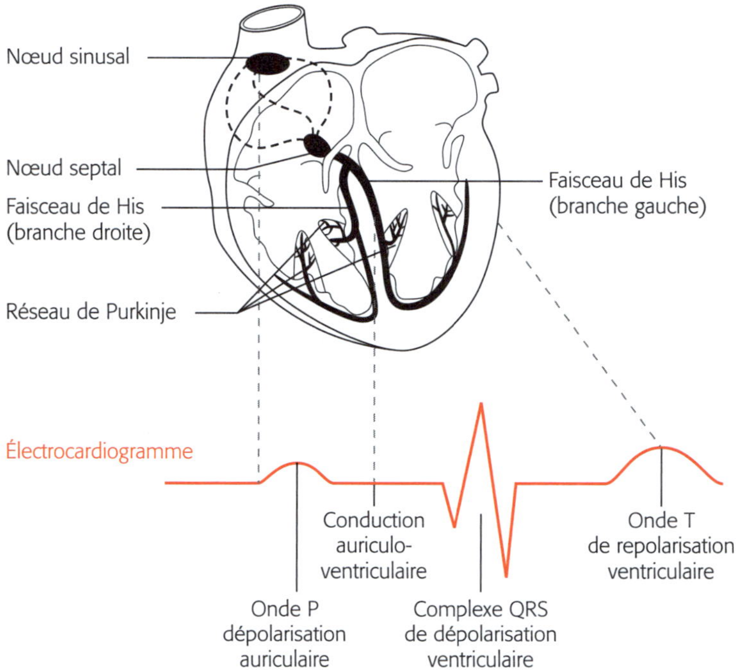

41 Athérosclérose

1 Généralités

L'**athérosclérose** est un processus pathologique d'obstruction des artères : cette obstruction se fait par accumulation de graisses dans la paroi des vaisseaux artériels, ce qui finit par provoquer la formation de plaques d'athérome qui rétrécissent la lumière des vaisseaux atteints.

Ces rétrécissements (appelés aussi sténoses) peuvent se compliquer d'une obstruction complète de l'artère, la plupart du temps par thrombose, c'est-à-dire par formation de **caillots**.

L'athérosclérose peut toucher toutes les artères et se retrouver donc à l'origine de diverses pathologies, en fonction des artères touchées :

- accidents vasculaires cérébraux pour les artères à destinée cérébrale ;
- artériopathie oblitérante des membres inférieurs pour les artères iliaques primitives et leurs branches ;
- angor pour les artères coronariennes ;
- infarctus mésentérique pour les artères à destinée digestive...

2 Étiologies et facteurs de risque

Les facteurs de risques reconnus d'athérosclérose peuvent être :

- **non modifiables** : l'âge ; le sexe masculin et les antécédents familiaux de maladie coronaire.
- **modifiables** : le tabagisme ; la sédentarité ; l'obésité ; l'hypertension artérielle ; le diabète et l'hypercholestérolémie.

De la connaissance de ces facteurs de risque découle l'existence de mesures de prévention visant à réduire l'incidence de l'athérosclérose :

- dans le cadre de la **prévention primaire**, on retiendra essentiellement :
  - le contrôle de la cholestérolémie ;
  - la lutte contre le tabagisme ;
  - la lutte contre la sédentarité et le surpoids ;

  - le contrôle de l'hypertension artérielle et le bon équilibre du diabète ;
- les mesures de **prévention secondaire** consisteront :
  - à administrer des bêtabloquants ou de l'aspirine à un patient ayant déjà eu, par exemple, un épisode d'infarctus diagnostiqué ;
  - mesures hygiéno-diététiques ;
  - éducation ;
  - réadaptation cardio-vasculaire.

Elles auront alors pour but de limiter le risque de récidive.

MÉMO 42 Angine de poitrine

1 Physiopathologie

L'angine de poitrine est provoquée par un déséquilibre entre les apports en dioxygène et les besoins en oxygène du myocarde.

- Si modification des apports en dioxygène, sans modification des besoins : **ischémie primaire**.
- Si une augmentation trop importante des besoins en dioxygène sans modification des apports : **ischémie secondaire**.

Ischémie → atteinte du myocarde → altération de la cinétique ventriculaire gauche → signes électro-cardiographiques → les signes cliniques.

2 Étiologies

A. Pathologie des coronaires

Ce sont les causes les plus fréquentes de cardiopathies ischémiques.
Il existe trois mécanismes qui peuvent parfois coexister :
- **sténose artérielle** ;
- **spasme artériel** ;
- **thrombose**.

B. Pathologie d'origine extra-coronaire

- Causes cardiaques : une augmentation du volume du myocarde ou un rétrécissement de l'aorte peut provoquer ce qu'on appelle l'**angor fonctionnel**.
- Poussée hypertensive.
- Toute pathologie susceptible de provoquer une baisse du taux d'oxygène dans les coronaires.

C. Facteurs de risque

Il s'agit des classiques facteurs de risque cardio-vasculaires :
- hypertension artérielle ;
- tabagisme ;
- diabète ;
- hypercholestérolémie...

3 Signes cliniques

A. Forme typique : angor stable ou angor d'effort

La douleur est le maître symptôme. Classiquement :
- elle est rétrosternale, en barre, irradiant vers le membre supérieur gauche ou la mandibule ;
- elle est volontiers décrite comme oppressante, à type de striction ;
- elle survient à l'effort et cède après l'arrêt de l'effort, en quelques minutes ;
- si le patient est sous trinitrine en sublingual, la douleur cède en 2 à 3 minutes.

B. Formes cliniques particulières

Forme	Clinique
Angor instable ou angor de Prinznetal : syndrome coronaire aigu	Les douleurs sont fréquentes. Risque élevé d'évolution vers l'infarctus du myocarde.
Formes spastiques	Spasme artériel pouvant être occlusif
Formes symptomatiques	La douleur peut se situer à un siège inhabituel
Formes asymptomatiques	Ischémie silencieuse
Angor de novo	Angor d'apparition récente

4 Examens complémentaires

A. ECG au repos

Forme	ECG au repos
Angor stable **Formes spastiques**	ECG normal, onde T négative, pointue et symétrique ou un sous-décalage du segment ST
Angor instable : syndrome coronaire aigu	Signes d'ischémie myocardique *ex.* : négativation des ondes T

B. ECG d'effort

- Sous surveillance d'un cardiologue et contrôle médical strict.
- Sur une bicyclette ergométrique.

L'examen est dit « positif » quand l'effort déclenche des signes cliniques et/ou électrocardiographiques d'ischémie.

L'ECG d'effort est formellement contre-indiqué en cas de syndrome coronaire aigu en raison du risque d'infarctus du myocarde.

C. Échocardiographie de stress et scintigraphie myocardique

L'**imagerie d'effort ou sous stress pharmacologique** permet de localiser avec exactitude le territoire ischémié.

D. Coronarographie

La coronarographie permet de mettre en évidence les sténoses coronaires et de poser éventuellement l'indication d'une revascularisation myocardique par pontage ou par angioplastie.

E. Biologie

- Dosage des enzymes cardiaques et de la troponine.
- Bilan sanguin standard.

5 Traitement

Angor stable	• Traitement de la crise : – arrêt de l'effort ; – dérivé nitré en sublingual. • Traitement de fond : association d'antiagrégant plaquettaire, d'anti-ischémique et de dérivé nitré. • Mesures hygiéno-diététiques. • Traitement chirurgical : – angioplastie ; – pontage coronaire.
Formes spastiques	• Les bêtabloquants sont contre-indiqués car ils favorisent le spasme coronaire. • Association d'inhibiteurs calciques et de dérivés nitrés.
Angor instable : syndrome coronaire aigu	• Hospitalisation en unité de soins intensifs cardiaques avec surveillance sous scope et pose de voie veineuse périphérique. • Association antiagrégant plaquettaire, bêtabloquant *per os*, dérivé nitré en intraveineux, anticoagulant et oxygénothérapie. • Coronarographie et angioplastie en urgence ou différée en fonction de la clinique et du dosage de la troponine (patient instable, élévation de la troponine).

MÉMO 43 Infarctus du myocarde

1 Physiopathologie

Le point de départ de la lésion est une plaque d'athérome siégeant au niveau d'une artère coronaire. La thrombose provoque l'obstruction de l'artère, provoquant des lésions ischémiques dans le territoire myocardique qu'elle vascularise.
La nécrose des cellules myocardiques intervient dès la 40e minute d'ischémie et est maximale et irréversible au-delà de la 6e heure d'occlusion artérielle.

2 Étiologie

Ce sont les facteurs de risque cardio-vasculaire :
- tabagisme ;
- diabète ;
- hypertension artérielle ;
- dyslipidémie...

3 Signes cliniques

A. Forme typique

- Douleur typique : intense, rétrosternale, revêt un caractère particulièrement angoissant pour le patient de « mort imminente » et surtout, **elle ne cède pas aux dérivés nitrés**.
- Une chute de la pression artérielle ainsi que des signes d'insuffisance cardiaque doivent faire suspecter un infarctus étendu.

B. Formes symptomatiques

La douleur peut être moins intense que classiquement voire absente et l'infarctus apparaîtra alors à l'entourage sous la forme d'un **malaise** ou d'une **mort subite**.

4 Examens complémentaires

A. ECG

Réalisé en urgence, il montre typiquement l'**onde de Pardee** : il s'agit d'un sus-décalage de ST qui englobe l'onde T dans les dérivations concernées.

Électrocardiographies

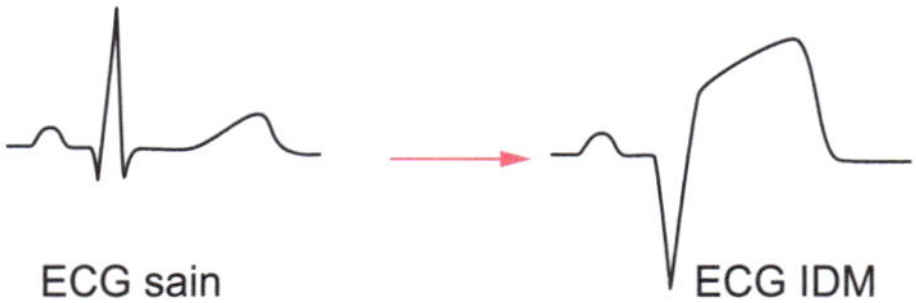

B. Dosage des enzymes cardiaques

- Augmentation du taux sanguin d'enzymes cardiaques → **nécrose des cellules myocardiques**.
- Élévation de la **troponine** → directement proportionnelle à l'étendue de la nécrose myocardique.

5 Complications

L'infarctus du myocarde peut se compliquer :
- de troubles du rythme graves (fibrillation, flutter) ;
- d'insuffisance cardiaque gauche : elle-même peut évoluer rapidement vers l'œdème aigu des poumons ou le choc cardiogénique ;
- d'insuffisance cardiaque droite ;
- de rupture septale ;
- de péricardite aiguë ;
- de tamponnade (compression du cœur par un épanchement) par rupture du ventricule gauche dans le péricarde ;
- d'insuffisance mitrale par nécrose d'un pilier de la valve mitrale ;
- par accident vasculaire cérébral, si un thrombus se constitue dans le ventricule gauche.

6 Traitement

A. Objectifs

- Reperméabiliser l'artère coronaire obstruée.

- Prévenir la récidive.

B. Méthodes

- Traitement médical :
  - antiagrégants plaquettaires par voie intraveineuse ;
  - anticoagulants ;
  - thrombolytiques par voie intraveineuse ;
  - traitement anti-ischémique : bêtabloquants et/ou inhibiteurs calciques ;
  - inhibiteurs de l'enzyme de conversion ;
  - antalgiques.
- **Traitement invasif** : angioplastie au cours d'une coronarographie avec mise en place de stent.
- **Mesures hygiéno-diététiques** : lutte contre les facteurs de risque cardio-vasculaires.

C. Indications

▶ En urgence

L'infarctus du myocarde est une urgence vitale médico-chirurgicale où chaque seconde compte.

- Hospitalisation en unité de soins intensifs cardiaques.
- Administration d'antalgiques, pose de voie veineuse périphérique.
- Mise en place de scope cardiaque permanent.
- Association d'antiagrégant plaquettaire et d'anticoagulant.
- Association avec un bêtabloquant sauf si le patient présente un OAP ou une bradycardie.
- Revascularisation le plus rapidement possible.

▶ Après la revascularisation

- Repos avec contre-indication d'activité sportive pendant un mois, puis rééducation cardiaque en centre spécialisé.
- Mesures hygiéno-diététiques : arrêt du tabac, traitement de la dyslipidémie…
- Le patient est mis sous antiagrégants plaquettaires et sous bêtabloquants ou inhibiteurs calciques en cas de contre-indication.
- Inhibiteurs de l'enzyme de conversion pour limiter les récidives.
- Double agrégation plaquettaire par aspirine et clopidogren pendant un an puis aspirine seule.

44 Œdème aigu pulmonaire

1 Physiopathologie

- Poussée d'insuffisance cardiaque gauche qui servira de facteur déclenchant.
- Elle va entraîner une augmentation de la pression intracardiaque qui va se répercuter jusqu'aux capillaires pulmonaires où la pression deviendra supérieure à la pression alvéolaire.
- L'eau plasmatique, quelques globules rouges, de l'albumine et du sel passent ainsi des capillaires dans les alvéoles qui sont littéralement noyées dans cet œdème ainsi constitué et ne peuvent plus assurer l'hématose, d'où l'hypoxémie et l'acidose responsables de la dyspnée.

2 Étiologies

D'une manière plus générale, les causes de l'œdème aigu du poumon sont :
- l'infarctus du myocarde ;
- les arythmies cardiaques sévères ;
- les causes d'insuffisance ventriculaire gauche et du rétrécissement mitral.

Souvent, l'œdème aigu du poumon survient sur un terrain cardiopathe déjà connu.

3 Signes cliniques

- La **dyspnée est au premier plan :** d'apparition brutale, souvent nocturne et à type de polypnée, majorée en position couchée et obligeant typiquement le patient à s'asseoir au bord du lit (on parle d'orthopnée).
- Le patient présente typiquement une toux accompagnée d'expectorations mousseuses de couleur rosée.
- À l'auscultation, on retrouve des râles crépitants dans les bases pulmonaires, qui envahissent progressivement les deux champs pulmonaires : c'est la « marée montante des râles crépitants ».

- Une tachycardie ainsi qu'une hypertension artérielle réactionnelle accompagnent l'œdème aigu du poumon. Une hypotension artérielle signe l'apparition d'un choc cardiogénique.

4 Examens complémentaires

- L'électrocardiogramme recherchera les signes électriques d'une cardiopathie sous-jacente ou des troubles du rythme.
- La radiographie des poumons réalisée au lit du patient pourra montrer l'œdème pulmonaire ou une cardiomégalie.
- L'échographie cardiaque transthoracique en urgence sera réalisée elle aussi au lit du patient. Elle évaluera la fonction cardiaque et les pressions cardiaques et pulmonaires.

5 Traitement

C'est une grande urgence médicale.

- Hospitalisation en unité de soins intensifs de cardiologie.
- Position demi-assise pour faciliter la ventilation.
- Monitoring permanent avec scope et surveillance des constantes vitales.
- Oxygénothérapie (ventilation non invasive, au masque ou assistée s'il existe des troubles de la conscience).
- Restriction hydro-sodée.
- Diurétiques de l'anse par voie intraveineuse (LASILIX®) dont la dose devra être adaptée à la diurèse.
- Perfusion continue de dérivé nitré à la seringue électrique.
- Dans les formes particulièrement graves avec hypotension : utilisation de médicaments à effet inotrope positif en perfusion continue (dobutamine).
- Traitement spécifique de la cause et réadaptation éventuelle du traitement de fond de la cardiopathie sous-jacente.

45 Ischémie aiguë des membres

1 Physiopathologie

L'obturation de l'artère nourricière du membre provoque une anoxie, puis une nécrose irréversible après 6 heures. Comme le métabolisme devient anaérobie, de l'acide lactique se forme et le patient entre en acidose.

2 Étiologie

Les maladies emboligènes : dilatation de cavités cardiaques, arythmie, anévrismes, tumeurs cardiaques... ; athérosclérose ; compression externe du tronc artériel.

3 Signes cliniques

- Douleur intense à type de sensation de broiement siégeant au niveau du membre concerné.
- À l'examen : membre pâle, froid au toucher, douloureux à la palpation, pouls abolis en aval du site de l'obstruction artérielle.
- En fonction de la gravité et de la durée de l'évolution, possible choc hémodynamique ou des déficits moteurs et sensitifs.
- L'artériopathie oblitérante des membres inférieurs, évolution lente, manifestation première de la maladie athéromateuse au niveau des membres inférieurs. Elle évolue en quatre stades, les **stades de Fontaine** :

Stade 1	Anomalie palpable des pouls distaux sans symptômes déclarés par le patient.
Stade 2	Claudication intermittente, le périmètre de marche du patient se rétrécit progressivement, limité par la douleur provoquée par l'effort de marche. La douleur cède au repos.
Stade 3	Douleur de repos.
Stade 4	C'est le stade d'ischémie du membre avec nécrose.

4 Examens complémentaires

- Examens biologiques.
- ECG.
- Radiographie du thorax.
- Écho-doppler artérielle des membres inférieurs.
- Échocardiographie.
- Artériographie du membre.

5 Traitement

C'est une urgence thérapeutique. Chaque seconde compte !

A. Objectifs

- Lever l'obstacle artériel.
- Prévenir la récidive.
- Réanimer le patient si état de choc.
- Excision de tissus nécrosés non récupérables.

B. Méthodes

▸ Traitement médical

- Hospitalisation en milieu réanimatoire chirurgical.
- Pose de deux voies veineuses périphériques de gros calibre pour permettre un remplissage vasculaire abondant.
- Administration d'anticoagulant à dose efficace (héparine) et de vasodilatateurs artériels (buflomédil) pour tenter de lyser le caillot et améliorer le débit sanguin localement.
- Traitement antalgique.
- Une dialyse pourra être réalisée si le bilan sanguin révèle une insuffisance rénale aiguë.

▸ Traitement chirurgical

- Fibrinolyse *in situ*.
- Angioplastie percutanée ou embolectomie rétrograde par sonde de Fogarty qui seront réalisées, si nécessaire, pendant l'artériographie.
- Pontages vasculaires par des greffons veineux ou des prothèses vasculaires.
- Amputation du membre.

C. Indications

Le traitement médical et le remplissage doivent impérativement être institués en urgence. Ensuite, on tentera si possible une revascularisation du membre.

- **Embolie sur artère saine** : l'embolectomie rétrograde par sonde de Fogarty est le traitement de choix. En fonction de l'expérience des centres, on pourra parfois réaliser une thrombolyse in situ ou une thrombo-aspiration.
- **Thrombose sur artère athéromateuse** : on réalisera une angioplastie percutanée si possible, sinon un pontage.
- **Ischémie de longue durée et/ou nécrose manifeste du membre** : sans espoir de récupération du membre atteint, une amputation est indispensable.

MÉMO 46 Thrombose veineuse profonde

1 Physiopathologie

- La formation du **thrombus** ou caillot fait suite à une stimulation locale de la coagulation, qui est favorisée par :
  - une lésion de la paroi vasculaire ;
  - une stase veineuse (comme dans une immobilisation de longue durée, par exemple) ;
  - un déficit en protéines anticoagulantes.
- Il existe par ailleurs des facteurs de risques, qui sont les **facteurs de risque thrombo-emboliques** : surpoids ; sédentarité ; grossesse récente ; cancer ; anomalie génétique des facteurs de coagulation ; tabagisme ; chirurgie orthopédique des membres inférieurs ; chirurgie du petit bassin ; prise de contraceptifs oraux ; position assise prolongée, par exemple lors des vols longs courriers : « syndrome de la classe économique »...

2 Signes cliniques

- Douleur au niveau du membre concerné, entraînant des difficultés à la marche ; parfois, il peut s'agir de simples paresthésies.
- À l'examen, on retrouve une augmentation de la chaleur locale et un œdème. On retrouve également, lorsque le membre inférieur est concerné, une diminution du ballottement du mollet.
- Parfois, on retrouve un cordon induré douloureux qui correspond à la veine thrombosée.
- Il faut toujours rechercher des signes d'embolie pulmonaire (douleur thoracique, dyspnée, hémoptysie, tachycardie) qui pourrait compliquer la phlébite.

3 Examens complémentaires

A. Examens biologiques

- Sauf en cas de circonstances favorisantes évidentes (immobilisation prolongée), la NFS, les plaquettes et la CRP, bilan d'hémostase.
- Les D-dimères sont élevés.

B. Doppler veineux

Il permettra de retrouver le siège précis de la thrombose et son extension éventuelle.

C. ECG et radiographie pulmonaire

Rechercher une embolie pulmonaire.

4 Traitement

- Repos strict au lit pendant 48 heures ou plus si thrombus flottant, jambes légèrement surélevées, de contention, grâce auxquelles on pourra autoriser le lever du patient dès le 3e jour.
- Le traitement médicamenteux est constitué par les anticoagulants à dose efficace.
- Le traitement par anti-vitamines K est débuté dès que possible. L'INR souhaité doit se situer entre 2 et 3. L'héparine sera interrompue lorsque l'INR sera dans la fourchette thérapeutique 2 jours de suite.
- Les AVK sont poursuivis pour 3 mois ou plus s'il existe un risque de récidive (cancer, anomalies de l'hémostase).

▸ Surveillance des anticoagulants

L'INR *(International Normalized Ratio)* est un indice utilisé pour la surveillance des traitements anticoagulants oraux. Il se calcule par la formule suivante :

$$INR = \left(\frac{TQ_{Patient}}{TQ_{Témoin}}\right)^{ISI}$$

- $TQ_{Patient}$ est le temps de Quick pour le plasma du patient à tester.
- $TQ_{Témoin}$ est le temps de Quick témoin (TP = 100 %).
- *ISI* est l'indice de sensibilité international spécifique du réactif utilisé.

MÉMO 47 Arrêt cardiocirculatoire

1 Définition et étiologies

Il se définit comme l'arrêt brutal et complet de l'activité cardiaque se manifestant par une perte de conscience, un effondrement et l'absence de ventilation.
Ce n'est pas un processus obstructif à proprement parler mais il peut compliquer nombre de ces derniers.
L'ECG permet d'identifier le trouble du rythme responsable de l'arrêt cardiaque.

▶ La tachycardie ventriculaire

Elle est caractérisée par un tracé régulier mais très rapide. Les complexes sont larges.

▶ La fibrillation ventriculaire

Le tracé est complètement anarchique. On ne reconnaît plus aucune onde.

▶ Les torsades de pointe

Elles sont reconnaissables à leurs complexes larges dont les pointes sont alternativement en haut et en bas.

▶ L'asystolie

L'ECG est plat et ne montre aucune onde.

▶ Autres causes

Arrêt cardiaque d'origine anoxique, embolie pulmonaire massive, rupture cardiaque…

2 Diagnostic

- L'arrêt cardiocirculatoire se traduit par un état de mort apparente.
- Quand l'arrêt est brutal, on peut assister à la perte brutale de connaissance du patient, parfois accompagnée de mouvements respiratoires réflexes inefficaces : les **gasps**.
- Arrêt des mouvements respiratoires.
- Abolition des pouls radiaux, fémoraux ou carotidiens.

3 Conduite à tenir

- Appeler de l'aide et faire prévenir le médecin de garde mais tout en restant aux côtés du patient. Si l'on n'est pas en milieu hospitalier, débuter les gestes de réanimation et faire appeler le SAMU.
- Assurer la liberté des voies aériennes : corps étrangers, appareil dentaire...
- Placer la tête en extension et relever le maxillaire.
- Débuter la ventilation manuelle au masque : 15 insufflations par minute et commencer le massage cardiaque. Si possible, faire contrôler son efficacité par une tierce personne, qui doit palper la réapparition d'un pouls fémoral.
- **La fréquence des compressions du massage cardiaque** doit être comprise entre 80 et 100 compressions/minute. On exerce une dépression sternale de 4 centimètres.
- Si un défibrillateur est disponible, son utilisation est possible mais uniquement par une personne en ayant l'expérience. En cas d'échec d'un premier choc électrique, le massage cardiaque doit être repris.
- Un ECG doit être branché dès que possible sur le patient.
- Mettre en place le monitoring du rythme cardiaque au scope.
- Poser dès que possible deux voies veineuses périphériques de gros calibre.
- L'intubation orotrachéale pour ventilation assistée doit elle aussi être réalisée dès que possible par le médecin.

MÉMO

48 Rappels anatomophysiologiques

Volumes et capacités pulmonaires

Note : voir *Cycles de la vie et grandes fonctions*.

- Le **spiromètre** permet l'exploration fonctionnelle pulmonaire. Ce dispositif permet de mesurer les volumes d'air mobilisés au cours des cycles respiratoires et d'en déduire les capacités pulmonaires.
- Les **capacités pulmonaires** correspondent à la somme de deux ou plusieurs volumes pulmonaires.
- La **capacité vitale (CV)**, notée **CV**, correspond à la somme suivante :
- $CV = VRI + VRE + V_t$
- La **capacité inspiratoire (CI)**, notée **CI**, correspond à la somme suivante :
- $CI = VRI + V_t$
- La **capacité résiduelle fonctionnelle (CRF)**, notée **CRF**, correspond à la somme suivante :
- $CRF = VR + VRE$
- La **capacité pulmonaire totale (CPT)**, notée **CPT**, qui est la somme suivante :
- $CPT = CV + VR$
- La **ventilation pulmonaire** par minute correspond au produit du volume courant par la fréquence ventilatoire :
- $VE = f \times V_t$
- La détermination du **volume expiratoire maximal par seconde (VEMS)** est un outil de diagnostic des bronchopneumopathies chroniques obstructives (BCPO).

Le VEMS est déterminé en prenant une inspiration maximale et en expirant le maximum le plus rapidement possible, c'est alors le volume de gaz rejeté au cours d'une expiration forcée durant la première seconde.

MÉMO

49 Broncho-pneumopathie chronique obstructive ou BPCO

1 Épidémiologie et définition

A. Définition de la BPCO

La définition de la bronchite chronique est clinique : toux et expectorations quotidiennes trois mois par an pendant deux années consécutives.

- 80 à 90 % des BPCO sont d'origine tabagique.
- L'effet du tabagisme passif est indéniable, surtout chez la femme, dont l'âge de survenue d'une BPCO est inférieur de 10 ans à celui des hommes, car elle est plus vulnérable sur le plan pulmonaire.

B. Emphysème pulmonaire

Forme évoluée des BPCO avec une distension permanente des alvéoles pulmonaires et destruction des parois alvéolaires.

2 Rappels physiopathologiques

Altération morphologique des voies aériennes distales qui deviennent sinueuses avec une paroi plus épaisse et une lumière bronchique rétrécie.

- Les déterminants de la **réduction de la lumière des bronches** sont multiples :
  - présence dans la lumière bronchique de sécrétions en quantité anormale ou de viscosité élevée ;
  - œdème de la muqueuse bronchique ;
  - hyperplasie des muscles lisses bronchiques ;
  - diminution des forces élastiques des poumons qui maintiennent ouvertes les bronches.
- L'emphysème participe également à cette réduction, par une diminution de l'élasticité pulmonaire.

A. Définition du syndrome obstructif

L'**exploration fonctionnelle respiratoire** permet d'évaluer les degrés de l'obstruction bronchique grâce au VEMS qui correspond à la quantité d'air expirée la plus grande possible pendant une seconde. La réduction du VEMS (volume expiratoire maximal par seconde) ne suffit pas pour poser le diagnostic d'obstruction, une réduction du rapport VEMS/CV (capacité vitale) est indispensable (rapport VEMS/CV $<$ 70 % de la théorique).

La détermination du **volume expiratoire maximal par seconde (VEMS)** est un outil de diagnostic des broncho-pneumopathies chroniques obstructives (BCPO).
Le VEMS est déterminé en prenant une inspiration maximale et en expirant le maximum le plus rapidement possible, c'est alors le volume de gaz rejeté au cours d'une expiration forcée durant la première seconde.

- L'importance de la baisse du VEMS est liée à la sévérité de la maladie obstructive et a une valeur pronostique.
- La distension thoracique présente dans l'emphysème correspond à une augmentation des volumes pulmonaires statiques (capacité résiduelle fonctionnelle, la capacité pulmonaire totale et le volume résiduel) au dépend de la capacité vitale.

B. Notion de modification des échanges gazeux

Les échanges gazeux sont perturbés dans les stades sévères de la BPCO.

3 Aspects cliniques

A. Signes cliniques

Les symptômes de fond de la bronchite chronique :

- ils peuvent être modifiés de façon ponctuelle à l'occasion de ce que l'on appelle les **exacerbations** ;
- ou ils peuvent s'aggraver de façon continue avec l'apparition d'un **trouble ventilatoire** d'abord, puis d'une **insuffisance respiratoire obstructive chronique**.

Signes	Commentaires
Toux productive et expectorations	Installation progressive chez le fumeur, expectorations, en général, claires sauf en cas de surinfections ou de forte concentration en résidus de tabac.
Dyspnée	Sa présence est en faveur d'une forme déjà évoluée de BPCO.
Sifflements	Dus, en général, à la présence de sécrétions bronchiques.
Hémoptysie	Doit toujours motiver des investigations pour rechercher un cancer bronchique.
Douleurs thoraciques	Inhabituelles dans la BPCO, il est donc impératif de rechercher d'autres causes.
Troubles du sommeil	Recherche de signes pouvant être en faveur d'une hypoxémie ou d'hypercapnie avec ou sans apnées du sommeil.

B. Les formes cliniques

Il existe deux formes notées A et B.

- **Forme A** (*Pink Puffer*) : sujets maigres, rosés, très distendus, essoufflés, non cyanosés et crachant peu.
- **Forme B** (*Blue Bloaters*) : sujets obèses avec toux et crachats très abondants, cyanose fréquente avec, très tôt, des signes d'hypertension artérielle pulmonaire (HTAP).

C. Examen clinique physique

▸ Inspection

- Respiration à lèvres pincées ou respiration buccale provoquant un gonflement antérieur des joues.
- Forme du thorax en « tonneau ».
- Anomalies thoraciques en rapport avec la distension, par exemple :
  - expiration active (elle doit être passive) ;
  - élévation du sternum (signe de Campbell), etc.

▸ Auscultation

- Les **râles bronchiques** traduisent une inflammation des bronches avec encombrement.
- Les **râles sibilants** traduisent une réduction du calibre des bronches.

4 Examens complémentaires

Examen	Intérêt
Spirométrie et courbe débit-volume	Détermination du **coefficient de Tiffeneau** : rapport VEMS sur capacité vitale lente, à distance de la prise.
Mesure des volumes pulmonaires statiques	Mesure de la capacité résiduelle fonctionnelle (CRF) et de la capacité pulmonaire totale (CPT) : donne accès à la distension définie comme une augmentation de plus de 20 % de la CRF par rapport à la valeur théorique.
Gazométrie artérielle	Mesure de la pression artérielle en oxygène (PaO_2) et en gaz carbonique ($PaCO_2$) ou capnie et mesure du pH et des bicarbonates.
Mesure de la capacité de diffusion du monoxyde de carbone	Évaluation les propriétés de la membrane alvéolo-capillaire car le monoxyde de carbone diffuse facilement à travers elle et, une fois passé dans le sang, est retenu par l'hémoglobine.
Test de marche de 6 minutes	Épreuve d'effort sous maximale facile et réaliste.
Épreuve d'effort sur vélo	Informations sur l'adaptation cardio-respiratoire à l'effort, le métabolisme aérobie, le degré d'entraînement ou de désentraînement et sur d'éventuels problèmes musculaires périphériques.
Imagerie thoracique (radiographie et scanner)	Recherche des anomalies évocatrices, *exemples* : bulles ou raréfaction de la trame du parenchyme caractéristique de l'emphysème.
Imagerie isotopique	Informations sur la fonction relative de chaque poumon et la distribution des lésions.

5 Complications

- Installation progressive d'une insuffisance respiratoire chronique.
- Exacerbations :
  - augmentation du volume des crachats ;
  - expectorations plus colorées ;
  - majoration de la dyspnée.

6 Prise en charge de la BPCO

A. Objectifs et acteurs

Les objectifs	Prise en charge de la BPCO
- prévenir l'aggravation ; - soulager les symptômes ; - améliorer la tolérance à l'exercice ; - améliorer la qualité de vie ; - prévenir et traiter les complications ; - réduire la mortalité.	- le médecin généraliste ; - le pneumologue ; - le kinésithérapeute ; - l'infirmier(e) ; - l'assistant(e) de service social.

B. Traitements

En dehors de l'arrêt du tabac et de l'oxygénothérapie, en cas d'insuffisance respiratoire chronique, aucun traitement n'a fait la preuve de son efficacité sur l'histoire naturelle de la BPCO : bronchodilatateurs, corticoïdes inhalés en cas d'exacerbation, antibiotiques, vaccination antigrippale annuelle, oxygénothérapie, kinésithérapie respiratoire, réhabilitation respiratoire, sevrage tabagique.

MÉMO 50 Asthme

1 Généralités

A. Définition

C'est une maladie inflammatoire chronique des voies aériennes associée à une hyperréactivité bronchique se traduisant par des symptômes respiratoires avec souvent un trouble ventilatoire obstructif réversible, d'origine allergique dans 60 % des cas.

B. Facteurs de risque d'asthme

Facteurs de risque de l'asthme

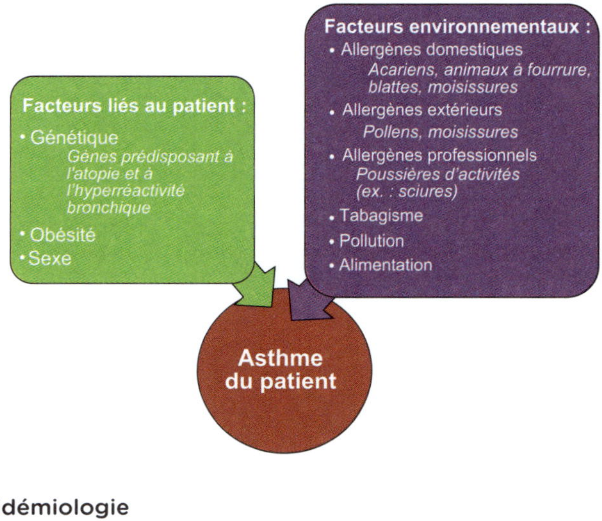

C. Épidémiologie

- En France, l'asthme touche 10 à 18 % des adolescents et 5,1 % des adultes, avec une prévalence plus forte dans l'Ouest et le Nord à cause des variations climatiques et des types de végétation.
- Il est admis que 5 millions de Français ont souffert d'asthme au moins une fois dans leur vie.

2 Physiopathologie de l'obstruction bronchique

L'**inflammation bronchique** est constante dans l'asthme, elle est à l'origine de la contraction du muscle lisse bronchique.

Modélisation d'une bronche normale (gauche) et d'une bronche d'asthmatique chronique (droite)

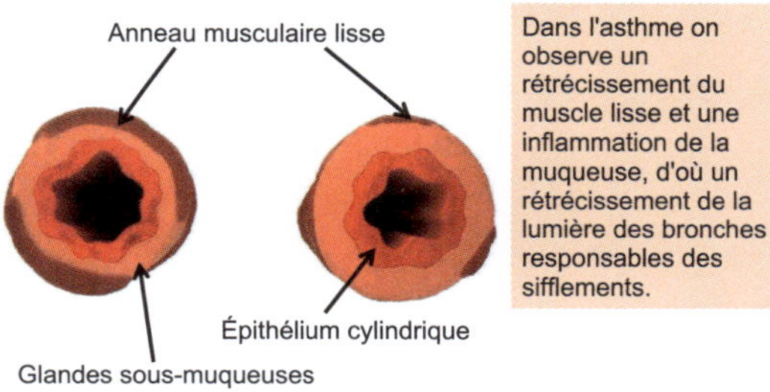

3 Signes cliniques

- L'interrogatoire recherchera des symptômes survenant aussi bien la journée que la nuit :
  - toux (notamment la nuit, au réveil ou à l'effort) ;
  - essoufflement ;
  - respiration sifflante ;
  - oppression thoracique ;
  - expectoration.
- Caractéristique des symptômes de l'asthme :
  - la variabilité ;
  - la réversibilité ;
  - la prédominance nocturne ;
  - le caractère récidivant ;
  - l'association possible à une rhinite ou à une conjonctivite.

▸ Comment reconnaître la gravité de l'asthme ?

- La **crise** : accès paroxystique de symptômes de durée brève (moins de 1 jour).
- L'**exacerbation** : dégradation progressive sur quelques jours, d'un ou plusieurs signes cliniques ainsi que des paramètres fonctionnels d'obstruction bronchique.

- L'**asthme aigu grave** : le malade ne peut terminer ses phrases, présente tachycardie, augmentation de la fréquence respiratoire, bradycardie, silence à l'auscultation pulmonaire, cyanose, confusion, voire coma, épuisement.

4 Examens complémentaires

A. Débit expiratoire de pointe (DEP)

C'est le débit d'air maximal obtenu lorsque l'on souffle très fort et très vite après le remplissage maximal des poumons, mesuré en litres par minute.

- Il est réalisé à l'aide un **débitmètre de pointe** ou *Peak Flow*.
- Le DEP est utile pour le suivi des asthmatiques en consultation mais aussi en auto-surveillance à domicile.

B. Résultats

- La valeur normale du DEP varie selon l'âge, la taille et le sexe et se situe en moyenne autour de :
  - 450 l/min chez la femme ;
  - 600 l/min chez l'homme.
- Dans le cas de l'asthme, le DEP est diminué proportionnellement à l'importance des symptômes et de l'obstruction des bronches.
- **Réversibilité du DEP** : quand la mesure est supérieure à 20 % ou 60 ml par minute après bronchodilatateur et/ou variation de 20 % dans la journée.

C. Exploration fonctionnelle respiratoire (EFR) chez le pneumologue

Chez l'asthmatique, elle permet de mesurer le VEMS et la capacité vitale avant et après la prise de bronchodilatateur de courte durée d'action, pour confirmer la réversibilité de l'obstruction des bronches.

Résultats

- Plus le VEMS est bas, plus l'obstruction des bronches est importante.
- Réversibilité : si VEMS amélioré de 12 % ou de 200 ml.
- L'EFR permet d'avoir une idée sur le débit des voies aériennes distales en rapportant le débit à la capacité vitale.

D. Quels autres examens complémentaires à réaliser avec les EFR ?

Tests allergologiques cutanés

Technique des **Prick Tests** : ils reproduisent à une moindre échelle la réaction allergique après contact avec l'allergène déposé sur la peau (acariens).
- les pneumallergènes domestiques : acariens, chiens, chats, pollens de graminées...
- certains allergènes alimentaires ou trophallergènes : lait de vache, œuf, arachide...
- autres allergènes en fonction du contexte.

Examens biologiques

- Le **test Phadiatop** (tests multi-allergiques surtout chez les enfants) : en cas de doute sur une maladie asthmatique si les tests cutanés sont impossibles.
- Le dosage des IgE spécifiques à un allergène et le dosage des allergènes recombinants.
- Le dosage des IgE totales (en faveur d'un terrain atopique) est réalisé dans les formes sévères d'asthme avant ma mise en place d'un traitement anti-IgE.

5 Traitement

A. Objectifs

Dans tous les cas (crise, instable...), les objectifs sont les suivants :
- obtenir le contrôle de l'asthme ;
- éviter les effets secondaires du traitement ;
- prévenir la survenue d'une obstruction des bronches permanente ;
- insister sur l'importance de l'éducation thérapeutique aidant les malades à une implication active dans la prise en charge.

B. Méthodes

- **Corticothérapie inhalée** (maladie inflammatoire chronique).
- Désensibilisation spécifiques si l'asthme est contrôlé et associé à une rhinite (acariens, graminées, pollen d'arbre).
- **Prévention des facteurs déclenchants**, lutte contre les acariens, l'éviction des chats, l'adaptation d'un poste professionnel et la limitation au maximum de l'exposition à la fumée de cigarettes.

- **Le traitement de la crise d'asthme** : bronchodilatateurs administrés sous forme nébulisée ou par l'intermédiaire des chambres d'inhalation, ou encore avec des corticoïdes par voie veineuse de courte durée, très vite relayés par voie inhalée.
- **Traitement de l'asthme aigu grave (AAG)** : le pronostic vital peut être vite engagé, les signes sont l'asphyxie, sentiment très désagréable et angoissant, hospitalisation, oxygénothérapie, Bêta-2 mimétiques par voie inhalée, sous-cutanée ou intraveineuse, corticoïdes par voie veineuse, toujours rechercher un facteur favorisant (rupture thérapeutique, infection virale, stress, etc.).

51 Embolie pulmonaire

1 Physiopathologie

L'embolie pulmonaire est l'obstruction totale ou partielle du tronc de l'artère pulmonaire ou d'une de ses branches par un corps étranger, en général un caillot (thrombus). L'embolie pulmonaire pose un véritable problème, étant à la fois fréquente et difficile à diagnostiquer.

Obstruction du tronc des artères pulmonaires par un thrombus

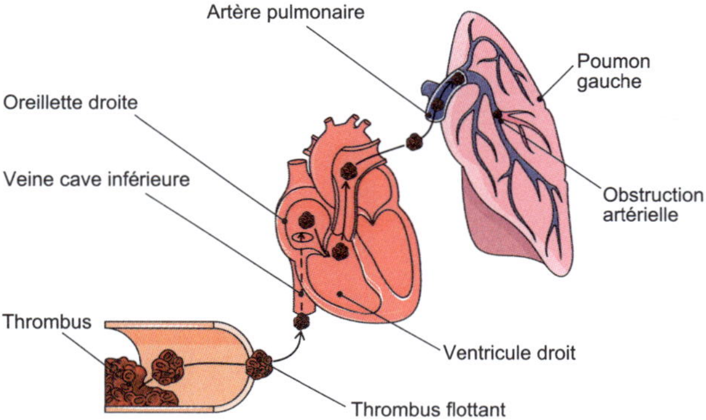

Le plus souvent, l'embolie pulmonaire est **fibrino-cruorique** : elle a pour origine une thrombose veineuse du petit bassin ou des membres inférieurs.

Le thrombus migre dans le système veineux profond et va se coincer dans l'artère pulmonaire ou l'une de ses branches, ce qui va gêner l'oxygénation du sang et provoquer un mélange sang oxygéné-sang désaturé dans la circulation : c'est ce qu'on appelle un **effet shunt**, dont la conséquence directe sera une **hypoxémie**.

Une hyperventilation réflexe va provoquer une **hypocapnie**. La pression dans l'artère pulmonaire va augmenter : c'est l'**hypertension artérielle pulmonaire** qui retentira sur le ventricule droit. L'évolution pourra se faire vers la nécrose du territoire impliqué par infarctus pulmonaire.

2 Étiologies

- Les facteurs de risque de maladie thromboembolique veineuse sont logiquement les facteurs de risque d'**embolie pulmonaire** :
  - alitement prolongé ;
  - intervention chirurgicale récente sur le petit bassin ou chirurgie orthopédique des membres inférieurs ;
  - accouchement récent ;
  - cancer ;
  - fracture des membres inférieurs ;
  - obésité ;
  - polyglobulie ;
  - anomalies familiales de l'hémostase pouvant favoriser les thromboses : déficit en protéine C, en protéine S, dysfibrinogenèse... ;
  - syndrome néphrotique.
- Les **phlébites** des membres inférieurs (voire des membres supérieurs) ainsi que les **thromboses** de l'oreillette et du ventricule droits entrent elles aussi dans les étiologies des embolies pulmonaires.

3 Signes cliniques

Le diagnostic est souvent posé sur une simple suspicion, qui sera ensuite seulement remise en cause après les résultats des examens paracliniques.

Les signes cliniques sont :

- une douleur thoracique brutale, aggravée par l'inspiration profonde ;
- une dyspnée à type de polypnée superficielle accompagnée d'angoisse ;
- on peut retrouver des râles sibilants à l'auscultation ;
- parfois une toux sèche ;
- au maximum, il peut y avoir état de choc.

Ces signes sont particulièrement évocateurs quand ils surviennent dans un contexte de chirurgie à risque thromboembolique ou chez un patient prédisposé.

4 Points importants

- Une simple suspicion d'embolie pulmonaire suffit pour démarrer le traitement anticoagulant.
- Le décès peut survenir très rapidement après l'apparition des premiers signes cliniques.

5 Examens complémentaires

Examen	Intérêts
Examens biologiques	D-dimères élevés.
Radiographie pulmonaire	Recherche une élévation d'une coupole diaphragmatique, une atélectasie ou des signes de pleurésie.
ECG	Recherche d'une tachycardie, une déviation axiale droite...
Angioscanner pulmonaire	Met en évidence le thrombus à l'origine de l'embolie pulmonaire ainsi que l'infarctus pulmonaire.
Scintigraphie pulmonaire	Si elle est normale, elle écarte le diagnostic.
Angiographie thoracique	Elle permettra d'apprécier l'obstruction artérielle pulmonaire et de la chiffrer grâce à l'index de Miller qui tient compte de la localisation des caillots dans l'arbre artériel et des répercussions sur ce dernier.
Écho-Doppler veineux des membres inférieurs	Enquête étiologique de l'embolie pulmonaire.

6 Traitement

Traitement préventif

La prévention des embolies pulmonaires se fait par le lever précoce des opérés et l'administration d'anticoagulants à dose préventive en cas d'hospitalisation prolongée (LOVENOX®).

▸ **Traitement curatif**

L'embolie pulmonaire est une urgence médicale.

Le traitement sera démarré dès que le diagnostic est suspecté. Le traitement repose sur le traitement héparinique.

- Hospitalisation en urgence.
- Traitement anticoagulant à base d'héparine à dose efficace avec relais par anticoagulants *per os* dès que possible. Il sera poursuivi à dose efficace pendant 3 à 6 mois en fonction de la cause (connue ou non) de l'embolie pulmonaire.
- Oxygénothérapie pour lutter contre l'hypoxémie.
- Antalgiques.
- Traitement des phlébites associées.
- Traitement d'un éventuel état de choc.

MÉMO

52 Vascularisation du système nerveux et examens complémentaires

1 Vascularisation du système nerveux

A. Le système carotidien

- L'**artère carotide commune droite** commence à la bifurcation du tronc brachiocéphalique et monte vers le cou en se divisant en artères carotides droites externe et interne.
- L'**artère carotide commune gauche** provient directement de la crosse aortique et se divise en montant vers le cou en artères carotides gauches externe et interne.
- Les **carotides internes** droite et gauche, issues des carotides primitives homolatérales, pénètrent dans le crâne au niveau de sa base et se divisent en **artères à destinée cérébrale** :
  - l'artère cérébrale moyenne ou artère sylvienne ;
  - l'artère cérébrale antérieure ;
  - l'artère choroïdienne antérieure ;
  - l'artère communicante postérieure.

B. Le système vertébro-basilaire

Le système vertébro-basilaire est constitué de deux artères vertébrales qui forment le **tronc basilaire**.

Le **tronc basilaire** se divise en collatérales destinées à vasculariser le tronc cérébral. Ses branches terminales sont les **artères cérébrales postérieures**.

▸ Le polygone de Willis

Polygone de Willis

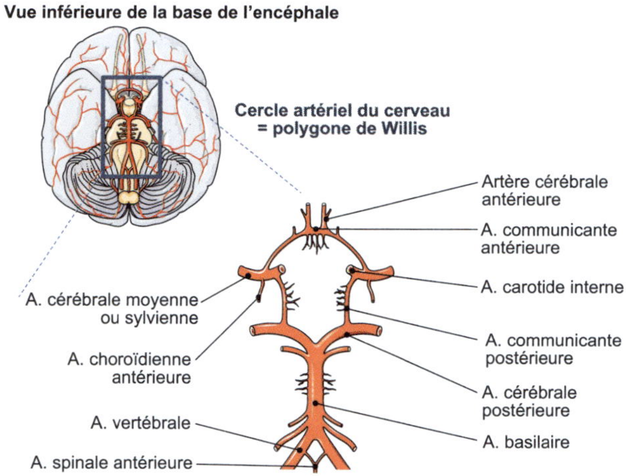

C. Territoires artériels et aires fonctionnelles

Les atteintes vasculaires cérébrales peuvent entraîner des lésions des régions profondes ainsi que des aires fonctionnelles corticales.

- L'**artère cérébrale moyenne** ou **artère sylvienne** vascularise la région corticale motrice de la face et du membre supérieur, le cortex responsable des fonctions neuropsychologiques selon le côté hémisphérique :
  - le langage (aires de Broca et de Wernicke), le calcul et le geste dans l'hémisphère gauche ;
  - l'espace et l'attention dans l'hémisphère droit.
- L'**artère cérébrale antérieure** irrigue la région du cortex responsable de l'innervation motrice et sensitive du membre inférieur et la partie antérieure du lobe frontal.
- L'**artère choroïdienne antérieure** irrigue certaines régions profondes comme le bras postérieur de la capsule interne.
- L'**artère communicante postérieure** irrigue certaines régions profondes comme l'hypothalamus et une partie du thalamus.

- L'**artère choroïdienne postérieure** irrigue des régions profondes, notamment une partie du thalamus.
- L'**artère cérébrale postérieure** irrigue notamment le lobe occipital, dont le cortex visuel, ainsi que la face inférieure du lobe temporal.

Aires fonctionnelles corticales

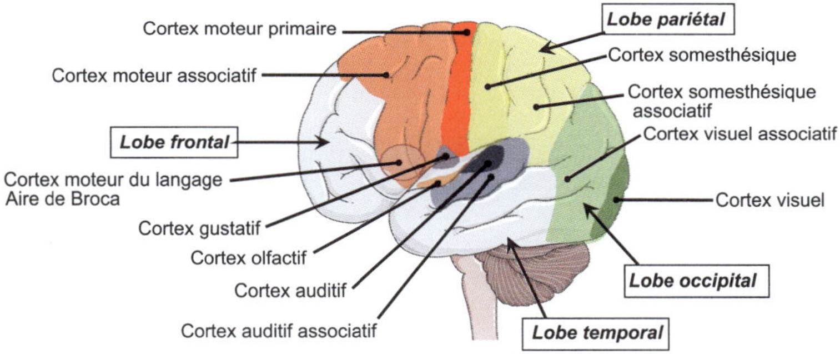

Vascularisation des territoires superficiels cérébraux

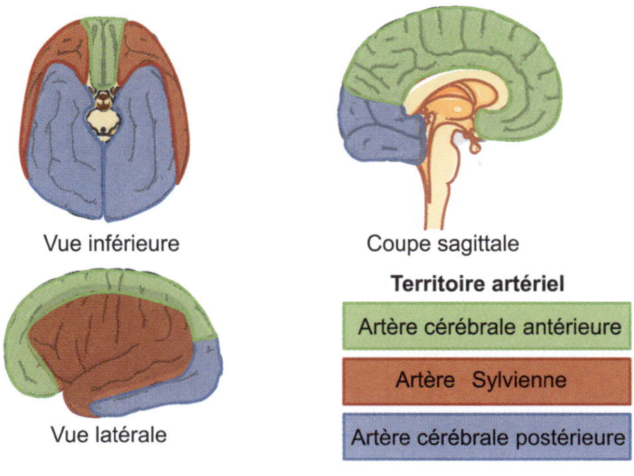

Vascularisation des territoires profonds cérébraux

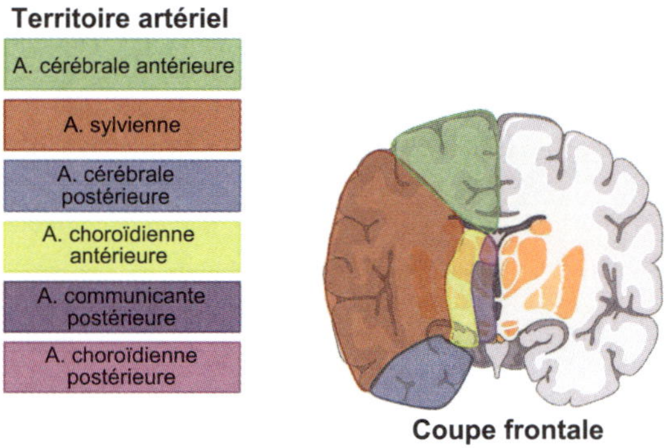

Hémiplégies et côté des lésions cérébrales

Lors de la survenue de lésions cérébrales, les troubles sensitivomoteurs et visuels sont controlatéraux à la lésion cérébrale : si les lésions sont à droite, le patient présentera une hémiplégie gauche et vice versa.

2 Examens paracliniques en neurologie

Examen paraclinique	Intérêts
Scanner cérébral	Il permet d'affirmer le diagnostic d'accident vasculaire cérébral hémorragique ou d'un accident ischémique.
IRM cérébrale	Plus précise que le scanner d'une manière générale, elle n'est pas pratiquée systématiquement, en raison notamment de contre-indications ou de l'absence d'IRM tout simplement.
Examens biologiques	Les bilans sanguins ont pour but de dépister des pathologies qui pourraient encore aggraver le pronostic des patients, telles le diabète.

Examen paraclinique	Intérêts
Électrocardiogramme (ECG)	Recherche d'étiologies d'accidents vasculaires cérébraux, en général (*ex.* : arythmies).
Échographie cardiaque	Quand on suspecte fortement une étiologie cardiaque.
Artériographie cérébrale	Quand aucune étiologie en particulier n'est retrouvée.
Échographie des troncs supraaortiques	Elle permet de rechercher les plaques athéromateuses et de s'assurer de la bonne perfusion cérébrale.

MÉMO 53 Accidents vasculaires cérébraux

1 Physiopathologie

A. AVC ischémiques

Le mécanisme le plus fréquent est une **thrombose artérielle sur artère athéromateuse** : la lumière artérielle déjà réduite par la plaque d'athérome, achève de s'obstruer par la constitution d'un *thrombus in situ*.

Une **embolie cruorique** peut être à l'origine de l'AVC ischémique : un thrombus, souvent d'origine cardiaque, se détache dans la circulation sanguine et s'arrête au niveau d'une artère à destinée cérébrale, qu'il bouche.

AVC ischémique au niveau de l'artère sylvienne

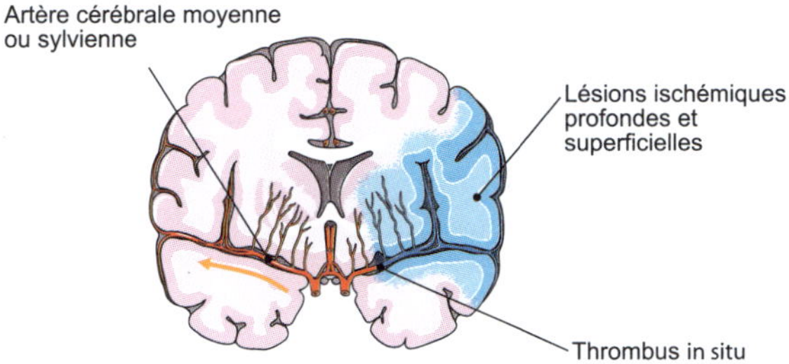

Coupe frontale

B. AVC hémorragiques

- L'**hypertension artérielle** provoque une rupture de petites artères intracérébrales qui va entraîner un hématome intracérébral.
- Une **rupture de malformation artérioveineuse** peut être à l'origine de l'hémorragie cérébrale.

AVC hémorragique au niveau de l'artère sylvienne

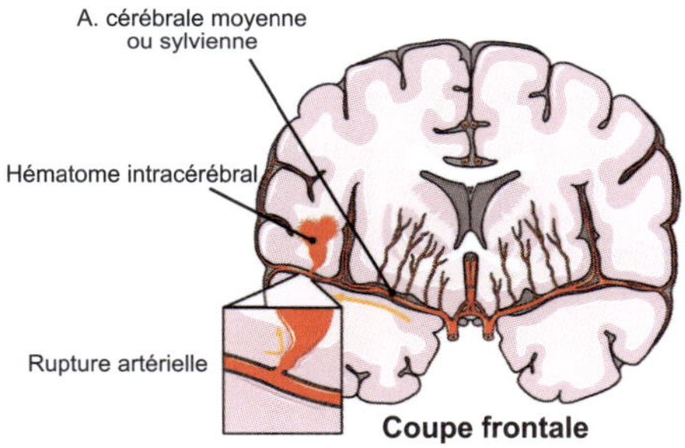

2 Étiologies

- **L'athérosclérose** : les plaques d'athérome siègent préférentiellement au niveau de la bifurcation carotidienne et là où l'artère cérébrale moyenne prend son origine.
- **Les pathologies cardiaques emboligènes** : au cours de ces pathologies, un thrombus se forme à l'intérieur d'une cavité cardiaque. Il y a entre autres :
  - les troubles du rythme auriculaire (surtout l'arythmie complète par fibrillation auriculaire) ;
  - les pathologies valvulaires (surtout le rétrécissement mitral) ;
  - les prothèses valvulaires ;
  - l'infarctus du myocarde.
- Les facteurs de risque vasculaires :
  - le tabagisme ;
  - l'obésité ;
  - la dyslipidémie ;
  - le diabète ;
  - l'hypertension artérielle.

3 Signes cliniques

L'installation du tableau clinique est extrêmement brutale, en quelques minutes, voire quelques secondes, sans prodrome.

Prodrome : signe avant-coureur d'une maladie.

Les signes cliniques sont fonction du territoire artériel atteint, l'artère sylvienne étant la plus fréquemment concernée.

- Si la lésion siège au niveau de l'**hémisphère gauche du cerveau**, le patient présente :
  - une hémiplégie droite ;
  - une aphasie ou dysarthrie ;
  - hypoesthésie droite ;
  - hémianopsie latérale homonyme droite ;
  - déviation spontanée des yeux vers la gauche : le patient « regarde sa lésion » ;
  - paralysie faciale droite ;
  - troubles du calcul, de la lecture et de l'écriture.
- **Hémianopsie latérale homonyme** : perte d'une moitié du champ visuel de chaque œil (la moitié gauche en cas de lésion de l'hémisphère droit, la moitié droite du champ de vision en cas de lésion de l'hémisphère gauche).
- Si la lésion siège au niveau de l'**hémisphère cérébral droit**, le patient présente :
  - une hémiplégie gauche ;
  - une négligence spatiale gauche : hémi-asomatognosie gauche ;
  - une anosognosie : le patient n'a pas conscience de sa maladie ;
  - une hypoesthésie gauche ;
  - une hémianopsie latérale homonyme gauche ;
  - une déviation spontanée des yeux vers la droite ;
  - une paralysie faciale gauche ;
  - une dysarthrie.
- La lésion du **tronc cérébral** et du **cervelet** (AVC vertébro-basilaire) entraîne :
  - une tétraplégie ;
  - un syndrome cérébelleux : syndrome neurologique associant troubles de l'équilibre, de la coordination et de l'élocution ;
  - troubles sensitifs des 4 membres.

4 Examens complémentaires

- Un **scanner cérébral** ou une **IRM cérébrale** doit être réalisé en urgence, à la recherche de l'hémorragie ou de l'ischémie.
- À noter cependant qu'en cas de lésion ischémique, le scanner ne montre pas les lésions dans les premières heures.
- Un **bilan sanguin** sera réalisé : NFS ; plaquettes ; ionogramme sanguin ; glycémie ; CPK ; TP ; TCA.

- Un **bilan étiologique** enfin sera constitué par :
  - une échographie cardiaque à la recherche de cardiopathie emboligène ;
  - une échographie Doppler des troncs supra-aortiques à la recherche de plaques d'athérome ;
  - un ECG à la recherche d'arythmie ;
  - une artériographie cérébrale ou une angio-IRM, en cas d'AVC hémorragique avéré, pour rechercher des malformations artérioveineuses.

5 Traitement

C'est une **urgence thérapeutique**. Le traitement aura pour but d'éviter l'aggravation de l'accident vasculaire cérébral.

- Hospitalisation dans un service d'urgences neurovasculaires.
- Repos strict au lit :
  - à plat si AVC ischémique ;
  - tête surélevée si AVC hémorragique pour lutter contre l'hypertension intracrânienne.
- Surveillance des constantes vitales et monitoring permanent.

A. AVC ischémique en phase aiguë

- Si l'AVC est constitué depuis moins de 3 heures : thrombolyse intraveineuse.
- Si l'AVC est constitué depuis plus de 3 heures : aspirine en intraveineuse.
- Si la tension artérielle systolique est supérieure à 180 mmHg : administration d'antihypertenseur intraveineux.
- Traitement des complications neurologiques éventuelles.

B. AVC ischémique à distance de la phase aiguë

- Aspirine *per os*, ou PLAVIX®.
- Traitement antihypertenseur *per os*.
- Lutte contre les facteurs de risque.

C. AVC hémorragique

- Contrôle de la tension artérielle par antihypertenseur par voie intraveineuse, puis *per os*.
- Lutte contre les facteurs de risque.
- Un traitement chirurgical peut être nécessaire : une endartériectomie en cas de sténose carotidienne ou une chirurgie endovasculaire pour traiter une rupture d'anévrysme.

MÉMO 54 Hydrocéphalie

1 Physiopathologie

L'hydrocéphalie est une dilatation du système ventriculaire intracrânien, due à une accumulation anormale du liquide cérébrospinal.
En général, l'hydrocéphalie est due à un défaut d'évacuation du liquide cérébrospinal, plutôt qu'à un excès de production de celui-ci. Distendus par le liquide cérébrospinal en excès, les ventricules se dilatent. Comme la boîte crânienne est inextensible, des troubles de compression cérébrale surviennent, avec la survenue d'une hypertension intracrânienne.

2 Étiologies

Les hémorragies méningées : un tiers d'entre elles seraient suivies d'hydrocéphalie par augmentation de la viscosité du liquide cérébrospinal ; les méningites ; les tumeurs cérébrales ; certaines malformations (malformation de Chiari, kyste arachnoïdien) ; la maladie de Paget, la syphilis...

3 Signes cliniques

- **Hydrocéphalie d'installation rapide**, quand l'hydrocéphalie s'installe de façon aiguë, il existe un syndrome d'hypertension intracrânienne : céphalées violentes ; vomissements et troubles du comportement à type d'agitation ; raideur de la nuque ; paralysie des nerfs oculomoteurs ; troubles de la vigilance.
- Une perte du tonus musculaire signe une évolution grave vers l'engagement cérébral.
- **Hydrocéphalie chronique** : il n'y a pas de syndrome d'hypertension intracrânienne mais des troubles moteurs (surtout de la marche), troubles de la mémoire et du comportement avec désorientation et une incontinence urinaire.

4 Examens complémentaires

Le scanner cérébral et l'IRM cérébrale permettent d'objectiver la dilatation ventriculaire et de la chiffrer. Ces examens peuvent également déterminer la cause de l'hydrocéphalie.

5 Traitement

Chirurgical, il repose sur le principe de dérivation du liquide cérébrospinal en excès : vers l'extérieur, en posant un drain directement dans le ventricule : c'est la **dérivation ventriculaire externe**, qui ne constitue une solution acceptable que pour quelques jours ; dans la grande cavité péritonéale : c'est la **dérivation ventriculo-péritonéale**, qui est actuellement le traitement de référence.

MÉMO 55 Hernie hiatale et reflux gastro-œsophagien

1 Hernie hiatale

A. Épidémiologie et définition

Il s'agit d'une affection acquise, avec une prédominance féminine, survenant habituellement après 50 ans. Classiquement, il est décrit deux types de hernie hiatale :
- la hernie par **glissement** (90 %), cardia sus-diaphragmatique ;
- la hernie par **roulement** (10 %), cardia en place.

Hernie hiatale par glissement et roulement

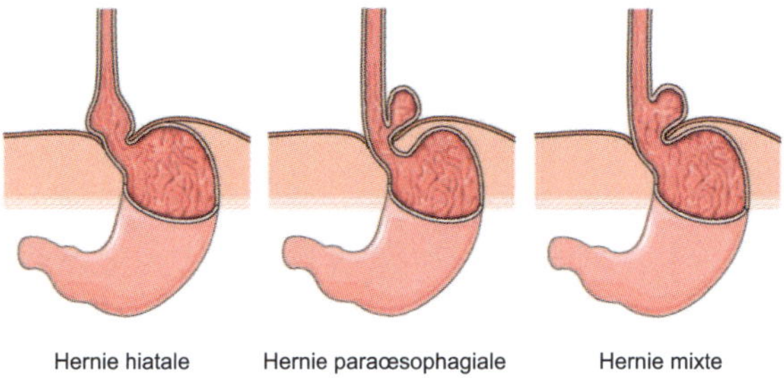

B. Signes cliniques

- Peut être asymptomatique et de découverte fortuite.
- Peut parfois s'accompagner d'une symptomatologie typique de **reflux gastro-œsophagien** (brûlures rétrosternales ou **pyrosis**, régurgitations acides) ou d'une symptomatologie atypique, ORL (enrouement, laryngite), pulmonaire (toux nocturne ou asthme de révélation tardive), cardiaque.

Cette symptomatologie est commune aux deux types de hernie hiatale.

C. Examens complémentaires

- Radiographie thoracique.
- Fibroscopie œsogastroduodénale.
- Transit baryté **œsophagien**.

Examen radiologique d'utilisation anecdotique de nos jours mais peut se révéler utile dans les volumineuses hernies hiatales par roulement.

D. Complications

▸ Reflux gastro-œsophagien

Note : cette pathologie sera détaillée ultérieurement.

▸ Œsophagite peptique

Note : cette pathologie sera détaillée ultérieurement.

▸ Complications hémorragiques

- Peut se compliquer d'une **hématémèse**, voire d'un **méléna** dans certains cas.
- Pourra être également à l'origine d'une anémie microcytaire carencielle martiale par saignement chronique.

▸ Complications mécaniques

- **Volvulus gastrique** par roulement volumineuse entraînant vomissements incoercibles associés à des douleurs abdominales violentes.
- **Diagnostic** : radiographie thoracique et confirmation au scanner thoraco-abdominopelvien.
- **Traitement :** chirurgical.

E. Traitement

▸ Mesures hygiéno-diététiques

- Il est recommandé d'éviter :
  - une alimentation riche en graisse ;
  - le tabac, la consommation d'alcool, d'épices, de café, de chocolat.
- Il convient de surélever la tête du lit et d'espacer le coucher du dîner.

▸ Traitement médical

- Prokinétiques (dompéridone...), associés à des inhibiteurs de la pompe à protons (ésoméprazole...).
- Parfois des pansements gastriques.

▸ Traitement chirurgical

- La hernie hiatale par roulement est une indication chirurgicale en raison du risque de volvulus gastrique.
- La hernie hiatale par glissement, si la symptomatologie est incomplètement est contrôlée par un traitement médical exclusif et une intervention de **gastropexie** sera proposée au patient.

2 Reflux gastro-œsophagien

A. Épidémiologie

Le **reflux gastro-œsophagien** correspond à la remontée anormale du contenu gastrique dans l'œsophage en dehors d'efforts de vomissements. Habituellement, il s'agit d'un reflux acide et parfois, un reflux alcalin.

- Il est :
  - une pathologie fréquente ;
  - favorisé par la hernie hiatale ;
  - favorisé éventuellement par une malposition cardio-tubérositaire, une béance cardiale ou des relaxations transitoires du sphincter inférieur de l'œsophage.

Le reflux gastro-œsophagien

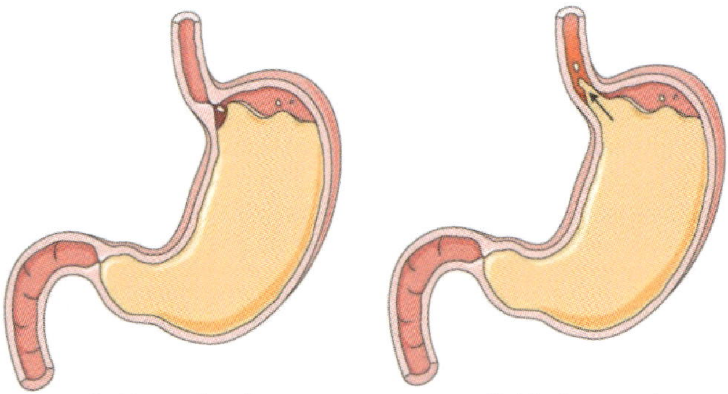

B. Diagnostic

Forme typique

Elle concerne entre 50 et 70 % des patients.

Elle associe un pyrosis, des régurgitations acides, des douleurs épigastriques.

La survenue postprandiale immédiate ou au décubitus est très évocatrice.

Forme atypique

La forme atypique concerne entre 30 et 50 % des patients avec des manifestations ORL, pulmonaires, voire cardiaques.

C. Examens complémentaires

- Fibroscopie œsogastroduodénale.
- PH-métrie œsophagienne des 24 heures.

D. Complications

Œsophagite peptique

L'**œsophagite peptique** est une inflammation de la muqueuse œsophagienne liée à l'agression par le suc gastrique acide. Cette inflammation est classée selon la **classification de Savary-Miller**.

Classification de Savary-Miller

Stade I	Une ou plusieurs érosions non confluentes.
Stade II	Érosions confluentes non circonférentielles.
Stade III	Érosions confluentes circonférentielles.
Stade IV	Ulcère ou sténose, endobrachyœsophage.

Endobrachyœsophage

Étymologiquement, l'**endobrachyœsophage** signifie « œsophage court à l'intérieur » et correspond au remplacement de la muqueuse œsophagienne par de la muqueuse gastrique.
Il s'agit d'un état propice à l'apparition de l'adénocarcinome de l'œsophage.

Adénocarcinome de l'œsophage

Note : cette complication est détaillée dans le *Mémo 57*.

E. Traitement

- Mesures hygiéno-diététiques.
- Traitement médical comportant un inhibiteur de la pompe à protons éventuellement associé à des pansements gastriques en cas d'efficacité insuffisante.
- Si le reflux gastro-œsophagien est lié à une hernie hiatale, un traitement chirurgical pourra être proposé.

MÉMO

56 Tumeurs malignes de l'œsophage

1 Rappels anatomiques

- Schématiquement, l'**œsophage** est divisé sur le plan endoscopique en trois tiers :
  - supérieur, de 15 à 25 cm des arcades dentaires ;
  - moyen, de 25 à 35 cm des arcades dentaires ;
  - inférieur, de 35 à 40 cm des arcades dentaires.

Le cardia se trouve vers 40 cm des arcades dentaires environ.

2 Épidémiologie

A. Quelques chiffres

Cette pathologie est à forte prédominance masculine (8 hommes pour 1 femme).

L'âge moyen de survenue se situe entre 60 et 70 ans.

B. Facteurs de risque

Le principal facteur de risque est l'**éthylo-tabagisme**.

3 Anatomie pathologique

A. Aspect macroscopique

Habituellement, il s'agit d'une tumeur **ulcéro-végétante**.

80 % des lésions siègent au niveau des tiers moyens et inférieur de l'œsophage.

B. Histologie

- 80 % des tumeurs de l'œsophage sont des **carcinomes épidermoïdes**.
- 20 % sont des **adénocarcinomes**.

4 Signes cliniques

- Le maître symptôme est la **dysphagie**. Il peut s'y associer une altération de l'état général avec :
  - asthénie ;
  - anorexie ;
  - amaigrissement.

- D'autres symptômes peuvent accompagner le tableau, tels que :
  - la dysphonie ;
  - une dyspnée ;
  - des douleurs thoraciques inter-scapulaires.

5 Examens complémentaires

A. Examens biologiques

- Numération formule sanguine plaquette.
- Ionogramme plasmatique.
- Bilan hépatique.
- Dosage du marqueur tumoral **SCC** : *Squamous Cell Carcinoma*, marqueur tumoral du carcinome épidermoïde.

B. Examens radiologiques

- Radiographie thoracique.
- Échographie abdominale.
- Scanner thoraco-abdominopelvien.
- Dans le cadre du bilan d'extension il permettra la stadification de la maladie selon la classification TNM.
- Transit œsophagien.

C. Examens endoscopiques

- Fibroscopie œsogastroduodénale.
- Écho-endoscopie œsophagienne.

D. Autres examens

- Fibroscopie bronchique.
- Pet-scan.

Pour préjuger du caractère métastatique d'une adénopathie médiastinale ou d'une image atypique hépatique aux examens radiologiques conventionnels.

Ces différentes explorations permettront d'élaborer le **stade TNM** de la tumeur selon le tableau ci-dessous.

Classification TNM de la tumeur

Tumeur primitive T	
Tis	Carcinome *in situ*
T1	Envahissement limité à la sous-muqueuse
T2	Envahissement limité à la musculeuse sans la franchir
T3	Envahissement de l'adventice
T4	Envahissement des organes de voisinage
Ganglions lymphatiques N	
N0	Pas d'invasion de ganglions régionaux
N1	Invasion des ganglions médiastinaux
Métastases à distances M	
M0	Pas de métastases
M1	Métastases à distance

Classification TNM
Classification internationale des cancers (T pour *Tumor*, N pour *Nodes*, ou « ganglions » en français,
et M pour *Metastasis*).

6 Traitement

A. Méthodes

Chirurgie

La chirurgie est le traitement de choix. Les deux interventions les plus communes sont :

- l'**intervention d'Akiyama**, (œsophagectomie subtotale suivie d'une anastomose œsogastrique) pour les lésions du tiers moyen de l'œsophage ;
- l'**intervention de Lewis-Santy**, (anastomose œsogastrique intra-thoracique) pour les lésions du tiers inférieur de l'œsophage.

La mortalité est inférieure à 5 % mais la morbidité reste élevée, avoisinant les 30 % (fistules anastomotiques, décompensation de cirrhose, complications septiques...).

▶ **Radiothérapie**

À visée palliative ou en néo-adjuvant ou en traitement exclusif en association avec la chimiothérapie. La dose usuelle est de 45 grays.

> **Traitement néo-adjuvant**
> Traitement administré afin de réduire la taille d'une tumeur avant le traitement de première intention qui consiste habituellement en une chirurgie.

▶ **Chimiothérapie**

Les drogues les plus utilisées dans la **chimiothérapie** sont le cysplatine et le 5 fluoro-uracile (5FU) (effet radio-sensibilisant).

▶ **Méthodes endoscopiques**

Elles ont leur intérêt en situation palliative.

Elles comportent :

- les dilatations (à la bougie de Savary ou hydrostatiques au ballonnet) ;
- la mise en place de sonde de gastrostomie à visée d'alimentation ;
- parfois, la mise en place d'endoprothèse à visée palliative.

B. Indications

Les modalités thérapeutiques seront systématiquement discutées en réunion de concertation pluridisciplinaire d'oncologie et dépendent du stade TNM.

- Schématiquement, les patients présentant des lésions classées T1-T2, N0-M0 bénéficieront d'un traitement chirurgical.
- Les patients présentant une lésion T3 et/ou N+ bénéficieront d'une radio-chimiothérapie exclusive ou d'une chirurgie.
- Les autres patients bénéficieront habituellement d'un traitement palliatif (dilatation à la bougie, endoprothèse).

7 Pronostic

Seulement 20 % des patients seront opérables au terme du bilan d'extension.

La survie globale à 5 ans des patients opérés à visée curative est de 20 %.

Les patients présentant une lésion avancée, avec une extension pariétale en profondeur importante et/ou une atteinte ganglionnaire, ont une survie globale à 5 ans de 5 %.

MÉMO

57 Troubles moteurs de l'œsophage

1 Achalasie de l'œsophage

A. Physiopathologie

L'**achalasie** de l'œsophage est en rapport avec une dénervation, de cause inconnue, de l'œsophage à l'origine d'un apéristaltisme de l'œsophage, d'une pression de base du cardia bien souvent élevée et d'une absence de relâchement de celui-ci lors de la déglutition.

B. Signes cliniques

La maladie se manifeste habituellement entre 40 et 60 ans. Le sex-ratio est de 1.
Les symptômes associent une dysphagie paradoxale, parfois douloureuse, correspondant alors à une odynophagie. Elle peut s'accompagner d'un amaigrissement et de régurgitations lorsque la symptomatologie est ancienne.

C. Examens complémentaires

▸ Fibroscopie œsogastroduodénale

Elle permet :
- de s'assurer de l'absence de tumeur de l'œsophage et au niveau de la région sous-cardiale ;
- parfois, de constater un ressaut au franchissement du cardia avec un cardia resserré en « cul-de-poule », une dilatation de l'œsophage dans les formes anciennes avec une stase alimentaire et parfois une œsophagite de stase.

▸ Transit baryté œsophagien

Il montrera un œsophage dilaté en « chaussette » dans les formes anciennes, avec un liquide de stase, d'où le terme de **mégaœsophage** pour définir la maladie.

▸ Manométrie œsophagienne

Examen sur lequel est basé le diagnostic formel qui constate :
- l'apéristaltisme œsophagien ;
- l'absence de relaxation du sphincter inférieur de l'œsophage lors des efforts de déglutition ;
- une pression basale du sphincter inférieur de l'œsophage élevée.

D. Complications

Les complications sont représentées par :
- l'œsophagite de stase ;
- les pneumopathies d'inhalation ;
- le risque de dégénérescence néoplasique.

E. Traitement

▸ Traitement médical

Il sera basé sur l'administration de médicaments myorelaxants tels que les dérivés nitrés, les inhibiteurs calciques.
- Efficacité, habituellement, transitoire et partielle.
- Prescription limitée par leurs effets indésirables (céphalées, hypotension orthostatique principalement).

▸ Traitement endoscopique

Dilatation pneumatique per-endoscopique du cardia.
Le risque de perforation est de 3 %.
La dilatation se fait à l'aveugle avec des ballons de diamètre croissants (35 mm puis 40 mm).
Les résultats sont satisfaisants chez deux tiers des patients en une seule séance et bons dans 80 % des cas avec 2 à 4 séances.

▸ Traitement chirurgical

Cardiomyotomie de Heller. Les résultats sont bons dans 80 à 85 % des cas.

▸ Indications

Chez les patients âgés, on privilégiera les séances de dilatation pneumatique. Chez les patients jeunes, on préférera la cardiomyotomie de Heller en premier.

2 Maladie des spasmes diffus

A. Physiopathologie

La maladie des **spasmes diffus** est proche de l'achalasie de l'œsophage avec une dénervation d'étiologie indéterminée.

B. Signes cliniques

La dysphagie prédomine, parfois associée à des douleurs thoraciques pseudo-angineuses.

C. Examens complémentaires

- Fibroscopie œsogastroduodénale.
- Transit baryté œsophagien.
- Manométrie œsophagienne.

D. Traitement

Le traitement médical à base de dérivés nitrés et d'inhibiteurs calciques est décevant.
La dilatation pneumatique sera proposée si la pression de repos du cardia est élevée.
Les résultats resteront toutefois aléatoires en termes d'efficacité.

MÉMO
58 Tumeurs malignes de l'estomac

1 Rappels anatomo-physiologiques

Voir Cycles de la vie et grandes fonctions.

2 Épidémiologie

A. Quelques chiffres

- L'incidence est de 20 cas pour 100 000 habitants en France, le sex-ratio est de 2.
- L'âge moyen de survenue est de 65-70 ans.
- Facteurs de risque.
- Une alimentation salée, riche en conserves et pauvre en fruits serait favorisante.

B. Terrain prédisposant

Les pathologies pré-disposantes sont :
- la gastrite chronique atrophique ;
- la gastrectomie partielle ;
- les polypes adénomateux gastriques ;
- la **maladie de Ménétrier** ;
- l'ulcère gastrique chronique.

3 Anatomie pathologique

A. Aspect macroscopique

- Il existe trois aspects endoscopiques usuels :
  - ulcéré ;
  - bourgeonnant ;
  - infiltrant.
- Ces trois aspects peuvent être associés.
- Les lésions sont habituellement développées au niveau de la **petite courbure antrale**.

B. Histologie

On distingue principalement les **adénocarcinomes de type intestinal** et les **adénocarcinomes infiltrants** comportant des cellules en bague à chaton appelés également **linite**.
Plus rarement, il peut s'agir de tumeurs stromales gastro-intestinales, de lymphomes, de léiomyosarcomes.

4 Signes cliniques

Le maître symptôme est la **douleur abdominale de siège épigastrique**.

- Parfois :
  - syndrome ulcéreux typique ;
  - altération de l'état général associée.
- Dans les lésions sous-cardiales, le patient pourra se plaindre d'une dysphagie.
- Enfin, parfois révélée par une anémie mixte à la fois carencielle martiale et inflammatoire.
- L'examen clinique sera normal ou permettra de retrouver parfois dans les formes évoluées une hépatomégalie irrégulière, évocatrice de localisations secondaires hépatiques. La palpation du creux sus-claviculaire gauche pourra retrouver un ganglion de Troisier.

5 Examens complémentaires

A. Examens biologiques

- Numération formule sanguine plaquette :
  - ionogramme plasmatique ;
  - bilan hépatique ;
  - dosage des marqueurs tumoraux ACE et Ca 19-9.

ACE : antigène carcino-embryonnaire, marqueur tumoral spécifique des cancers digestifs.
Ca 19-9 : carbohydrate antigène 19-9, marqueur tumoral spécifique du cancer du pancréas, dans une moindre mesure des cancers digestifs.

B. Examens radiologiques

- Radiographie thoracique.
- Échographie abdominale.
- Scanner thoraco-abdominopelvien.

Dans le cadre du bilan d'extension et permettra la stadification de la maladie selon la classification TNM.

C. Examens endoscopiques

- Fibroscopie œso-gastroduodénale.
- Écho-endoscopie gastrique.

D. Autres examens

Parfois, il sera réalisé un Pet-scan, une fibroscopie bronchique avec des explorations fonctionnelles respiratoires, des explorations à visée cardiologique afin de juger du terrain et de l'opérabilité du patient. Ces différentes explorations permettront la stadification du cancer de l'estomac conformément à la classification **TNM**.

6 Traitement

A. Traitement curatif

La gastrectomie associée à un curage ganglionnaire est le seul traitement curatif.

B. Traitement palliatif

- Chimiothérapie à base de 5 Fluoro-uracile et de dérivés de sels de platine, parfois associée à une radiothérapie.
- Dans certaines situations, une gastrectomie totale dite de « propreté » pourra également être proposée.
- Chez les patients inopérables et souffrants d'un cancer antropylorique, on pourra procéder à la mise en place d'une **endoprothèse duodénale**.

7 Pronostic

La survie globale à 5 ans est de 10 %.
Seulement 30 % des patients pourront bénéficier d'un traitement curatif une fois le diagnostic posé. La survie à 5 ans chez ces patients atteindra 20-25 %.

MÉMO

59 Tumeurs malignes colorectales

Les tumeurs malignes colorectales sont les plus fréquentes du tube digestif.

1 Rappels anatomo-physiologiques

Voir Cycles de la vie et grandes fonctions.

2 Épidémiologie

A. Quelques chiffres

L'incidence annuelle est de 30 000 cas par an en France. Ils sont responsables de 15 000 décès annuels.
Il s'agit de la deuxième cause de cancer tous sexes confondus.
L'âge moyen de survenue est de 60 ans. Le sex-ratio est de 1.

B. Facteurs de risque alimentaires

Une alimentation pauvre en fruits et légumes, riche en conserve, serait favorisante.
À l'inverse, une alimentation riche en vitamine D, calcium, serait protectrice.

C. Terrain prédisposant

▸ Sous-groupe à risque très élevé

Ce sont les sujets appartenant à une famille atteinte de **polypose adénomateuse familiale** (PAF) ou de cancer héréditaire non lié à une polypose (syndrome de Lynch ou syndrome HNPCC).
Il s'agit là de maladies à transmission autosomique dominante à forte transmission et pénétrance, de l'ordre de 90 %.

Syndrome HNPCC

Human Nonpolyposis Colorectal Cancer, syndrome caractérisé par la survenue de plusieurs cancers, à la fois digestifs et gynécologiques, dans une même famille en rapport avec des anomalies génétiques.

▸ **Sous-groupe à risque élevé**

- Sujets aux antécédents personnels ou familiaux de cancer colorectal, d'adénomes colorectaux.
- Patients souffrant de **rectocolite ulcéro-hémorragique** ou de **maladie de Crohn**.

▸ **Sous-groupe à risque moyen**

Il s'agit de la majorité de la population. Ils représentent 80 % des cancers colorectaux qui seront consécutifs à des polypes.

Polype
Tumeur bénigne se développant aux dépens de la muqueuse colorectale pouvant parfois dégénérer et évoluer vers le cancer.

3 Anatomie pathologique

A. Aspect macroscopique

- L'aspect macroscopique habituel est celui d'une **formation ulcéro-végétante** dite « en lobe d'oreille ». Moins fréquemment, il peut s'agir d'une **forme infiltrante**.
- Habituellement, localisées au niveau du recto-sigmoïde (75 % des cas). Les autres localisations possibles sont, par ordre décroissant :
  - le colon transverse ;
  - le colon gauche ;
  - l'angle colique droit.

Dans 5 %, il existe une deuxième tumeur synchrone.

B. Histologie

95 % des cancers colorectaux sont des **adénocarcinomes lieberkuhniens** plus ou moins différenciées.
Plus rarement, il peut s'agir de tumeur neuro-endocrine, de sarcome ou de lymphome.

4 Signes cliniques

Le cancer colorectal peut se révéler par des **rectorragies**, un méléna, quelques **anorragies**. Dans les formes avancées, il apparaîtra une altération de l'état général, des troubles du transit avec une **alter-**

nance diarrhée/constipation avec à l'extrême un syndrome occlusif. Le patient pourra se plaindre de vagues douleurs abdominales.

▸ L'examen clinique

- Recherchera une masse à la palpation abdominale, une hépatomégalie dure et irrégulière évocatrice de localisations secondaires hépatiques, un ganglion au niveau du creux sus-claviculaire gauche (ganglion de Troisier).
- Réalisation systématique des touchers pelviens, toucher rectal et toucher vaginal.
- Parfois le cancer colorectal pourra se révéler par une complication :
  - aiguë ;
  - péritonite par perforation.

Rectorragies : évacuation de sang rouge par l'anus.
Anorragies : présence de sang rouge à l'essuyage et sur les selles.

5 Examens complémentaires

A. Examens biologiques

- Numération formule sanguine plaquette.
- Bilan hépatique.
- Dosage des marqueurs tumoraux ACE et Ca 19-9.

L'élévation de ces marqueurs sera un argument indirect pour évoquer le diagnostic. Le suivi du taux d l'ACE permettra de juger d'une éventuelle récidive après chirurgie curatrice.

B. Examens radiologiques

- Radiographie thoracique.
- Échographie abdominale.
- Scanner thoraco-abdominopelvien.
- IRM pelvienne.

C. Examens endoscopiques

- Coloscopie.
- Écho-endoscopie ano-rectale.

D. Autres examens

Parfois, il sera réalisé un Pet-scan, des explorations à visée cardiologique afin de juger du terrain et de l'opérabilité du patient.

E. Stade TNM et classification de Dukes

Au terme de ces différents examens complémentaires, le *staging* de la tumeur sera réalisé et de ce *staging*, dépendra le traitement plus adéquat :

- soit curatif d'emblée ou avec une chimiothérapie, voire une radio-chimiothérapie adjuvante ou néo-adjuvante ;
- soit palliatif dans les situations métastatiques d'emblée.

Classification de Dukes

A	Musculaire muqueuse non franchie
B1	Musculeuse envahie
B2	Atteinte de la séreuse
C1	Atteinte ganglions proximaux
C2	Atteinte ganglions distaux
D	Localisations secondaires à distance (foie, poumon, organes de voisinage)

6 Traitement

A. Méthodes

Le seul traitement curatif du cancer colorectal est la **chirurgie**. Résection de la lésion et curage ganglionnaire dans le même temps.

B. Traitements adjuvants

Ils ont pour but de diminuer les **risques de récidive** à la fois locorégionale et à distance.

Cancer du rectum

Il s'agit de la radiothérapie ou de la radio-chimiothérapie préopératoire.

Cancer du côlon

Une chimiothérapie adjuvante à base de 5FU associé à de l'acide folinique améliore la survie des patients à partir des stades B2 et C de Dukes.

C. Traitements palliatifs

Chimiothérapies et thérapie ciblée

En situation métastatique, une chimiothérapie sera parfois administrée. Il existe différents protocoles à base de 5FU associé à de l'acide folinique et à des dérivés de sels de platine.

Endoscopique

Il s'agit principalement de la mise en place d'endoprothèse colique à visée palliative afin de lever un syndrome occlusif.

7 Pronostic

En fonction de la classification de Dukes, la survie à 5 ans est de :
- 95 % dans les stades A ;
- 75 % dans les stades B ;
- 30 % dans les stades C ;
- 5 % dans les stades D.

60 Occlusions

1 Classification et étiologie

A. Occlusion mécanique

Occlusion par obstruction

Elle peut être en rapport avec :
- une **tumeur intrinsèque** de la paroi intestinale ;
- un **corps étranger** d'origine parasitaire, un phytobézoard ou un volumineux calcul biliaire ;
- une sténose inflammatoire dans un contexte de maladie de Crohn ou dans les suites d'une colite ischémique ;
- une tumeur extrinsèque à l'intestin ;
- un **hématome intra-mural** chez un patient sous anticoagulants.

Occlusion par strangulation

Il s'agit d'un cas de figure plus grave car il se rajoute un phénomène d'ischémie avec risque de nécrose et perforation rapide. On distingue trois mécanismes de strangulation :
- l'étranglement dans un orifice ;
- le **volvulus** : torsion d'un segment intestinal sur son axe mésentérique, soit en raison d'un segment intestinal trop long soit du fait d'une bride ;
- l'invagination ou intussuception définie par la propulsion d'un segment intestinal dans un autre entraînant avec lui son pédicule vasculaire (surtout chez l'enfant).

B. Occlusion fonctionnelle

Elle correspond à **l'iléus paralytique** ou **syndrome d'Ogilvie**.

Les causes :
- habituellement iatrogènes (neuroleptiques, morphiniques), métaboliques (hypokaliémie, hypercalcémie), endocriniennes (hypothyroïdie).
- mais aussi réflexes, notamment en postopératoire ou lors de décompensation cardio-respiratoire chez le patient âgé.

2 Diagnostic

A. Syndrome clinique

Il comporte 4 symptômes principaux :
- la douleur ;
- les vomissements ;
- l'arrêt des matières et des gaz ;
- le ballonnement abdominal ou météorisme abdominal.

Le patient pourra présenter des signes de déshydratation extracellulaires (tachycardie, hypotension artérielle, oligurie...).
L'examen clinique sera attentif notamment aux orifices herniaires. Les touchers pelviens seront systématiques (tumeur rectale sténosante ?)

Tumeur sténosante : tumeur qui rétrécit la lumière colorectale

B. Syndrome biologique

On procédera à la réalisation :
- d'une numération formule sanguine plaquette ;
- d'un bilan de coagulation avec temps de prothrombine, temps de céphaline activée ;
- d'un bilan hépatique avec ASAT, ALAT, PAL, GGT, bilirubine ;
- d'une lipasémie ;
- d'un ionogramme plasmatique ainsi qu'une CRP.

Il existera le plus souvent un syndrome inflammatoire associant une hyperleucocytose à prédominance de polynucléaires neutrophiles et une élévation de la protéine C réactive (CRP).
Les transaminases, les phosphatases alcalines (PAL), seront normales.
La lipasémie sera élevée si l'occlusion est fonctionnelle consécutive à une pancréatite aiguë par exemple.
Parfois, on associera un dosage des marqueurs tumoraux ACE et Ca 19-9, notamment si une lésion néoplasique colique est suspectée.

C. Syndrome radiologique

- **Radiographie d'abdomen sans préparation (ASP)** : debout de face, cet examen radiologique permet de voir des niveaux hydroaériques. Les niveaux centraux plus larges que hauts sont évocateurs d'une occlusion du grêle. Les niveaux périphériques, plus hauts que larges, sont évocateurs d'une occlusion colique.

- **Scanner abdominopelvien** : il complétera le bilan radiologique, confirmera l'occlusion, en précisera la nature (obstruction, strangulation...) et la topographie exacte.
- **Endoscopie digestive** : il s'agira le plus communément de la rectosigmoïdoscopie dans les occlusions coliques basses.

3 Complications

Un syndrome occlusif non pris en charge à temps pourra entraîner un choc septique, une péritonite stercorale par perforation colique. Il s'agit d'une **urgence médico-chirurgicale**.

4 Traitement

A. Occlusions organiques

Le traitement sera médico-chirurgical.

- Sonde naso-gastrique en aspiration douce et correction des désordres hydro-électrolytiques éventuels par perfusion de solutés adaptés.
- Parallèlement un bilan préopératoire sera effectué afin d'amener le patient au bloc opératoire dans les meilleures conditions.
- En fonction de l'étiologie suspectée, une double antibiothérapie probabiliste sera administrée par voie intraveineuse.
- Une laparotomie médiane permettra de découvrir l'obstacle à l'origine de l'occlusion (brides, tumeurs...) parfois suivie d'une résection intestinale plus ou moins étendue avec ou sans rétablissement de continuité.
- Chez les patients inopérables, on pourra procéder à la mise en place d'une prothèse colique à visée décompressive afin d'éviter la colostomie.

B. Occlusions fonctionnelles

Le traitement sera le plus souvent médical, associant la correction d'éventuels désordres hydro-électrolytiques par une hydratation adéquate, la mise en place d'une sonde naso-gastrique en aspiration douce et parfois l'administration de médicaments stimulant le péristaltisme.

61 Colique hépatique, cholécystite, angiocholite

1 Rappels anatomo-physiologiques

- 80 % des calculs sont mixtes à base de bilirubinate de calcium et de cholestérol et seront donc radio-opaques.
- 15 % seront des calculs de cholestérol pur et donc radio-transparents.
- 5 % peuvent être pigmentaires ou cholestéroliques.
- Les facteurs favorisant sont essentiellement :
  - l'âge (la cinquantaine) ;
  - le sexe féminin ;
  - la grossesse ;
  - la contraception hormonale.

Les lithiases biliaires

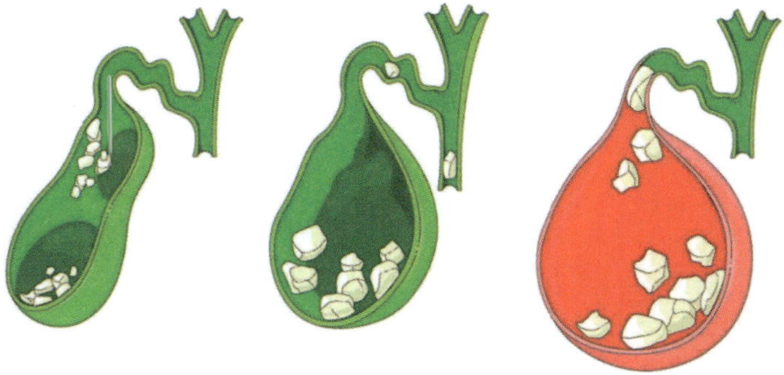

2 Signes cliniques

La symptomatologie est le plus souvent commune aux trois pathologies : **colique hépatique**, **cholécystite** et **angiocholite**.

A. Symptômes

- La douleur est le maître symptôme :
  - de siège épigastrique, avec des irradiations latérales vers l'hypochondre droit ou l'hypochondre gauche, parfois postérieures transfixiantes ;
  - non calmée par prise alimentaire, parfois calmée par l'antéflexion, l'aspirine ;
  - peut être déclenchée par la palpation de l'hypochondre droit. Il s'agira alors du **signe de Murphy**.
- **Altération de l'état général :**
  - asthénie, anorexie et amaigrissement.
- En cas de tableau infectieux franc, le patient pourra être fébrile.
- **Ictère choléstasique :**
  - le plus souvent en rapport avec une obstruction de la voie biliaire principale par un calcul : progressif, sans fièvre, avec un **hydrocholécyste**.

B. Entités nosologiques

- **Colique hépatique :** les symptômes se limiteront à des épisodes douloureux abdominaux avec des douleurs abdominales prédominant en hypochondre droit, irradiant en inter-scapulaire.
- Le patient sera apyrétique.
- **Cholécystite :** mêmes symptômes que précédemment avec, en plus, de la fièvre et un signe de Murphy.
- **Angiocholite :** l'angiocholite associera la triade douleur, fièvre, ictère s'installant habituellement sur 24 à 48 heures.
- Il s'agit de la **triade de Charcot**.

3 Examens cliniques

A. Examens biologiques

- On procédera à la réalisation :
  - d'une numération formule sanguine plaquette ;
  - d'un bilan de coagulation avec temps de prothrombine, temps de céphaline activée ;

- d'un bilan hépatique avec ASAT, ALAT, PAL, GGT, bilirubine ;
- d'une lipasémie ;
- d'un ionogramme plasmatique ainsi qu'une CRP.

Il existe le plus souvent un **syndrome inflammatoire** associant une hyperleucocytose à prédominance de polynucléaires neutrophiles et une élévation de la protéine C réactive (CRP).

B. Examens radiologiques

- Radiographie sans préparation de l'abdomen (ASP).
- Échographie abdominale.
- Scanner abdominopelvien.
- **Bili-IRM** et **pancréato-IRM**.

C. Examens endoscopiques

- Écho-endoscopie bilio-pancréatique.
- Cathétérisme rétrograde endoscopique.

4 Complications

- **Péritonite biliaire** : la complication principale est représentée par la péritonite biliaire due à la rupture de la vésicule dans la cavité péritonéale.
- **Abcès sous-hépatique** : il se traduira par une persistance de la fièvre, des douleurs abdominales et une aggravation du syndrome inflammatoire biologique.
- **Fistules bilio-digestives :** consécutives à la rupture de la vésicule biliaire dans le duodénum (**fistule cholécysto-duodénale**) ou le colon (fistule **cholécysto-colique**). Elles pourront occasionner un iléus biliaire.

5 Traitement

A. Traitement médical

- La lithiase vésiculaire asymptomatique ne justifie d'aucun traitement, ni même d'une surveillance.
- La colique hépatique justifiera d'emblée d'une cholécystectomie réglée.
- La cholécystite et l'angiocholite aiguë lithiasique justifieront d'un traitement médical qui consistera à « refroidir » le tableau médical avec une double antibiothérapie probabiliste par voie intraveineuse

adaptée aux germes les plus fréquents (*Escherichia coli*, *Klebsiella*, *Proteus*...), associé à des antalgiques et des antispasmodiques par voie intraveineuse également.

B. Traitement chirurgical

La cholécystectomie est le traitement curatif.

C. Traitement endoscopique

Il s'agit du cathétérisme rétrograde endoscopique.
Il sera fait à visée thérapeutique dans le traitement de l'angiocholite aiguë lithiasique ou lors d'une cholécystite chez un patient présentant également un calcul cholédocien enclavé.

MÉMO 62 Pancréatite aiguë, pancréatite chronique

1 Signes cliniques

La symptomatologie est le plus souvent commune aux deux pathologies : pancréatite aiguë, pancréatite chronique.

A. Symptômes

- **Douleur** :
  - habituellement épigastrique ;
  - possibles irradiations latérales ;
  - non calmée par la prise alimentaire mais est habituellement calmée par l'anté-flexion et les anti-inflammatoires non stéroïdiens dont l'aspirine.
- **Altération de l'état général** :
  - association à un degré variable d'asthénie, d'anorexie et/ou d'amaigrissement.
- **Ictère choléstasique**, en rapport avec une obstruction des voies biliaires par un calcul cholédocien dans la pancréatite aiguë biliaire, ou en lien avec une compression de la voie biliaire principale par une tête du pancréas pathologique :
  - progressif, sans fièvre, avec un hydrocholécyste.

Autres symptômes

- **Syndrome dyspeptique** (inconfort abdominal postprandial).
- **Stéatorrhée** (selles graisseuses témoignant d'une éventuelle mal-digestion pancréatique).

B. Entités nosologiques

Pancréatite aiguë

La **pancréatite aiguë** correspond à une inflammation aiguë du pancréas. La gravité de la pancréatite aiguë sera établie selon la **classification de Ranson**.

La pancréatite aiguë sera considérée comme grave si le score de Ranson est supérieur ou égal à 3.

- Dans 80 % des cas, la pancréatite sera bénigne.
- Dans 20 % des cas, elle sera grave.

▸ **Pancréatite chronique**

La **pancréatite chronique** correspond à une involution scléreuse du pancréas.

Il existe une franche prédominance masculine.

L'âge moyen d'apparition des symptômes est de 38 ans.

L'alcool en est à l'origine dans 80 % des cas.

Le maître symptôme sera la douleur pancréatique.

2 Examens complémentaires

A. Examens biologiques

- On procédera à la réalisation :
  - d'une numération formule sanguine plaquette ;
  - d'un bilan de coagulation avec temps de prothrombine, temps de céphaline activée ;
  - d'un bilan hépatique avec ASAT, ALAT, PAL, GGT, bilirubine ;
  - d'une lipasémie ;
  - d'un ionogramme plasmatique ainsi qu'une CRP.
- Dans la pancréatite aiguë comme la pancréatite chronique, il existe le plus souvent un **syndrome inflammatoire** associant une hyperleucocytose à prédominance de polynucléaires neutrophiles et une élévation de la protéine C réactive (CRP).
- Les transaminases, les phosphatases alcalines (PAL), seront normales ou modérément augmentées, voire très augmentées dans la pancréatite aiguë biliaire si une angiocholite aiguë lithiasique est associée.
- La lipasémie sera élevée dans la pancréatite aiguë. Elle sera considérée comme significative si supérieure à trois fois la normale.
- Parfois, on associera un dosage des marqueurs tumoraux ACE et Ca 19-9 notamment si une **lésion néoplasique pancréatique** est suspectée.

B. Examens radiologiques

- Radiographie sans préparation de l'abdomen (ASP).
- Échographie abdominale.
- Scanner abdominopelvien.
- Il permettra de confirmer la pancréatite aiguë sur le plan radiologique et établira alors sa gravite selon le **score de Balthazar**. À partir du stade C, la pancréatite sera considérée comme grave.

Score de Balthazar

A	Pancréas normal
B	Pancréas œdémateux
C	Pancréatite nécrotique sans coulées de nécrose
D	Pancréatite nécrotique avec au moins une coulée de nécrose
E	Pancréatite nécrotique avec plusieurs coulées de nécrose

- **Bili-IRM et pancréato-IRM** : ces examens de disponibilité récente permettront de faire une cartographie des voies biliaires et pancréatiques lorsque les examens radiologiques usuels seront pris à défaut.

C. Examens endoscopiques

- Écho-endoscopie bilio-pancréatique.
- Cathétérisme rétrograde endoscopique.

3 Nosologie

A. Pancréatite aiguë

La **pancréatite aiguë** correspond à une inflammation aiguë du pancréas.
Les causes sont majoritairement représentées par les calculs (40 %), l'alcool (40 %). Les causes plus rares sont médicamenteuses (azathioprine, furosémide, aminosalycilés...), métaboliques (hypertriglycéridémies, hypercalcémie).

B. Pancréatite chronique

Elle correspond à une involution scléreuse du pancréas. Il existe une franche prédominance masculine. L'âge moyen d'apparition des symptômes est de 38 ans.
- L'alcool en est à l'origine dans 80 % des cas.
- Il existe d'autres causes plus rares telles que l'hypercalcémie, des formes familiales, la mucoviscidose ou la malnutrition.
- Dans 10 % des cas, la cause sera inconnue.
- Le maître symptôme sera la douleur pancréatique.

- Vers la cinquantaine, il apparaîtra un diabète avec parfois un syndrome diarrhéique en rapport avec une mal-digestion pancréatique.
- La biologie sera subnormale avec une élévation fugace de la lipasémie lors des crises douloureuses parfois associée à un discret syndrome inflammatoire.
- Le diagnostic sera fait par l'échographie abdominale qui montrera des calcifications pancréatiques ainsi qu'une dilatation du canal de Wirsung.
- Un scanner abdominopelvien montrera les mêmes éléments avec parfois une dilatation monoliforme du canal de Wirsung.

4 Traitement

A. Pancréatite aiguë

- D'abord symptomatique, associant une mise à jeun, une hydratation adéquate par voie intraveineuse, l'administration d'antalgiques et d'antispasmodiques par voie intraveineuse également.
- Si une angiocholite aiguë lithiasique est associée ou une cholécystite, une antibiothérapie par voie intraveineuse sera également nécessaire.
- Dans les pancréatites aiguës graves, Ranson supérieure ou égale à 3 ou score de Balthazar C, une mise à jeun de longue durée sera nécessaire et justifiera alors une nutrition entérale voire parentérale.

B. Pancréatite chronique

Avant tout, il faudra obtenir l'abstinence alcoolique.

Les épisodes de pancréatite aiguë seront traités au coup par coup selon les modalités décrites précédemment.

L'administration d'enzymes pancréatiques sera nécessairement associée à l'administration d'antalgiques, parfois de palier 2, avec toutefois un risque de dépendance.

MÉMO 63 Tumeurs malignes du pancréas

1 Épidémiologie

A. Quelques chiffres

- La survie à 5 ans est de 15 %.
- Le sex-ratio est de 1.
- Il s'agit du 5e cancer digestif en termes de fréquence dans les pays industrialisés.

B. Facteurs de risque

- Le seul facteur de risque reconnu est le tabagisme.
- La pancréatite chronique calcifiante pourrait être un facteur favorisant avec un risque estimé à 3 %.

2 Clinique

A. Symptômes

- **Douleur** :
  - de siège habituellement épigastrique.
  - possibles irradiations latérales.
  - non calmée par la prise alimentaire mais habituellement calmée par l'anté-flexion et les anti-inflammatoires non stéroïdiens dont l'aspirine.
- **Altération de l'état général :** association à un degré variable d'asthénie, d'anorexie et/ou d'amaigrissement, souvent associée à un syndrome dépressif.
- **Ictère cholestasique**
  - en rapport avec une obstruction des voies biliaires en lien avec une compression de la voie biliaire principale par une tumeur de la tête du pancréas :
  - progressif, sans fièvre, avec un **hydrocholécyste**.

Les urines seront foncées, les selles décolorées. Il s'y associera parfois un prurit.

B. Examen clinique

L'examen clinique sera le plus souvent normal.
Parfois, dans les cancers métastatiques d'emblée, il pourra être retrouvé une **hépatomégalie** irrégulière évocatrice de localisations secondaires hépatiques.
Il pourra également être retrouvé un ganglion de Troisier.

3 Examens complémentaires

A. Examens biologiques

- On procédera à la réalisation :
  - d'une numération formule sanguine plaquette ;
  - d'un bilan de coagulation avec temps de prothrombine, temps de céphaline activée ;
  - d'un bilan hépatique avec ASAT, ALAT, PAL, GGT, bilirubine ;
  - d'une lipasémie ;
  - d'un ionogramme plasmatique ainsi qu'une CRP.
- Les transaminases, les phosphatases alcalines (PAL), seront normales ou modérément augmentées, voire très augmentées, dans les compressions de la voie biliaire principale par une tumeur de la tête pancréatique.
- La lipasémie sera élevée si la tumeur se révèle par une pancréatite aiguë. Elle sera considérée comme significative si supérieure à trois fois la normale.
- On associera un dosage des marqueurs tumoraux ACE et Ca 19-9. Le Ca 19-9 est plus spécifique du pancréas que l'ACE. Un taux supérieur à 2 000 UI/mL est considéré comme pathognomonique dans le cancer du pancréas.

B. Examens radiologiques

- Échographie abdominale : visée diagnostique.
- Scanner thoraco-abdominopelvien : visée diagnostique.
- Bili-IRM et pancréato-IRM : visée diagnostique.

C. Endoscopiques

- Écho-endoscopie bilio-pancréatique : visée diagnostique.
- Cathétérisme rétrograde endoscopique.

Il sera fait à visée palliative afin de procéder à la mise en place d'une endoprothèse biliaire plastique ou métallique en cas de compression des voies biliaires dans le traitement de l'ictère chez les patients non opérables.

4 Traitement

A. Traitement curatif

- Le traitement curatif est chirurgical et consistera en :
  - une spléno-pancréatectomie caudale dans les tumeurs de la queue du pancréas ;
  - une duodéno-pancréatectomie céphalique dans les tumeurs de la tête du pancréas.

Il sera suivi d'une triple anastomose bilio-digestive, pancréatico-digestive et gastro-jejunale.

B. Traitement palliatif

▶ Traitement chirurgical

Chez les patients jeunes et en bon état général, on proposera la réalisation d'une double dérivation digestive et biliaire en laissant la tumeur primitive en place.

▶ Traitement médical

Le traitement médical à visée palliative consistera en l'administration d'une chimiothérapie par gemcitabine, voire d'une radio-chimiothérapie.

▶ Traitement endoscopique

Chez les patients non opérables : endoprothèse biliaire plastique ou métallique dans le traitement de l'ictère en rapport avec une compression de la voie biliaire principale et d'une endoprothèse duodénale dans le traitement d'une compression extrinsèque du cadre duodénal par le processus tumoral céphalique pancréatique.

MÉMO

64 Obstruction du haut appareil

1 Physiopathologie

A. La lithogénèse

C'est la formation de **calcul** (lithiase : maladie qui produit des calculs) dans les reins ou dans les voies urinaires.

- La formation des lithiases est schématisée en quatre étapes :
  - la cristallisation ou nucléation : c'est le passage des sels dissous d'une phase liquide à une phase solide. C'est la formation des cristaux ;
  - la croissance des cristaux ;
  - l'agrégation des cristaux ;
  - la fixation des cristaux au niveau des papilles ou des tubes collecteurs.
- Ces différentes étapes sont conditionnées par différents facteurs. Les deux principaux sont liés à une **diurèse insuffisante** (< à 1,5 l/j) et à une **excrétion urinaire accrue de solutés d'origine organique ou minérale**.

B. Type de lithiases

Répartition des différents types chimiques de lithiase

Oxalate de calcium	75 %
Phosphate de calcium	15 %
Lithiase urique	6 %
Lithiase phospho-ammoniacomagnésienne (struvite)	2 %
Lithiase cystinique	1 %
Lithiases médicamenteuses	1 %

2 Lithiase

A. Épidémiologie

- Dans les pays industrialisés, la lithiase urinaire concerne 5 % des femmes et 10 % des hommes.
- En France, près de 2 millions de personnes sont porteuses de lithiases et parmi elles, 5 à 10 % sont symptomatiques (coliques néphrétiques, infections, insuffisance rénale...).
- L'âge moyen de découverte de la maladie lithiasique se situe entre 30 et 50 ans.
- Le sexe ratio est en moyenne de deux hommes pour une femme.

B. Signes cliniques

- **La crise de colique néphrétique** : la colique néphrétique est un syndrome douloureux traduisant une obstruction de la voie excrétrice supérieure. Cette douleur est intense, aiguë, brutale et non calmée par une position antalgique. Elle est de siège lombaire, unilatérale (du côté du calcul) et irradie classiquement vers les organes génitaux externes (bourses, gland, grandes lèvres) ou la face interne de la cuisse.
- **L'infection urinaire** : infection urinaire basse (cystite) ou pyélonéphrite (infection du rein) compliquant une colique néphrétique.
- **L'hématurie** (sang dans les urines).
- **L'examen clinique** : il est assez pauvre, il faut rechercher des signes de gravité (fièvre, anurie et des signes de choc).

C. Examens complémentaires

- **Examens biologiques** : la bandelette urinaire ; l'examen cytobactériologique des urines (ECBU) ; un bilan métabolique réalisé à distance ; une analyse du calcul.
- **Examens radiologiques** : ASP (abdomen sans préparation) ; échographie rénale ; UIV (urographie intra veineuse) ; TDM (tomodensitométrie).

En pratique courante, au cours d'une colique néphrétique, une ASP et une échographie rénale sont demandées en première intention. En cas de doute diagnostic, un scanner abdomino-pelvien est réalisé.

D. Complications

- **Colique néphrétique grave** :
  - colique néphrétique fébrile ou pyélonéphrite obstructive ;
  - colique néphrétique et anurie (absence de diurèse) ;
  - colique néphrétique hyper-algique : crises à répétitions résistantes au traitement IV.

  Dans ces 3 situations, une dérivation des urines en urgence est nécessaire.
- Complications tardives :
  - destruction progressive du parenchyme rénal par une obstruction chronique, à terme risque d'insuffisance rénale chronique ;
  - infection urinaire chronique.

▶ Traitement de la colique néphrétique

Le but premier du traitement est de calmer la douleur du patient. Les apports hydriques doivent être adaptés à la soif et à la diurèse du patient (< 1,5 l/j), il ne faut pas qu'il souffre de déshydratation au décours de la crise.

- Les anti-inflammatoires non stéroïdiens (AINS) sont à débuter en première intention : **Kétoprofène** (PROFÉNID®°).
- On y associe des antalgiques de pallier I type **paracétamol**.
- Parfois on peut passer au chlorhydrate de morphine titrée en cas de douleur rebelle.
- Si le patient est toujours algique malgré le traitement, il sera alors hospitalisé.
- Un drainage des voies urinaires en urgence sera réalisé en cas de :
  - colique néphrétique hyper-algique résistante au traitement ;
  - colique néphrétique fébrile (pyélonéphrite obstructive) ;
  - anurie (absence de diurèse) surtout en cas de rein unique.
- La dérivation en urgence peut être réalisée selon deux techniques :
  - mise en place d'une endoprothèse par voie rétrograde (JJ) ;
  - pose d'une néphrostomie par voie percutanée.

▶ Traitement médical de la lithiase

Le but du traitement est d'éviter la récidive. Il est basé sur la cure de diurèse (2 l d'eau par jour), la correction des facteurs favorisant ainsi que les anomalies métaboliques. À ces mesures hygiéno-diététiques sont associés des traitements médicamenteux (allopurinol, thiazidique, D-pénicillamine...).

Traitement chirurgical

Le traitement chirurgical est indiqué à distance de la crise de colique néphrétique et si le calcul responsable n'a pas été évacué spontanément. Il se discute alors le choix de la meilleure technique à utiliser pour l'évacuer.

- La **lithotritie extracorporelle ou LEC** (fragmentation du calcul par l'effet d'ondes de choc) : elle est indiquée préférentiellement pour les calculs rénaux de moins de 15 mm.
- La **néphrolithotomie percutanée (NLPC)** : cette intervention est réservée aux calculs volumineux de plus 20 mm, les calculs coralliformes (calculs moulant les cavités rénales) et aux échecs de la LEC.
- L'**urétéroscopie** : pour les calculs enclavés dans l'uretère et les calculs rénaux situés dans les calices inférieurs.
- La chirurgie ouverte (très peu utilisée).

65 Obstruction du bas appareil

1 Anatomie

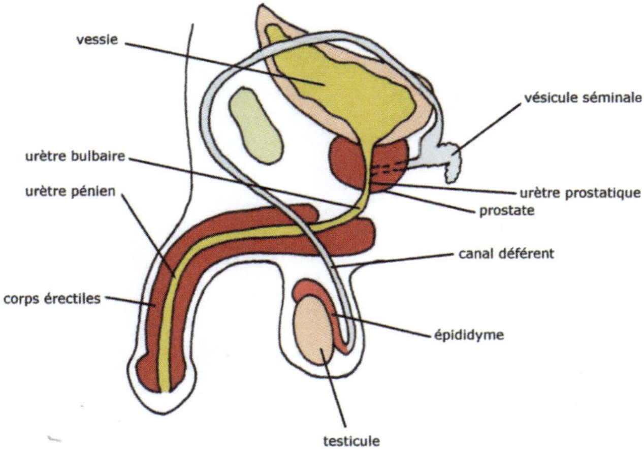

2 Rétention aiguë d'urine

▸ Définition

C'est l'incapacité totale à uriner (malgré un besoin pressant et douloureux) et qui survient de façon brutale.

L'étiologie principale chez l'homme est l'hypertrophie bénigne de la prostate.

▸ Signes cliniques

Douleur sus-pubienne, le besoin d'uriner est permanent mais le patient n'arrive à émettre que quelques gouttes d'urines, il faut rechercher un globe vésical et réaliser un toucher rectal.

▸ Examens complémentaires

En urgence, il faut demander un bilan sanguin (créatinine sanguine, une NFS, TP-TCA et un PSA), un ECBU (examen cytobactériologique des urines) et une échographie réno-vésicale.

▶ **Traitement**

La rétention aiguë des urines nécessite un drainage de la vessie en urgence pour soulager le patient. L'évacuation des urines peut être réalisée de 2 manières : sondage vésical ou cathéter sus-pubien.
Après le drainage des urines (sondage ou cathéter), si le patient présente une insuffisance rénale ou un syndrome septique, une hospitalisation est nécessaire. Le traitement de la cause sera réalisé dans un second temps (résection trans-urétrale de prostate ou cure de prolapsus par exemple).

3 Rétention chronique d'urine

Définition : c'est la vidange incomplète de la vessie après la miction entraînant un résidu post mictionnel. Ce phénomène évolue de façon chronique (sur plusieurs années) par opposition à la rétention aiguë qui survient de façon brutale.

A. Signes cliniques

Le patient présente des troubles mictionnels à type de pollakiurie, dysurie et de miction par regorgement. L'examen clinique retrouve un globe vésical chronique (masse sus-pubienne, mate à la percussion, INDOLORE et qui survient de façon progressive).

B. Complications

- Infections urinaires (vessie et reins), calculs vésicaux, diverticules vésicaux et insuffisance rénale (stade ultime de la rétention chronique).

C. Examens complémentaires

- L'échographie des voies urinaires et examens biologiques (créatinine sanguine, ECBU et PSA).

D. Causes

- Hypertrophie bénigne de la prostate (cause la plus fréquente).
- Cancer de prostate.
- Sténose de l'urètre.

E. Traitement

- Assurer la vidange vésicale par drainage : sondage vésicale ou cathéter sus-pubien (en cas de sténose de l'urètre).
- Traitement spécifique de l'étiologie (cause).
- Traitement des complications.

MÉMO 66 Cibles et choix des antibiotiques

Sont considérés comme antibiotiques « tous les composés chimiques, élaborés par un organisme vivant ou produits par synthèse, à coefficient chimiothérapeutique élevé dont l'activité thérapeutique se manifeste à très faible dose d'une manière spécifique, par l'inhibition de certains processus vitaux, à l'égard des micro-organismes ou même de certains êtres pluricellulaires ».

1 Cibles des molécules antibiotiques

Les antibiotiques agissent de façon très variée au niveau des cibles bactériennes. Les cibles sont les organites de la cellule bactérienne ou certaines fonctions métaboliques.

Cibles de l'action des antibiotiques sur la cellule bactérienne

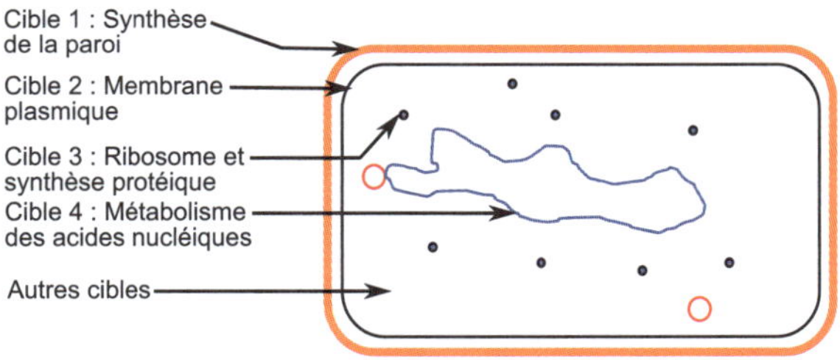

L'arsenal des antibiotiques disponibles actuellement comprend de très nombreuses molécules, variées selon leur mécanisme d'action sur les cibles présentes au sein de la bactérie. Les principales cibles des médicaments antibiotiques sont :

Paroi	Cyclosérine, bacitracine, glycopeptides, β-lactamines (pénicillines, céphalosporines)
Membrane plasmique	Colistine, daptomycine

Ribosomes	Sous-unité 50S	Phénicolés, macrolides et apparentés, linézolide
	Sous-unité 30S	Cyclines, aminoglycosides et apparentés, linézolide
Acides nucléiques	Inhibiteurs ARN polymérase	Ansamycines (rifamycines)
	Inhibiteurs topoisomérases	Quinolones
	Inhibiteurs de l'acide folique	Sulfamides et triméthoprime

2 Choix d'un antibiotique

Le choix d'un antibiotique tient compte de plusieurs critères.

- Le spectre d'activité de l'antibiotique : il correspond à l'ensemble des bactéries sur lesquelles l'antibiotique pourra être actif.
- La bactérie responsable : il s'agit soit d'une bactérie suspectée, soit d'une bactérie identifiée.
- La capacité de diffusion de l'antibiotique et son aptitude à atteindre le siège de l'infection.
- L'état et l'âge du patient.
- Le degré de sévérité de la pathologie infectieuse.

3 Précautions liées au traitement antibiotique

- Avant la mise en place du traitement, il faudra veiller à effectuer, si nécessaire, tous les prélèvements microbiologiques dont les résultats seraient faussés si le traitement était administré en amont.
- Le questionnement du patient permettra de vérifier l'absence de terrain allergique connu ou de pathologies contre-indiquant une voie d'administration, pour éviter l'apparition d'effets indésirables (diarrhées, nausées, vomissements, accidents de type anaphylactoïde) liés à la prise d'antibiotiques dont on connait les risques de survenue.
- La prescription doit indiquer de manière précise les durées, fréquences et doses à administrer au patient ainsi que les modalités de protocole qui pourraient être propres à un patient.

- Sous traitement antibiotique, il sera nécessaire de mettre en place une surveillance du patient. En particulier, le personnel médical ou infirmier devra repérer tout signe présenté par le patient qui indiquerait un traitement antibiotique à l'origine d'effets indésirables ou d'un échec thérapeutique. L'état général du patient et sa température seront soumis à une surveillance étroite.

4 Adaptation de la voie d'administration de l'antibiotique

Le choix de la meilleure voie d'administration pour un patient dépend de :

L'urgence de la mise en place du **traitement** (priorité pour les voies parentérales).

La **localisation** du site de l'infection : ne pas utiliser une voie d'administration qui ne permet pas d'atteindre le site infectieux (voie intraveineuse privilégiée lorsque le site est difficilement atteignable).

L'existence de **pathologies** ou **dysfonctionnements** présents chez le patient qui pourraient entraver l'utilisation particulière d'une voie d'administration (mauvaise déglutition, vomissements fréquents, état comateux => voie orale interdite).

L'apparition d'**interactions médicamenteuses potentielles** : les médicaments anticoagulants de type antivitamines K (AVK) contre-indiquent la voie intramusculaire pour administrer l'antibiotique.

La **diversité des formes galéniques** pour une molécule **antibiotique** disponibles pour les prescripteurs : certains antibiotiques n'existent que sous des formes galéniques à usage parentéral, notamment pour des raisons pharmacocinétiques.

MÉMO 67 Pénicillines

Outre les pénicillines, la famille des β-lactamines comprend différents groupes d'antibiotiques : les céphalosporines, les pénèmes et les monobactams.

1 Spectre d'action

Les pénicillines sont des antibiotiques bactéricides.

Les **pénicillines naturelles** (**pénicillines G et V**), présentent un spectre d'action étroit limité aux bactéries Gram + car elles sont très sensibles aux pénicillinases (enzymes présentes chez les bactéries Gram - et chez *Staphylococcus aureus*).

Les **pénicillines d'hémisynthèse** ultérieures montrent :

- une résistance aux pénicillinases : il s'agit des **pénicillines M**. Leur spectre reste étroit (spectre d'action non élargi aux bactéries Gram -).
- un élargissement du spectre d'action : **pénicillines à spectre élargi**.

Les **carboxypénicillines** (**ticarcilline**) et **uréidopénicillines** (**pipéracilline**) se différencient par un spectre d'action plus étendu, notamment à *Pseudomonas aeruginosa*.

2 Indications

Les pénicillines sont indiquées dans le traitement des infections à germes sensibles :

- les infections ORL,
- les infections urinaires,
- les méningites et endocardites.

3 Effets indésirables

En général, les traitements à base de pénicillines sont bien tolérés par les patients même à fortes doses.

Les principaux effets indésirables répertoriés sont les manifestations allergiques (urticaire, réactions anaphylactiques) et les manifestations systémiques (diarrhées le plus souvent, nausées et vomissements, éruptions non spécifiques, convulsions et encéphalopathie, élévations des transaminases, anémie hémolytique, néphrites).

4 Contre-indications et interactions médicamenteuses

- Les pénicillines sont contre-indiquées chez les patients ayant des antécédents allergiques à ces antibiotiques.
- L'**allopurinol** augmente le risque de réactions cutanées.
- L'effet des **anticoagulants oraux** peut varier (surveiller l'INR).
- La sécrétion rénale du **méthotrexate** est bloquée par les pénicillines, exposant à une augmentation des effets hématologiques du médicament cytotoxique.

  Lors de la grossesse

Les bêtalactamines traversent la barrière foetoplacentaire (**20 à 30 %**) et se retrouvent à taux élevés dans le **cordon ombilical** et le **liquide amniotique**.

Elles sont largement utilisées et n'ont pas montré d'effet toxique ou malformatif particulier.

5 Principaux médicaments

DCI	Nom commercial et présentations
PÉNICILLINES G et V	
Benzyl pénicilline (Pénicilline G)	PÉNICILLINE G injectable
Benzathine benzylpénicilline (Pén. G retard)	BENZATHINE BENZYLPENICILLINE injectable
Phénoxyméthylpénicilline (Pénicilline V)	ORACILLINE comprimés, suspension buvable
PÉNICILLINES M	
Oxacilline (Pénicilline M)	BRISTOPEN injectable IV
Cloxacilline (Pénicilline M)	ORBÉNINE injectable IV, gélules CLOXACILLINE injectable IV
PÉNICILLINES à spectre élargi	
Ampicilline + Sulbactam	UNACIM injectable IM/IV
Amoxicilline	CLAMOXYL comprimés, gélules, susp. buvable, injectable IM/IV AMODEX gélules, susp. buvable

DCI	Nom commercial et présentations
Amoxicilline + Acide clavulanique	AUGMENTIN comprimés, suspension buvable, injectable IV
Pivmécillinam	SÉLEXID comprimés
Témocilline	NEGABAN injectable
N-ACYLPÉNICILLINES	
Pipéracilline	PIPÉRACILLINE injectable IM/IV
Pipéracilline + Tazobactam	TAZOCILLINE injectable perf.
Ticarcilline	TICARPEN injectable IV
Ticarcilline + Acide clavulanique	TIMENTIN injectable IV

Conseils et surveillance IDE :

- Signaler les manifestations allergiques à son médecin (urticaire, rhinite, asthme...).
- Informer sur le risque de déséquilibre de flore intestinale avec diarrhée (possibilité d'associer une préparation à base de levure).
- Insister sur la nécessité de prendre le traitement pendant toute la durée prescrite, sans interruption à l'initiative du patient.

MÉMO

68 Céphalosporines

Les céphlosporines sont la deuxième classe de β-lactamines bactéricides.
Le noyau céphène constitue la structure de base du groupe des céphalosporines ou acide 7, amino-céphalosporinique. La première molécule de ce groupe a été extraite à partir de *Cephalorium acremonium.*

1 Spectre d'action

- Les céphalosporines de 1re génération possèdent un spectre dirigé vers les bactéries Gram+ sensibles, sauf *Staphylococcus aureus* (SARM).
- Celles de 2e génération possèdent un spectre élargi contre certaines bactéries Gram- et contre les anaérobies.
- Les céphalosporines de 3e génération ont un spectre élargi aux bactéries Gram- car plus stables aux β-lactamases (*Pseudomonas aeruginosa*). Leur activité contre les bactéries Gram+ est néanmoins diminuée par rapport à la 2e génération.
- Les céphalosporines de 4e génération dites « à un spectre élargi » ont un spectre élargi aux bactéries Gram-. Elles possèdent une activité sur les entérobactéries ayant acquis une résistance (hyperproduction de céphalosporinases) aux molécules de 3e génération.

2 Indications

- Les céphalosporines de 1re génération sont indiquées dans les infections des voies respiratoires. Elles sont indiquées, en association avec les aminosides, dans les infections urinaires et péritonéales.
- Les céphalosporines de 2e génération sont utilisées dans les infections ORL, urinaires et ostéoarticulaires. Elles sont moins actives sur les bactéries Gram+. Elles sont inactives contre les bactéries qui sécrètent une β-lactamase.

- Les céphalosporines de 3e génération par voie orale sont indiquées dans les infections respiratoires hautes, les otites moyennes chez l'enfant. Les formes injectables et celles « à spectre élargi » sont réservées au traitement d'infections sévères et infections nosocomiales. Il s'agit d'infections méningées, et des infections à germes résistants aux β-lactamines ou à germes multirésistants (SARM).

3 Effets indésirables

Les céphalosporines sont bien tolérées. Les effets indésirables observés sont :
- des manifestations allergiques (réactions cutanées) ;
- des manifestations systémiques plus rares (thrombocytopénies, anémie hémolytique, crises convulsives, néphrotoxicité).

4 Contre-indications et interactions médicamenteuses

Les céphalosporines sont contre-indiquées chez les patients ayant des antécédents allergiques à ces antibiotiques ou en cas d'insuffisance rénale sévère (C1G).

L'effet des **anticoagulants oraux** peut être augmenté (surveiller l'INR).

Les **antiacides** diminuent la biodisponibilité orale des céphalosporines.

5 Principaux médicaments

DCI	Nom commercial et présentations
CÉPHALOSPORINES DE 1re GÉNÉRATION	
Céfaclor	ALFATIL cp LP, gél., susp. buv.
Céfadroxyl	CEFRADOXIL cp, gél.
Céfalexine	KÉFORAL cp, susp. buv.
Céfazoline	CÉFAZOLINE inj. IM/IV
CÉPHALOSPORINES DE 2e GÉNÉRATION	
Céfamandole	CÉFAMANDOLE inj.
Céfoxitine	CÉFOXITINE inj. IV
Céfuroxime	ZINNAT cp, susp. buv., inj. IM/IV APROKAM inj. (en ophtalmologie)

DCI	Nom commercial et présentations
CÉPHALOSPORINES DE 3e GÉNÉRATION	
Céfixime	OROKEN cp, susp. buv.
Céfotaxime	CEFOTAXIME inj. IM/IV
Céfotiam	TEXODIL cp
Cefpodoxime	ORÉLOX cp, susp. buv.
Ceftazidime	FORTUM inj. IM/IV
Ceftriaxone	ROCÉPHINE inj. IM/IV CEFTRIAXONE inj. SC/IM/IV
CÉPHALOSPORINES DE 4e GÉNÉRATION « À SPECTRE ÉLARGI »	
Céfépime	AXÉPIM inj.
Ceftaroline	ZINFORO inj.
Ceftobiprole	MABELIO inj.
Ceftolozane + Tazobactam (inhibiteur de B-lactamase)	ZERBAXA inj.

Conseils et surveillance IDE :

- Signaler les manifestations allergiques à son médecin (urticaire, rhinite, asthme...).
- Informer sur le risque de déséquilibre de flore intestinale avec diarrhée (possibilité d'associer une préparation à base de levure).
- Ne pas associer les céphalosporines orales avec des médicaments antiacides.
- Insister sur la nécessité de prendre le traitement pendant toute la durée prescrite, sans interruption à l'initiative du patient.

MÉMO 69 Carbapénèmes et monobactams

1 Spectre d'action

Les carbapénèmes sont des β-lactamines qui possèdent une structure très modifiée par rapport au cycle β-lactame de base, leur conférant une stabilité vis-à-vis des β-lactamases.

Ils sont utilisés exclusivement par **voie parentérale**.

- Le **spectre d'activité des pénèmes** très large (sauf l'ertapénem limité aux entérobactéries). Ils sont actifs contre les BGN (Pseudomonas aeruginosa et Acinetobacter baumannii). Ils sont très stables vis-à-vis des **BLSE** (**β-lactamases à spectre étendu**).
- Le **spectre de l'aztréonam** est limité aux bactéries Gram - non anaérobies.

2 Indications

Ces deux groupes d'antibiotiques sont utilisés dans de nombreuses infections graves (infections à germes résistants, infections intra-abdominales compliquées) et dans le traitement des infections nosocomiales. Leur utilisation est donc réservée à un usage hospitalier.

3 Effets indésirables

Les effets indésirables notables sont des manifestations allergiques (réaction croisée avec les pénicillines dans 11 % des cas). Au niveau systémique, les réactions digestives (nausées, diarrhées et vomissements) sont les plus fréquentes. Il a été observé des troubles neurologiques (céphalées, convulsions).

Les carbapénèmes et l'aztréonam sont contre-indiqués chez les sujets qui présentent une hypersensibilité aux molécules de la même famille ou une réaction anaphylactique aux β-lactamines.

4 Contre-indications et interactions médicamenteuses

Les carbapénèmes et l'aztréonam sont contre-indiqués chez les sujets qui présentent une **hypersensibilité aux molécules de la même famille** ou une réaction anaphylactique aux β-lactamines.

5 Principaux médicaments

DCI	Nom commercial et présentations
CARBAPÉNÈMES	
Imipénem + cilastine	TIÉNAM inj.
Méropénem	MÉRONEM inj. PONAXEM inj.
Ertapénem	INVANZ inj.
MONOBACTAMS	
Aztréonam	AZACTAM inj. CAYSTON poudre pour sol. inhalation

MÉMO 70 Macrolides et apparentés

Le groupe « MLS » est composé des macrolides, lincosamides, synergistines.

1 Spectre d'action

Les **macrolides** ont un **spectre d'action étroit**. Ils sont actifs sur les coques Gram + sensibles, à l'exception des SARM (S. aureus résistants à la méticilline) et de très nombreux pneumocoques. Ils présentent un **effet post-antibiotique**. Ils possèdent une **excellente diffusion tissulaire** et une bonne **pénétration osseuse**, **prostatique et séreuse**. Ils ne **passent pratiquement pas** chez le fœtus.

Les **synergistines** ou **streptogramines** sont actives sur de nombreuses bactéries Gram + et bactéries Gram - (*H.influenzae*, *N.gonorrhoeae* et *N.meningitidis*).

Les **lincosamides** sont efficaces contre les bactéries G+ et de nombreuses anaérobies.

2 Indications

- Les macrolides sont indiqués dans le traitement des infections génitales à *C. trachomatis*, des infections ORL, des infections opportunistes, des infections au niveau du tube digestif à *H. pylori*, de la toxoplasmose chez la femme enceinte, des infections cutanées, dermatologiques et dentaires.
- Les synergistines sont utilisées dans le traitement des infections au niveau cutané, des os, de l'appareil gynéco-urinaire et des infections ORL.
- Par voie systémique, les lincosamides sont utilisés dans les infections suivantes : endocardites, infections de la peau et des tissus mous, infections ostéoarticulaires, infections ORL et infections respiratoires, infections stomatologues et infections urogénitales. Par voie cutanée, la clindamycine est indiquée dans le traitement de l'acné.

3 Effets indésirables

- Les effets indésirables des macrolides sont des réactions digestives et des réactions allergiques, des troubles de l'audition, des hépatites (rares).
- Les lincosamides sont responsables d'effets hématologiques.
- Les synergistines ont une faible toxicité.

4 Contre-indications et interactions médicamenteuses

Les **macrolides** sont **inhibiteurs enzymatiques** par interaction au niveau du CYP3A4. Le risque est la **potentialisation** des effets des substances médicamenteuses métabolisées par le CYP3A en présence des macrolides.
Les associations érythromycine ou clarithromycine avec le cisapride ou les antiaryhmiques (disopyramide, quinidine) sont contre-indiquées.
L'association des **dérivés de l'ergot de seigle** est absolument contre-indiquée avec tous les macrolides (sauf spiramycine).
Il faut également considérer les **interactions possibles** avec la théophylline, les statines, la carbamazépine, la ciclosporine, les antivitamines K (par modification de la liaison protéique) et certains antirétroviraux.

5 Principaux médicaments

DCI	Nom commercial et présentations
MACROLIDES VRAIS	
Érythromycine	ÉRYTHROCINE cp, sol. buv., inj. IV ÉGERY gélules ÉRYFLUID lotion ÉRYTHROGEL gel ÉRY cp, susp. buv.
Érythromycine + Sulfafurazol	PÉDIAZOLE gél. sp
Clarithromycine	ZÉCLAR cp, susp. buv.
Josamycine	JOSACINE cp, susp. buv.
Roxithromycine	RULID cp

DCI	Nom commercial et présentations
Spiramycine	ROVAMYCINE cp, inj.
Spiramycine + Métronidazole	RODOGYL cp BIRODOGYL cp BI MISSILOR cp
Azithromycine	AZADOSE cp ORDIPHA cp ZITHROMAX cp, susp. buv. AZYTER collyre
SYNERGISTINES	
Pristinamycine	PYOSTACINE cp
LINCOSAMIDES	
Clindamycine	DALACINE gélules, sol. appl. cutanée, inj. ZINDACLINE gel 1 %

Conseils et surveillance IDE :

- Informer sur le risque de troubles digestifs.
- Signaler les manifestations allergiques à son médecin.
- Mettre en garde sur les interactions médicamenteuses possibles en présence des macrolides (effet inducteur en particulier) lors d'une l'automédication.
- Insister sur la nécessité de prendre le traitement pendant toute la durée prescrite, sans interruption à l'initiative du patient.

71 Aminoglycosides

Les aminoglycosides (ou aminosides) sont des antibiotiques bactéricides à marge thérapeutique étroite. Leur résorption digestive est pratiquement nulle. Ils doivent donc être administrés par voie parentérale ou par voie locale.

1 Spectre d'action

Le spectre d'action des aminoglycosides (ou aminosides) est très large : bactéries sensibles de type bacilles Gram- aérobies (entérobactéries, *Pseudomonas*), bactéries G+ (*S. aureus* méti S). La streptomycine est active contre le bacille tuberculeux *M. tuberculosis*. La spectinomycine est utilisée contre *N. gonorrhoeae* ou gonocoque.
Leur action est dépendante de la concentration. Elle entraîne un **effet post-antibiotique** ou effet qui se produit lorsque la majeure partie de la dose a pourtant été éliminée de l'organisme, et qu'il ne reste que de faibles traces de l'antibiotique dans l'organisme. On observe alors une inhibition durable de la croissance bactérienne.

2 Indications

Les indications des aminosides sont les infections sévères à bactéries sensibles Gram- (*P. aeruginosa*).

- Les aminosides sont indiqués dans le traitement des infections urinaires et rénales, des septicémies, des infections pulmonaires, articulaires ou génitales, des endocardites et des infections cutanées à staphylocoques.
- Les aminosides sont utilisés en association pour développer une synergie notamment avec les β-lactamines, les macrolides et les fluoroquinolones.
- Ils sont également utilisés dans le traitement de la tuberculose en association avec d'autres antituberculeux.

3 Effets indésirables

Les aminosides sont des antibiotiques toxiques.
Les aminosides peuvent entraîner des réactions allergiques.
Une ototoxicité irréversible peut se manifester : bourdonnements d'oreille, vertiges, hypoacousie évoluant vers la perte totale de l'audition.
Une néphrotoxicité peut se développer entraînant une vasoconstriction et une diminution du taux de filtration glomérulaire. Cette toxicité rénale peut être aggravée par la vancomycine, les diurétiques, la cyclosporine et le cisplatine notamment.
Il existe un risque potentiel de blocage musculaire.

4 Contre-indications et interactions médicamenteuses

- Les aminosides sont contre-indiqués chez les patients présentant une **myasthénie** et chez les patients qui sont **allergiques à la famille des aminosides**.
- En cas d'**insuffisance rénale**, il faudra effectuer un **dosage de créatinémie**, et éventuellement diminuer ou espacer les doses.
- Chez les patients montrant des **défauts de l'audition**, il faudra mettre en place une surveillance de l'audition (audiogramme).
- Chez la femme enceinte, le problème de toxicité pour l'oreille interne du foetus se pose également.
- Les **diurétiques de l'anse**, la **ciclosporine**, le **tacrolimus**, les **sels de platine**, l'**amphotéricine B** ont un effet additif voire synergique sur la néphrotoxicité.
- Les aminosides augmentent l'activité des **anticoagulants oraux** (surveiller l'INR).
- L'**association d'aminosides** entraîne une fréquence accrue de néphrotoxicité.

5 Principaux médicaments

DCI	Nom commercial et présentations
Streptomycine	STREPTOMYCINE inj.
AMINOSIDES 4,6 DISUBSTITUÉS	
Tobramycine	NEBCINE inj. TOBREX collyre, pom. opht. TOBRABACT collyre TOBI sol. inhalateur TOBI PODHALER pdre inhalation
Gentamicine	GENTAMICINE inj.
Amikacine	AMIKACINE inj.
AMINOSIDES 4,5 DISUBSTITUÉS	
Néomycine + Polymyxine B	ATÉBÉMYXINE collyre, pom. opht. CÉBÉMYXINE collyre, pom. opht.

Conseils et surveillance IDE :

- Signaler les manifestations allergiques, les modifications auditives à son médecin.
- Informer des risques chez les patients traités par diurétiques de l'anse.
- Informer sur la nécessité d'un dosage des aminosides durant le traitement (index thérapeutique étroit).

MÉMO 72 Cyclines

En raison d'un mécanisme d'action réversible, les cyclines (ou tétracyclines) sont des antibiotiques bactériostatiques.
Leur absorption par voie orale s'effectue au niveau intestinal. Mais en présence d'aliments à base de laitages en particulier, celle-ci est largement diminuée.

1 Spectre d'action

Le spectre d'action des (tétra)cyclines est large. Elles sont capables de pénétrer les cellules eucaryotes. Elles ont alors pour cible les parasites intra-cellulaires (*Exemple* : *Chlamydia pneumoniae*).

2 Indications

Les indications des premières tétracyclines sont les infections génito-urinaires à germes sensibles. Elles sont indiquées également dans le traitement de la brucellose, la maladie de Lyme (*B. burgdorferi*) et le traitement de l'acné (*C. acnes*).
La tigécycline est indiquée, en l'absence d'alternatives thérapeutiques appropriées, dans le traitement des infections compliquées de la peau et des tissus mous (à l'exclusion des infections cutanées du pied chez les patients diabétiques) et dans le traitement des infections intra-abdominales compliquées.

3 Effets indésirables

Les principaux effets indésirables des tétracyclines sont :

- des troubles digestifs : habituels avec les antibiotiques à large spectre, il s'agit de nausées et vomissements, diarrhées et brûlures gastriques. Il est également possible d'observer des surinfections avec *Candida albicans* provoquant une candidose (langue noire par exemple) et plus rarement des entérocolites à staphylocoques chez l'enfant ou les patients âgés, très graves en raison d'une déshydratation importante.
- une photosensibilisation : l'exposition aux rayons UV doit être très limitée et le traitement arrêté en cas d'érythèmes.

- une réaction de dyschromie dentaire (modification de la couleur) chez les enfants âgés de moins de huit ans et chez les foetus (germes des dents colorés).
- des manifestations allergiques assez rares : éruptions cutanées, urticaire.
- des troubles hématologiques réversibles et sans gravité (neutropénie, éosinophilie, anémie hémolytique).
- une hypertension intracrânienne chez les nourrissons, sous traitement prolongé ou à doses élevées, réversible à l'arrêt du traitement.

4 Contre-indications et interactions médicamenteuses

Les tétracyclines sont **contre-indiquées** chez les **femmes enceintes** ou qui allaitent, chez les **enfants de moins de huit ans**, chez les **personnes allergiques** à la tétracycline et celles qui ont montré des réactions de **photosensibilisation**.
Elles ne doivent pas être associées au **rétinoïdes** (risque accru d'hypertension intracrânienne), ni avec des anti-acides ou des **sels Fe, Zn, Ca** (diminution de la résorption digestive). L'effet des **anticoagulants oraux** peut varier (surveiller l'INR). Les **inducteurs enzymatiques** (en particulier les antiépileptiques inducteurs) augmentent le métabolisme de la **doxycycline** (adapter la posologie).

- Lors de la grossesse

Les cyclines présentent un risque de développer chez les fœtus exposés in utero des dyschromies dentaires (pour les dents de lait uniquement). De plus, il a été décrit de rares complications hépatiques graves avec la tétracycline par voie intraveineuse à forte dose.
L'utilisation est possible uniquement en cas de nécessité au 1er trimestre, mais la **prescription est contre-indiquée** aux 2e et 3e trimestres.

5 Principaux médicaments

DCI	Nom commercial et présentations
Chlortétracycline	AURÉOMYCINE pom. opht.
Lymécycline (Tétracycline)	TÉTRALYSAL gélules

DCI	Nom commercial et présentations
Oxytétracycline + Dexaméthasone	STERDEX pom. opht.
Minocycline	MINOCYNE gélules
Doxycycline	DOXY cp, DOXYLIS cp, GRANUDOXY cp, SPANOR cp, TOLEXINE cp, VIBRAMYCINE N cp VIBRAVEINEUSE inj.
Tigécycline	TYGACIL inj.
Tétracycline + Métronidazole + Bismuth subcitrate	PYLERA * gélules

(*) En association à l'oméprazole, PYLERA® est indiqué dans l'éradication de *Helicobacter pylori* et la prévention des récidives d'ulcères gastroduodénaux.

Conseils et surveillance IDE :

- En présence d'aliments à base de laitages, la résorption des cyclines est largement diminuée : éviter les laitages en même temps que la prise du traitement.
- Signaler les manifestations allergiques à son médecin.
- Signaler l'apparition de diarrhées importantes voire graves à son médecin.
- Pas d'exposition aux UV ou au soleil durant le traitement.
- Insister sur la nécessité de prendre le traitement pendant toute la durée prescrite, sans interruption à l'initiative du patient.

MÉMO

73 Fluoroquinolones

Les quinolones, en raison de leur mécanisme d'action sur les acides nucléiques, sont douées d'une activité bactéricide.

1 Spectre d'action

- Les quinolones de 1ère génération ont disparu du marché du médicament.
- Les fluoroquinolones de 2e génération sont actives sur les staphylocoques méti S, sur *P. aeruginosa*, les coques Gram- (*Neisseria*).
- Les fluoroquinolones de 3e et 4e générations ont un spectre d'action élargi aux bactéries Gram+ incluant *S. pneumoniae* (pneumocoque), *S. pyogenes*, et aux bactéries atypiques comme *Legionella*, *Chlamydia* et *Mycoplasma*.

2 Indications

- Les fluoroquinolones de 2e génération sont indiquées dans le traitement d'infections génitales, urinaires et prostatiques (prostatites), gastro-intestinales et ostéo-articulaires.
- Les fluoroquinolones de 3e et 4e générations sont indiquées dans les infections ORL et respiratoires (pneumopathies à pneumocoque ou à *H. influenzae*).

3 Effets indésirables

- Les effets indésirables sont digestifs (diarrhées, nausées, vomissements et douleurs abdominales), au niveau du système nerveux central (céphalées, étourdissements, somnolence) et des atteintes cutanées (prurit, photosensibilisation).
- Plus rarement ont été rapportés des troubles ostéo-articulaires et tendineux en particulier chez les patients traités à base de glucocorticoïdes. Ces troubles imposent l'arrêt du traitement.
- Des atteintes cardiaques graves peuvent se produire chez des patients qui présentent des troubles du rythme cardiaque enregistrés à l'électrocardiogramme.

4 Contre-indications et interactions médicamenteuses

Les fluoroquinolones contre-indiquent l'exposition aux rayons UV et au soleil. Cette interdiction sera étendue aux 3 jours suivant l'arrêt du traitement.

Il est contre-indiqué de prescrire les quinolones :

- chez l'adolescent de moins de quinze ans en raison des risques articulaires possibles, sauf en cas d'absolue nécessité.
- chez les sujets insuffisants rénaux ou hépatiques ainsi que les patients présentant une insuffisance en G6PD.
- chez la femme enceinte et lors de la période d'allaitement.

Il est contre-indiqué d'associer la moxifloxacine aux médicaments induisant un allongement de l'espace QT.

Il faut éviter une association des fluoroquinolones aux :

- molécules ayant un **effet photosensibilisant** (psoralènes, cyclines, amiodarone, phénothiazines, méthotrexate) ;
- **anticoagulants oraux** (risque de saignement accru) ;
- aux anti-acides ou aux **sels Fe, Zn, Ca** (diminution de la résorption digestive).

5 Principaux médicaments

DCI	Nom commercial et présentations
Fluoroquinolones de 2e génération	
Norfloxacine	NORFLOXAXINE cp CHIBROXINE collyre
Ciprofloxacine	CIFLOX cp, susp. buv., inj. UNIFLOX cp CILOXAN collyre, pom. opht.
Ofloxacine	OFLOCET cp, sol. auriculaire MONOFLOCET cp EXOCINE collyre MONOOX collyre QUINIOFREE collyre
Loméfloxacine	DECALOGIFLOX cp LOGIFLOX cp

DCI	Nom commercial et présentations
Fluoroquinolones de 3e génération	
Lévofloxacine	TAVANIC cp, inj.
Fluoroquinolones de 4e génération	
Moxifloxacine	IZILOX cp, inj.

Conseils et surveillance IDE :

- Informer sur le risque de troubles digestifs.
- Signaler les manifestations allergiques et les douleurs articulaires à son médecin.
- Mettre en garde les patients sur les risques liés à l'exposition aux UV et au soleil, même après arrêt du traitement.
- Insister sur la nécessité de prendre le traitement pendant toute la durée prescrite, sans interruption à l'initiative du patient.
- Ne pas associer les fluoroquinolones orales avec des médicaments antiacides.

MÉMO 74 Autres antibiotiques

1 Glycopeptides

A. Spectre d'action

Les glycopeptides sont des antibiotiques à activité bactéricide lente. Leur spectre d'action est limité aux bactéries Gram+ (staphylocoques, y compris les souches résistantes de type SARM, entérocoques et streptocoques en particulier).

B. Indications

Les glycopeptides présentent, in vitro, une **synergie d'action** avec d'autres antibiotiques tels les **aminosides**.
Leurs indications réservées à l'usage hospitalier, sont limitées aux **infections graves** et pour lesquelles il n'existe pas d'autre antibiotique efficace. Il s'agit notamment des infections sévères à *Staphylococcus aureus* méticilline résistants (SARM) et à entérocoques sensibles.

C. Effets indésirables

Une ototoxicité ainsi qu'une néphrotoxicité sont observées lorsque les glycopeptides sont utilisés seuls (fréquence peu élevée), ou lors d'une association avec les aminosides (fréquence augmentée).

D. Contre-indications

La vancomycine est contre-indiquée par voie intramusculaire (douleurs, nécrose). Les glycopeptides sont contre-indiqués en cas d'allergies au médicament.

E. Principaux médicaments

- **Vancomycine** : VANCOMYCINE inj.
- **Teicoplanine TARGOCID**, sol. buv, inj.
- **Dalbavancine XYDALBA** inj.

2 Sulfamides antibactériens

A. Spectre d'action

Ce sont des agents antibactériens bactériostatiques. Ils possèdent un large spectre d'action : coques Gram+ (staphylocoques et streptocoques), coques Gram- (*N. gonorrhoeae* ou *meningitidis*), bacilles Gram- (entérobactéries), *Chlamydia*.

B. Indications

L'association sulfaméthoxazol + triméthoprime (ou cotrimoxazole) est utilisée dans le traitement des infections urinaires et prostatiques, les pneumopathies à pneumocoques, les infections systémiques à bactéries Gram- sensibles, les infections à *Nocardia*, les pneumonies à *Pneumocystis carinii*, les infections à *C. trachomatis* et à *T. gondii*.

C. Effets indésirables et contre-indications

Ce sont des réactions digestives (nausées) ou neurologiques (céphalées). Des réactions allergiques, graves parfois, sont observées : érythème ou plus rarement un syndrome de Stevens-Johnson ou un syndrome de Lyell. Des risques de troubles hématologiques peuvent survenir lors de la prise de sulfamides : risques d'anémies (hémolytique ou mégaloblastique), de neutropénie et de thrombocytopénie. Les contre-indications sont les insuffisances hépatiques et rénales et les antécédents allergiques aux sulfamides (forme topique interdite).

D. Principaux médicaments

DCI	Nom commercial et présentations
Sulfaméthizol	RUFOL cp
Sulfadiazine	ADIAZINE cp FLAMMAZINE crème
Triméthoprime	DELPRIM cp
Sulfaméthoxazol + Triméthoprime = Cotrimoxazole	BACTRIM cp, susp. buv., inj. BACTRIM FORTE cp

MÉMO

75 Classification des psychotropes

Une classification des médicaments psychotropes a été proposée en 1957 par DELAY et DENIKER.

CLASSIFICATION DES PSYCHOTROPES DELAY - DENIKER			
EFFETS DÉPRESSEURS	Action sur la vigilance : **Hypnotiques**	Action sur l'anxiété : **Anxiolytiques**	Action sur l'humeur : **Neuroleptiques**
EFFETS RÉGULATEURS	Psycho/thymorégulateurs : **Normothymiques**		
EFFETS STIMULANTS	Action sur la vigilance : **Nooanaleptiques**	Action sur l'humeur : **Thymoanaleptiques**	

Les principales maladies psychiques concernées par les psychotropes sont :

Les troubles anxieux

L'anxiété est une émotion normale en réponse au stress dans la vie quotidienne. Elle devient pathologique quand elle est source de détresse pour l'individu qui ne la contrôle plus.

Les psychoses schizophréniques

Il s'agit de psychoses chroniques. La schizophrénie est caractérisée par des manifestations cliniques variables dont les signes seront notamment une hallucination, un délire, une agitation accompagnée de repli ou d'autisme.

Les troubles dépressifs

La dépression est une maladie fréquente. Les signes cliniques peuvent être d'ordre **neuro-psychique** : humeur profondément triste, manque d'intérêt pour tout, insomnie ou l'inverse (hypersomnie), idées suicidaires, difficultés à se concentrer, sentiment de culpabilité.

Ils peuvent être d'ordre physique : fatigue plus ou moins intense et toutes sortes de maux qui, racontés par les patients à leur médecin, peuvent « cacher » le véritable diagnostic.

Les troubles bipolaires

Le terme de troubles ou maladie bipolaire s'est substitué au terme de « psychose maniaco-dépressive ». Ces troubles se

caractérisent par une exagération des fluctuations normales de l'humeur, occasionnant des récurrences d'épisodes aigus maniaques ou dépressifs.
Les neurones synthétisent des substances appelées **neurotransmetteurs** (ou neuromédiateurs). Ces neuromédiateurs interviennent dans le fonctionnement normal des neurones mais peuvent aussi, lorsqu'ils sont en quantité anormalement importante ou au contraire insuffisante, entraîner des troubles, qui se manifestent par certaines pathologies comme la schizophrénie, les troubles de l'humeur ou les troubles anxieux.

1 Psycholeptiques

Tous les psycholeptiques diminuent le tonus mental. Ce sont des substances sédatives de l'activité intellectuelle.

- Les nooleptiques : diminuent la vigilance. Ce sont les substances hypnotiques.
- Les thymoleptiques : diminuent surtout l'humeur.
  - Les anxiolytiques (communément appelés tranquillisants) : ils sont sédatifs de l'angoisse.
  - Les antipsychotiques ou neuroleptiques : ils sont sédatifs des états psychotiques hallucinatoires.

2 Psychoanaleptiques

Les psychoanaleptiques sont des substances stimulantes psychiques.

- Les nooanaleptiques augmentent surtout la vigilance. Il s'agit des stimulants de l'éveil ou psychostimulants.
- Les thymoanaleptiques stimulent surtout l'humeur. Il s'agit des antidépresseurs.

3 Psychoisoleptiques

Les psychoisoleptiques ou substances normothymiques sont des médicaments capables de réguler l'humeur.

4 Psychodysleptiques

Le dernier groupe de psychotropes, les psychodysleptiques, renferme des substances capables d'entraîner une toxicomanie et des troubles psychiques importants.

MÉMO 76 Hypnotiques

On appelle médicament hypnotique, tout médicament capable de provoquer ou de favoriser le sommeil. Les hypnotiques entraînent une dépression du système nerveux central (SNC). Ce sont donc des psychotropes thymoleptiques.

1 Sommeil et insomnies

- Le sommeil fait partie des fonctions physiologiques du cerveau. Il s'agit d'un phénomène cyclique dans lequel deux phases peuvent être individualisées : le sommeil « lent » et le sommeil « paradoxal ».
- Un cycle de sommeil est divisé en plusieurs phases :

Les différentes phases d'un cycle de sommeil

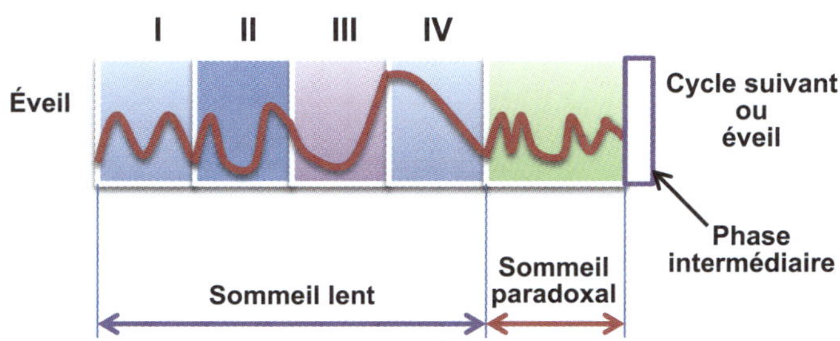

- L'insomnie correspond à une difficulté à dormir suffisamment. Cette difficulté se manifeste par une diminution de la durée habituelle de sommeil avec ou non atteinte de la qualité (ou architecture) du sommeil et un impact sur la qualité de la phase de veille du lendemain.

Il s'agit d'une manifestation clinique et non d'une maladie. Il faut donc en déterminer les causes pour permettre de retrouver un sommeil réparateur.

2 Classification des hypnotiques

Les principales molécules hypnotiques sont des :
- **benzodiazépines**,
- **molécules apparentées aux benzodiazépines**,
- antihistaminiques de type H_1,
- molécules non hypnotiques dans leurs indications (thymoanaleptiques et antipsychotiques sédatifs).

3 Hypnotique « idéal »

L'hypnotique « idéal » serait celui qui traite le mieux les problèmes liés à l'insomnie. Aussi, il devrait :
- induire rapidement le sommeil et surtout préserver l'architecture cyclique du sommeil avec ses différents stades,
- maintenir le sommeil durant sept à huit heures,
- ne pas entraîner d'effets somnifères résiduels après réveil le matin,
- posséder une marge thérapeutique élevée,
- ne pas présenter d'interactions avec les autres médicaments du SNC,
- ne pas devenir moins actif après administration répétée.

4 Hypnotiques et risques pour la conduite

De nombreux médicaments peuvent affecter la capacité à conduire indépendamment de la maladie qu'ils sont amenés à traiter. Leurs effets modifient la conduite de tout type de véhicules, et peuvent rendre la pratique dangereuse. Ils affectent également la sécurité d'utilisation d'engins et machines dans le cadre professionnel ou privé. Les hypnotiques sont associés à un niveau de risque 3 (le plus élevé). Les autres psychotropes présentent un risque 2 ou 3 selon les molécules actives.

Les différents pictogrammes imposant des restrictions à la conduite

Soyez prudent
Ne pas conduire sans avoir lu la notice

Ces médicaments, en général, ne contre-indiquent pas la conduite, mais peuvent parfois présenter des effets réellement dangereux (somnolence provoquée par certains médicaments du rhume ou de la toux, vertiges provoqués par certains antihypertenseurs).

Soyez très prudent
Ne pas conduire sans l'avis d'un professionnel de santé

Médicaments susceptibles de remettre en cause la conduite d'un véhicule ou l'utilisation d'une machine. Il s'agit, entre autres, des psychoanaleptiques, des analgésiques (notamment, ceux contenant des substances comme la codéine, la morphine…), desanxiolytiques, des médicaments du diabète, de la maladie de Parkinson et de l'épilepsie.

Attention, danger : ne pas conduire
Pour la reprise de la conduite, demandez l'avis d'un médecin

Risque le plus élevé. Il s'agit de pratiquement tous les hypnotiques, de nombreux anxiolytiques et psychoanaleptiques, des anesthésiques généraux et certains des collyres mydriatiques. La prise de ces médicaments entraîne une incapacité temporaire à la conduite. Il faut donc que le patient s'informe du délai à respecter avant de pouvoir reprendre le volant.

MÉMO 77

Benzodiazépines hypnotiques

Les benzodiazépines (ou BZD) sont les molécules lipophiles les plus fréquemment prescrites comme hypnotiques.
Sur le plan étymologique et structural, la dénomination benzodiazépine provient de :
- **azépine : terme qui fait référence à un hétérocycle insaturé à 7 atomes où l'un des atomes de carbone a été remplacé par un atome d'azote**
- **di : deux atomes de carbone de l'azépine ont été remplacés**
- **benzo : un cycle benzénique a été ajouté au cycle diazépine. La structure de base d'une benzodiazépine ressemble donc à la structure ci-dessous :**

Structure chimique du cycle benzodiazépine

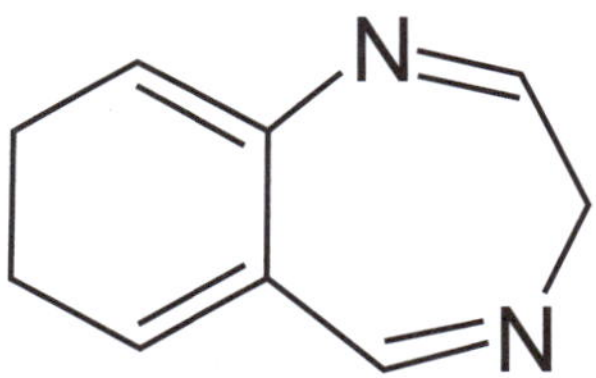

1 Propriétés pharmacologiques

Les BZD partagent plusieurs propriétés :
- Propriété **hypnotique** : elles entraînent une baisse de l'activité motrice et des agitations et elles diminuent le temps de latence du sommeil.
- Propriété **anxiolytique** : elles contribuent à diminuer l'agressivité, et permettent l'atténuation des anomalies du comportant induites par la peur, la frustration ou l'inadaptation à un environnement.
- Propriété **myorelaxante** : les BZD diminuent le tonus musculaire et peuvent être utilisées dans le traitement de spasmes musculaires.

- Propriété **anticonvulsivante** : les BZD possèdent une action antiépileptique dose-dépendante.
- Propriété **amnésiante** : les BZD peuvent entrainer l'éliminer des souvenirs à court terme. Elles pourront notamment servir en prémédication pour les opérations chirurgicales.

La plupart des BZD sont des agonistes allostériques du récepteur $GABA_A$. Les BZD utilisées à des fins uniquement hypnotiques doivent être prises au coucher.

2 Effets indésirables et contre-indications

Le principal problème lié à une utilisation à long terme des BZD est l'apparition d'insomnies de rebond et d'une tolérance. On observe alors une augmentation du temps de latence, et une diminution de la durée totale de sommeil. De plus, le sommeil est de mauvaise qualité car fragmenté.

Les médicaments contenant des substances à propriétés hypnotiques (BZD et apparentées) et dont l'indication est « l'insomnie » ne peuvent être prescrits que pour une durée maximale de 4 semaines.

En utilisation prolongée ou bien à forte dose, le **développement d'une tolérance** peut être facteur de **risque de dépendance physique et psychique** (syndrome de **sevrage** à l'arrêt du traitement). On observe également le développement d'une **amnésie rétrograde**.

La **dépendance psychique** ou **assuétude** est définie par un désir irrépressible de répéter les prises pour retrouver les effets liés au produit. Tandis que la **dépendance physique** correspond à l'apparition de troubles lorsque l'administration est suspendue (**sevrage**).
La **tolérance** est la situation où l'administration répétée de médicaments induit une diminution des effets d'une dose fixe et entraîne la nécessite d'augmenter les doses afin d'obtenir l'effet recherché.

Les BZD sont contre-indiquées lorsque le sujet présente une insuffisance respiratoire et une apnée du sommeil. Il faudra éviter ces molécules chez les patients atteints de myasthénie ou chez les insuffisants hépatiques sévères. Enfin, toute hypersensibilité individuelle aux BZD les contre-indique formellement.

3 Principales BZD hypnotiques

DCI	Spécialités
	$t_{1/2}$ COURT
Midazolam	MIDAZOLAM inj. (1) BUCCOLAM (2) sol. buccale
	$t_{1/2}$ MOYENNE
Loprazolam	HAVLANE cp
Lormétazépam	NOCTAMIDE cp
	$t_{1/2}$ LONG
Estazolam	NUCTALON cp
Diazépam	VALIUM inj.
Nitrazépam	MOGADON cp

(1) Prémédication anesthésique.
(2) Convulsions aiguës et prolongées des enfants épileptiques de 3 mois à 18 ans.

MÉMO 78 Autres hypnotiques

Ce sont les hypnotiques non benzodiazépines. Leurs effets sur le cycle du sommeil sont hétérogènes.

1 Molécules proches des BZD

Les molécules hypnotiques apparentées aux benzodiazépines ont été commercialisées plus récemment.
Il s'agit de la zopiclone et du zolpidem.
Leur action hypnotique est aussi puissante que celle des BZD hypnotiques.
Leur mécanisme d'action s'exerce également au niveau du récepteur GABA mais n'agit pas sur le site récepteur des BZD.
Le risque de dépendance et d'amnésie antérograde est possible (durée maximale de prescription : 4 semaines).
La **rifampicine** (par induction enzymatique) diminue l'efficacité du zolpidem.

2 Autres molécules à effets sédatifs

L'alimémazine et la prométhazine sont des substances dérivées de la phénothiazine.
Bien qu'appartenant sur le plan chimique aux antipsychotiques, elles ne sont pas utilisées dans cette indication (on parle de « neuroleptiques cachés »).
L'hydroxyzine dérivée de la pipérazine est habituellement utilisée comme sédatif, anxiolytique et antiprurigineux et en prémédication anesthésique.
Les autres médicaments à propriétés hypnotiques sont notamment des **thymoanaleptiques** (antidépresseurs) à pôle sédatif et certains **antipsychotiques** (neuroleptiques) à pôle sédatif.

3 Principaux médicaments

A. Apparentés aux benzodiazépines

DCI	Spécialités
Zopiclone	IMOVANE cp
Zolpidem	STILNOX (1) cp
Alimémazine	THÉRALÈNE (1) cp, sirop, gouttes buvables
Doxylamine	DONORMYL (1) cp, eff.
Hydroxyzine	ATARAX cp, sirop
Prométhazine	PHÉNERGAN (1) cp

(1) Formes en vente libre.

B. Thymoanaleptiques à pôle sédatif utilisés pour leurs propriétés hypnotiques

DCI	Spécialités
Amitriptyline	ELAVIL cp LAROXYL cp, sol. buv.
Miansérine	MIANSÉRINE cp
Mirtazapine	NORSET cp, sol. buv.

C. Antipsychotiques utilisés pour leurs propriétés hypnotiques

DCI	Spécialités
Chlorpromazine	LARGACTIL cp, sol. buv.
Lévomépromazine	NOZINAN cp, sol. buv.
Cyamémazine	TERCIAN cp, sol. buv.
Mélatonine	CIRCADIN cp, CIRCADIN LP cp

MÉMO 79 Anxiolytiques

Les anxiolytiques sont des psychotropes thymoleptiques. Ils sont également appelés tranquillisants.

1 Benzodiazépines

Les **BZD anxiolytiques** sont indiquées, par voie orale, dans le traitement de différents troubles anxieux aigus, des troubles anxieux avec état dépressif ou trouble psychotique (en association avec les antipsychotiques), pour réduire l'insomnie, les terreurs nocturnes et l'instabilité motrice des enfants anxieux et pour traiter des troubles caractériels.

Par voie parentérale, les **BZD anxiolytiques** sont indiquées dans les **urgences neuropsychiatriques** (crise d'angoisse paroxystique, crise d'agitation, prévention et/ou traitement du delirium tremens et des autres manifestations du sevrage alcoolique) et en prémédication à certaines explorations fonctionnelles.

Médicaments anxiolytiques et durées de prescription

DCI	Spécialités	Forme pharmaceutique
12 SEMAINES		
Alprazolam	XANAX	cp
Bromazépam	BROMAZEPAM	cp
Chlordiazépoxide (+ clidinium)	LIBRAX	cp
Clobazam	URBANYL	gél. et cp
Clorazépate dipotassique (dosages unitaires < à 20 mg)	TRANXÈNE	gél.
Clotiazépam	VÉRATRAN	cp
Diazépam	VALIUM LIKOZAM	cp, sol. buv., inj. susp. buv.
Lorazépam	TÉMESTA	cp
Nordazépam	NORDAZ	cp

DCI	Spécialités	Forme pharmaceutique
Oxazépam	SÉRESTA	cp
Prazépam	LYSANXIA	cp, sol. buv.
4 SEMAINES		
Clorazépate dipotassique	TRANXÈNE	inj.

Les **BZD anxiolytiques** modifient la vigilance des conducteurs de véhicules avec un risque de niveau 2.
Les anxiolytiques sont des médicaments transitoires symptomatiques qui ne doivent pas être utilisés au long court (durée de prescription limitée à 12 semaines).
Le clorazépate dipotassique gélules à 20 mg fait partie de la liste I des substances vénéneuses, mais il doit être prescrit sur une ordonnance sécurisée. La durée de prescription est **limitée à 28 jours**.

2 Autres anxiolytiques

- L'hydroxyzine (ATARAX®, comprimés ou susp. buv.) est un antihistaminique antagoniste des récepteurs H_1 centraux et périphériques. Par rapport aux BZD, l'hydroxyzine présente l'avantage de ne pas présenter de risques de dépendance physique ou psychique, ni de dépression respiratoire en cas de surdosage.
- La buspirone (BUSPIRONE®, comprimés) est dénuée d'effets sédatifs, myorelaxants ou anticonvulsivants. C'est un agoniste partiel des récepteurs sérotoninergiques 5-HT_{1A} et agoniste des récepteurs dopaminergiques D_2.
- L'étifoxine (STRESAM®, gélules) facilite la transmission GABAergique. Elle est anxiolytique et anticonvulsivante. Elle ne présente ni effet rebond, ni potentiel de pharmacodépendance (physique ou psychique).
- La venlafaxine (EFFEXOR LP®, gélules) est un thymoanaleptique inhibiteur de la recapture de la sérotonine et de la noradrénaline (IRSNa).
- La paroxétine (DEROXAT®, cp) est un thymoanaleptique inhibiteur sélectif de la recapture de la sérotonine (ISRS).

- La **prégabaline** (**LYRICA**®, gél., sol. buv.) est un antiépileptique analogue du GABA, indiqué également dans le traitement du trouble anxieux généralisé (TAG) chez l'adulte.

3 Effets indésirables des anxiolytiques

- Les effets indésirables avec les BZD sont fréquents (*voir Mémo Hypnotiques*).
- L'hydroxyzine a l'avantage de ne pas présenter de risques de dépendance physique ou psychique, ni de dépression respiratoire en cas de surdosage. Ses effets indésirables sont liés aux propriétés anticholinergiques (sécheresse de la bouche, constipation, risque de rétention urinaire – surtout en cas d'adénome de la prostate –, glaucome et troubles de la vue – difficultés d'accommodation, sensibilité à la lumière –, risque d'allongement de l'intervalle QT).
- La buspirone peut déclencher des sensations de vertige, des céphalées et nausées, une nervosité, des sueurs et une gastralgie.
- L'étifoxine ne présente ni effet rebond, ni potentiel de pharmacodépendance. Les effets indésirables rares, mais pouvant être graves, sont observés : toxidermies sévères, vascularites ou réactions de type maladie sérique, choc anaphylactique, cytolyse hépatique, hépatite, hémorragies intermenstruelles chez les femmes sous contraception orale, colite lymphocytaire et risque de somnolence en cas de surdosage.

4 Surveillance du traitement par anxiolytiques

L'IDE devra instaurer un climat de confiance destiné à rassurer le patient et à réduire les facteurs de stress et d'angoisse.
Il doit surveiller et prévenir l'apparition des principaux effets indésirables comme la somnolence, une irritabilité et agressivité, une hypotonie musculaire accompagnée d'une sensation de fatigue ainsi qu'une dépression respiratoire (médicaments BZD).

MÉMO 80 Neuroleptiques ou antipsychotiques

Les neuroleptiques ou antipsychotiques sont des psychotropes thymoleptiques employés dans le traitement des psychoses.

1 Psychoses

Les psychoses sont des troubles psychiatriques graves caractérisés par une perte de contact avec la réalité.
On distingue :
- les psychoses aiguës :
  - syndrome confusionnel, bouffée délirante, psychose périnatale ;
- les psychoses chroniques :
  - schizophrénie, psychose hallucinatoire chronique, paranoïa, paraphrénie.

2 Classification des antipsychotiques

H. Deniker et P. Ginestet ont proposé quatre catégories d'antipsychotiques qui tiennent compte en particulier des effets indésirables prédominants et de la polarité des effets principaux (pôle sédatif et pôle incisif) :
- sédatifs : ils possèdent des effets végétatifs dominants comme l'hypotension (*exemples* : lévomépromazine, chlorpromazine) ;
- moyens : ils montrent des effets akinétohypertoniques importants tels les tremblements (*exemple* : propériciazine) ;
- polyvalents : ils possèdent une action sédative, réductrice sur les hallucinations et le délire ou désinhibitrice, selon la posologie (*exemple* : halopéridol, pipotiazine, fluphénazine) ;
- désinhibiteurs ou incisifs : ils montrent des effets hyperkinétiques dominants (*exemple* : sulpiride).

On distingue actuellement deux types d'antipsychotiques commercialisés en France.

Les premiers antipsychotiques synthétisés sont également appelés « **neuroleptiques typiques** ». Ils appartiennent aux classes des phénothiazines, des butyrophénones et dérivés, des benzamides et des thioxanthènes.
On parle de « neuroleptiques atypiques » pour désigner les antipsychotiques plus récents. Ils renferment des molécules qui appartiennent aux dibenzo-oxazépines, aux dibenzodiazépines, aux benzisoxazoles et aux dérivés de la quinolinone.

Classification des neuroleptiques selon Deniker et Ginestet

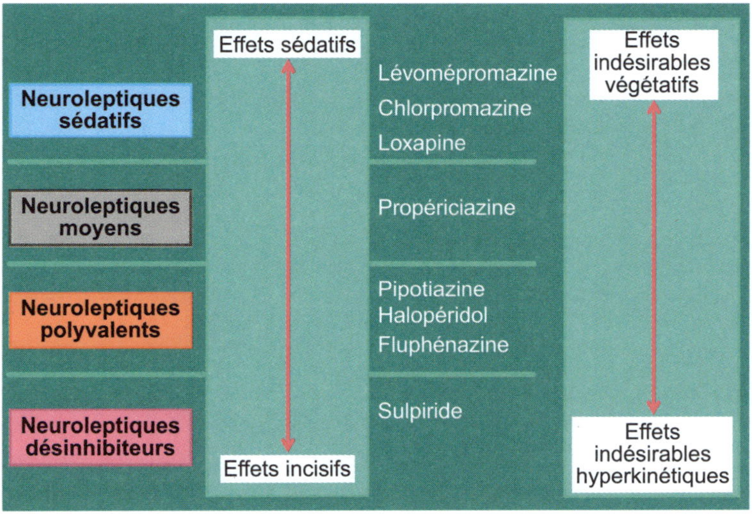

3 Choix du médicament et mise en place du traitement

Le choix d'un antipsychotique doit, en général, se porter vers les médicaments de première génération, moins chers que les produits plus récents.

Mais, le choix est essentiellement fonction des symptômes-cibles prévalents et donc de la relative spécificité d'action de la molécule active.

Lorsque le malade est hospitalisé en situation de crise ou d'urgence, ou s'il ne peut pas déglutir, le médicament est administré sous forme injectable. Le relais est ensuite pris le plus rapidement possible à l'hôpital, par les formes orales pendant au moins 3 à 4 semaines jusqu'à équilibrer le patient.

MÉMO

81 Pharmacologie des antipsychotiques

1 Mécanisme d'action et principaux médicaments

Les antipsychotiques sont surtout des antagonistes des récepteurs dopaminergiques D_2 postsynaptiques.

À côté de l'effet sur les récepteurs dopaminergiques, chaque antipsychotique possède un profil d'action spécifique antagoniste sur certains autres récepteurs centraux et/ou périphériques :
- les récepteurs à la sérotonine (antipsychotiques de 2de génération) ;
- les récepteurs cholinergiques (phénothiazines, clozapine) ;
- les récepteurs histaminiques (amisulpride).

DCI	Spécialités	Présentations
PHÉNOTHIAZINES		
Chlorpromazine	LARGACTIL	Cp, sol. buv., inj.
Cyamémazine	TERCIAN	Cp, sol. buv., inj.
Lévomépromazine	NOZINAN	Cp, sol. buv., inj.
Pipotiazine	PIPORTIL	Cp
Propériciazine	NEULEPTIL	Cp, gél., sol. buv., inj.
BUTYROPHÉNONES ET DERIVÉS		
Halopéridol	HALDOL	Cp, sol. buv., inj.
Pipampérone	DIPIPÉRON	Cp, sol. buv.
Dropéridol	DROLEPTAN	Inj.
DIPHENYLBUTYLPIPERIDINE		
Pimozide	ORAP	Cp
Penfluridol	SEMAP	Cp
BENZAMIDES SUBSTITUÉS		
Amisulpride	SOLIAN	Cp, sol. buv., inj.
Sulpiride	DOGMATIL	Cp, gél., sol. buv.
Tiapride	TIAPRIDAL	Cp, sol. buv., inj.

DCI	Spécialités	Présentations
THIOXANTHÈNES		
Zuclopenthixol	CLOPIXOL	Cp, sol. buv., inj.
Flupenthixol	FLUANXOL	Sol. buv., inj.
DIBENZO-OXAZÉPINES		
Loxapine	LOXAPAC	Cp, sol. buv., inj.
DIBENZODIAZÉPINES		
Clozapine	LÉPONEX	Cp
Olanzapine	ZYPREXA	Cp enr., cp orodisp., inj.
	ZALASTA	Cp, cp orodisp.
Quétiapine	XÉROQUEL	Cp LP
BENZISOXAZOLES		
Rispéridone	RISPERDAL RISPERDAL CONSTAT LP	Cp, sol. buv. Inj.
Palipéridone	XEPLION	Inj.
	TREVICTA LP	Inj.
DÉRIVÉS DE LA QUINOLINONE		
Aripiprazole	ABILIFY	Cp, cp orodisp., inj.

2 Indications thérapeutiques

Les principales indications des antipsychotiques peuvent être scindées en deux groupes.

A. En secteur psychiatrique

Il s'agit du traitement des psychoses et des états psychotiques aigus.

B. Autres secteurs de médecine

- Les manifestations psychotiques liées à la sénilité.
- Certains symptômes de la maladie de Huntington et de la maladie de Gilles de la Tourette.

- Les troubles du comportement et l'état du *délirium tremens* chez les alcooliques.
- Les troubles de la personnalité de type borderline.
- Les vomissements liés à l'administration de médicaments anticancéreux et hoquets durables.
- Les douleurs intenses et rebelles.
- Les insomnies rebelles.
- La neuroleptanalgésie.

82 Thymoanaleptiques

Les thymoanaleptiques sont des psychotropes psychoanaleptiques.

1 Classification et principaux médicaments

Trois types de thymoanaleptiques ou antidépresseurs sont différenciés :

- les thymoanaleptiques sédatifs ;
- les thymoanaleptiques psychotoniques ;
- les thymoanaleptiques intermédiaires responsables d'un effet stimulant ou d'un effet sédatif.

DCI	Spécialités	Forme pharmaceutique
IMIPRAMINIQUES D'ACTIVITÉ INTERMÉDIAIRE OU MÉDIANS		
Clomipramine	ANAFRANIL	cp, inj.
Imipramine	TOFRANIL	cp
IMIPRAMINIQUES SÉDATIFS ET ANXIOLYTIQUES		
Amitriptyline	LAROXYL ELAVIL	cp., sol.buv., inj. cp
Amoxapine	DÉFANYL	cp
Dosulépine	PROTHIADEN	cp
Doxépine	QUITAXON	cp., sol. buv., inj.
Maprotiline	LUDIOMIL	cp
Trimipramine	SURMONTIL	cp, sol. buv.
INHIBITEURS SÉLECTIFS DE LA RECAPTURE DE LA SÉROTONINE (ISRS)		
Citalopram	SÉROPRAM	cp., sol. buv., inj.
Escitalopram	SÉROPLEX	cp., sol. buv.
Fluoxétine	PROZAC	cp, gélules, sol. buv.

DCI	Spécialités	Forme pharmaceutique
Fluvoxamine	FLOXYFRAL	cp
Paroxétine	DÉROXAT DIVARIUS	cp, solution buvable cp
Sertraline	ZOLOFT	gélules
INHIBITEURS SÉLECTIFS DE LA RECAPTURE DE LA SÉROTONINE ET DE LA NORADRÉNALINE (ISRSN)		
Milnacipran	IXEL	gélules
Duloxétine	CYMBALTA	gél. gastrorésistantes
Venlafaxine	EFFEXOR LP	gélules
INHIBITEURS SÉLECTIFS DE LA RECAPTURE DE LA DOPAMINE ET DE LA NORADRÉNALINE (IRNDA)		
Bupropion	ZYBAN LP	cp
ANTAGONISTES NORADRÉNERGIQUES ET SEROTONINERGIQUES SPÉCIFIQUES (NaSSA)		
Mirtazapine	NORSET	cp
Miansérine	MIANSÉRINE	cp
AGONISTES MÉLATONINERGIQUES ET ANTAGONISTES SÉROTONINERGIQUES (MASSA)		
Agomélatine	VALDOXAN	cp
MODULATEUR SÉROTONINERGIQUE		
Vortioxétine	BRINTELLIX	cp
PRECURSEURS DE LA SEROTONINE		
Oxitriptan	LEVOTONINE	gél.
ANTIDÉPRESSEURS DIVERS		
Tianeptine *	STABLON	cp
ANTIDÉPRESSEURS IMAO NON SÉLECTIFS IRRÉVERSIBLES		
Iproniazide	MARSILID	cp
ANTIDÉPRESSEURS IMAO SÉLECTIFS DE TYPE A (IMAO A)		
Moclobémide	MOCLAMINE	cp

(*) Durée de prescription limitée à 28 jours, prescription en toutes lettres sur ordonnance sécurisée.

2 Indications

Les thymoanaleptiques permettent de traiter les épisodes dépressifs majeurs. Ils en réduisent les symptômes (douleur morale, insomnie, ralentissement de l'activité psychique et motrice, anxiété et risque suicidaire).

3 Effets indésirables

- Les effets indésirables observés concernent surtout ceux de 1re génération :
  - **syndrome malin des antipsychotiques** avec mise en jeu du pronostic vital (pâleur, hyperthermie, sueur profuse, hypertonie musculaire) ;
  - **troubles psychiques** : sédation, indifférence affective et psychomotrice, état confusionnel ;
  - **troubles neurologiques** : syndrome parkinsonien, troubles extrapyramidaux avec mouvement de succions, mouvement anormal de mastication, trouble de la déglutition, impatience, akathisie, lenteur des gestes ;
  - **troubles cardio-circulatoires** : hypotension, troubles du rythme ;
  - **troubles neurovégétatifs** : sécheresse buccale, constipation, risque de rétention urinaire ;
  - **troubles endocriniens** : prise de poids, gynécomastie et galactorrhée, impuissance, baisse de la libido, cycles menstruels perturbés ;
  - **syndrome d'hyperthermie maligne**.
- En ce qui concerne les autres antipsychotiques de 2e génération, on observe surtout une prise de poids modérée à très importante et éventuellement un diabète de type 2, une dyskinésie tardive.

4 Contre-indications et interactions médicamenteuses

- Les antipsychotiques de 1re génération sont contre-indiqués en cas d'allergie connue, de troubles cardiaques, de glaucome, d'adénome de la prostate et de porphyries.
- Les risques d'interactions lors d'une association d'antipsychotiques avec d'autres médicaments **psychotropes** (anxiolytiques, hypnotiques, thymoanaleptiques, les sels de lithium), des **antiallergiques** anti-H1, certains **antihypertenseurs**, certains **antiparkinsoniens** (L-DOPA) sont importants.

MÉMO 83 Nooanaleptiques

Il existe de nombreuses substances psychoactives aux propriétés stimulantes. Les nooanaleptiques ou psychostimulants sont des médicaments psychoanaleptiques qui possèdent trois actions majeures : stimulation de la vigilance, accélération des processus d'idéation et stimulation des perceptions sensorielles.

1 Classification

On distingue : les dérivés d'amphétamines (méthylphénidate), les psychostimulants non amphétaminiques (modafinil), des antiasthéniques dérivés de vitamines ou d'acides aminés et les bases xanthiques (caféine, théobromine, théophylline).

2 Indications

- L'usage thérapeutique des amphétamines est très restreint, même en milieu hospitalier. Elles sont en effet responsables de nombreux accidents même aux doses thérapeutiques, et elles possèdent des propriétés toxicomanogènes. La plupart a donc été retirée du marché sauf le méthylphénidate. Il est indiqué dans le trouble déficitaire de l'attention avec hyperactivité (TDAH) chez l'enfant de plus de 6 ans.
- Le modafinil est indiqué dans le traitement de :
  - la narcolepsie, ou maladie de Gélineau, est un trouble chronique du sommeil (dyssomnie), caractérisée par un temps de sommeil excessif durant lequel le sujet ressent une extrême fatigue et peut possiblement s'endormir à tout moment (travail, école) ;
  - l'hypersomnie idiopathique ;
  - la somnolence diurne excessive résiduelle associée au syndrome d'apnées/hypopnées obstructives du sommeil (SAHOS) ;
  - les troubles du sommeil liés au travail à horaires cadencés.

3 Effets indésirables

- Le **méthylphénydate** entraîne les effets indésirables suivants :
  - **effets psychiques** : hyposomnie, anorexie et anxiété, complications psychiques (schizophrénie paranoïde, folie de persécution, hallucinations auditives et visuelles, dysphorie), pharmacodépendance (psychique essentiellement) et tolérance.
  - **effets indésirables périphériques** : modifications de la pression artérielle, tachycardie et palpitations.
  - **accidents d'ordre neurologique** : hémorragies méningées ou cérébrales liées à des poussées hypertensives, crises convulsives.

En cas d'intoxication aiguë, le pronostic vital peut être engagé (avec de fortes variations individuelles).

- Les effets indésirables les plus fréquemment rapportés sous modafinil sont les céphalées et les nausées. Des affections de la peau et du tissu sous-cutané. Des réactions cutanées (prurit, urticaire avec possibilité d'oedème de Quincke, cas d'érythème polymorphe, syndrome de Stevens-Johnson, syndrome de Lyell) sont plus rares et imposent l'arrêt du traitement.

4 Principaux médicaments

DCI	Spécialités	Forme pharmaceutique
AMPHÉTAMINIQUES		
Méthylphénidate	RITALINE, RITALINE LP CONCERTA LP, QUASYM LP	Comprimés, gélules LP Comprimés LP
NON AMPHETAMINIQUE		
Modafinil	MODIODAL	Comprimés
Piracetam	NOOTROPYL	Comprimés, sol. buv., Inj.
MOLÉCULES DIVERSES « ANTIASTHÉNIQUES »		
Déanol	ACTI 5	Solution buvable
Sulbutiamine	ARCALION	Comprimés
Acide ascorbique	GURONSAN	Comprimés

MÉMO

84 Normothymiques

Les substances normothymiques possèdent une action régulatrice de l'humeur ou thymorégulatrice.

1 Classification et principaux médicaments

Les normothymiques sont des substances très hétérogènes.

DCI	Spécialités	Forme pharmaceutique
Carbonate de lithium	TÉRALITHE TÉRALITHE LP	Comprimés Comprimés LP
Divalproate de sodium	DÉPAKOTE	Comprimés gastro-résistants
Valpromide	DÉPAMIDE	Comprimés gastro-résistants
Carbamazépine	TÉGRÉTOL TÉGRÉTOL LP	Comprimés, suspension buvable Comprimés LP
Lamotrigine	LAMICTAL	Comprimés
Olanzapine	ZALASTA ZYPREXA ZYPREXA VELOTAB	Comprimés Comprimés Comprimés

2 Indications

Les indications des normothymiques sont le trouble bipolaire, les accès maniaques.

Le délai d'action de ces médicaments est habituellement d'une à deux semaines. Ils seront souvent associés à des anxiolytiques (benzodiazépines) ou à des antipsychotiques pour accélérer l'amélioration clinique.

A. Sels de lithium

Le lithium est un ion monovalent (Li^+). Utilisé souvent en 1ère intention, le carbonate de lithium constitue le traitement de référence du trouble bipolaire. L'effet des sels de lithium est progressif.

Le traitement doit être prolongé à vie.

B. Divalproate de sodium et valpromide

Le divalproate de sodium possède des propriétés anticonvulsivantes, antimaniaques et stabilisatrices de l'humeur. Il est indiqué dans le traitement :

- des épisodes maniaques chez le patient souffrant de troubles bipolaires ;
- prophylactique chez des patients bipolaires ayant répondu favorablement à ce médicament lors du traitement d'un accès maniaque.

C. Carbamazépine

Les indications de la carbamazépine sont les épilepsies, la prévention des rechutes de troubles de l'humeur bipolaire notamment chez les patients présentant une résistance relative, des contre-indications ou une intolérance au lithium, le traitement de certains états d'excitation maniaques et le traitement de certaines douleurs.

3 Effets indésirables

- Certains effets indésirables du carbonate de lithium sont réversibles à l'arrêt du traitement :
  - neuropsychiques : sédation, léthargie, obnubilation, tremblements des mains, états convulsifs, vertiges, troubles de la mémoire fréquents ;
  - digestifs : gastralgies, nausées, vomissements, diarrhées ;
  - accidents cardiaques : dégénérescence myofibrillaire cardiaque ;
  - accidents sanguins : hyperleucocytose ;
  - manifestations cutanées : acnés ou éruptions acnéiformes, aggravation ou déclenchement de psoriasis et d'éruptions psoriasiformes ;
  - baisse de la libido, chute des cheveux ;
  - musculaires : hypotonie musculaire ;
  - troubles endocriniens : prise de poids, soif et polyurie, goitre isolé ou associé à une hypothyroïdie (parfois hyperthyroïdie).
- Les effets indésirables du divalproate de sodium et du valpromide sont :
  - un effet sédatif, hypotonie et des manifestations confusionnelles ;
  - des troubles digestifs ;
  - une prise de poids ;
  - de rares cas de thrombopénies ou d'anémie ;

  - des cas exceptionnels d'hépatites et pancréatites ;
  - des affections congénitales, familiales et génétiques avec risque tératogène.
- Le valproate (et dérivés) possède des **effets tératogènes avec risque élevé de malformations congénitales**.
- Les effets indésirables les plus fréquents de la carbamazépine sont : somnolence, vertiges, troubles digestifs, sécheresse de la bouche, troubles de l'accommodation, diplopie.
- La lamotrigine est prescrite, progressivement et sous surveillance, en raison de possibles réactions cutanées exceptionnellement très graves.
- En ce qui concerne l'olanzapine, on observe : somnolence, prise de poids, augmentation des taux de prolactine, de cholestérol, de la glycémie et de la triglycéridémie, vertiges, hypotension orthostatique, effets anticholinergiques, asthénie, fatigue, fièvre, arthralgie.

85 Antiagrégants plaquettaires

Les antiagrégants plaquettaires interviennent au cours de l'hémostase primaire.

1 Cibles des antiagrégants plaquettaires

Les principales cibles des antiagrégants plaquettaires sont :
- l'ADP,
- l'AMPc,
- la COX_1
- et la GP IIb/IIIa.

Cibles des antiagrégants plaquettaires

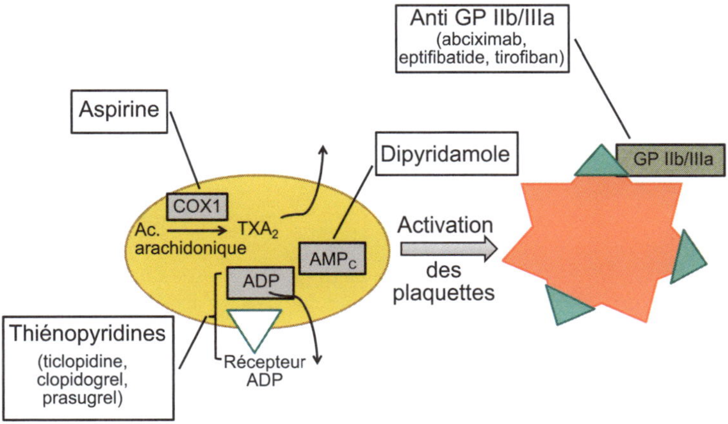

2 Mécanismes d'action des médicaments

- **L'acide acétylsalicylique :**
  - (KARDÉGIC®, ASPIRINE®) ou aspirine inhibe irréversiblement la cyclooxygénase plaquettaire (COX-1).

- **Le clopidogrel, la ticlopidine, le prasugrel, ticagrélor et cangélor :**
  - inhibent *in vivo* l'agrégation plaquettaire en inhibant le récepteur plaquettaire ou la voie de signalisation de l'ADP.
- **Le dipyridamole :**
  - (PERSANTINE®) est capable d'inhiber *in vitro* l'agrégation en augmentant le taux l'AMPc plaquettaire par inhibition de l'AMPc phosphodiestérase plaquettaire.
- **Les antagonistes de la GPIIb/IIIa inhibent l'adhésion à l'endothélium et l'agrégation plaquettaire :**
  - l'abciximab (RÉOPRO®) : fragment Fab de l'anticorps monoclonal chimérique dirigé contre le récepteur GPIIb/IIIa ;
  - l'eptifibatide (INTEGRILIN®) : heptapeptide cyclique dérivé d'une protéine de serpent est un inhibiteur de la synthèse du récepteur ;
  - le tirofiban (AGRASTAT®) : antagoniste du récepteur de la glycoprotéine IIb/IIIa.

3 Indications des antiagrégants plaquettaires

Ils sont indiqués dans la prévention des complications thrombotiques de l'athérosclérose :

- prévention secondaire après un infarctus du myocarde (prévention des récidives d'infarctus) ;
- prévention des accidents ischémiques cérébraux en cas de lésions des vaisseaux cérébraux.

4 Effets indésirables

Les antiagrégants plaquettaires augmentent le risque hémorragique lié à l'inhibition plaquettaire.

L'aspirine provoque des troubles gastro-intestinaux (gastrites, ulcères), des céphalées et vertiges.

Le clopidogrel possède des effets indésirables comparables à ceux de l'aspirine.

La ticlopidine peut provoquer des effets hépatiques et surtout hématologiques (anémies, agranulocytoses, thrombopénies, risque d'aplasie médullaire). Elle est moins bien tolérée que le clopidogrel. Une surveillance de la formule sanguine est donc nécessaire. La **ticlopidine** est déconseillée chez les individus qui présentent des coagulopathies et des antécédents de manifestations allergiques à la ticlopidine.

Le **dipyridamole** peut donner, surtout en début de traitement, des nausées, des vomissements, des maux de tête et des vertiges.

5 Principaux médicaments

DCI	Spécialités	Forme pharmaceutique
INHIBITEURS DE COX-1		
Acide acétylsalicylique	ASPIRINE PROTECT, RESITUNE	Cp gastrorésis
Acétylsalicylate de lysine	MODIXIS	Sachet-dose p sol. buv.
	KARDÉGIC, MOXIDIS	Pdre sol. buv., injectable
Flurbiprofène	CEBUTID (50 mg)	Cp enr
INHIBITEURS DU RÉCEPTEUR À L'ADP		
Ticlopidine	TICLID	Cp pellic
Clopidogrel	PLAVIX	Cp pellic
Clopidogrel + Acide acétylsalicylique	DUOPLAVIN	Cp pellic
Prasugrel	EFIENT	Cp pellic
Ticagrélor	BRILIQUE	Cp pellic
Cangrélor	KENGREXAL	Injectable
ANTAGONISTES DE LA GLYCOPROTÉINE IIb/IIIa		
Abciximab	RÉOPRO	Injectable
Tirofiban	AGRASTAT	Injectable
Eptifibatide	INTÉGRILIN	Injectable
INHIBITEURS DE L'AMP$_c$ PHOSPHODIESTÉRASE		
Dipyridamole	PERSANTINE CLÉRIDIUM	Cp enr Cp pellic séc

MÉMO 86 Anticoagulants : les AVK

La coagulation est à l'origine de la thrombine qui se comporte comme un puissant agoniste de l'activation plaquettaire. Elle fournit également la fibrine qui sert à stabiliser le clou plaquettaire.

1 Cibles des anticoagulants

Les médicaments anticoagulants agissent à plusieurs niveaux de la cascade de la coagulation.

Différentes cibles de l'action anticoagulante des médicaments

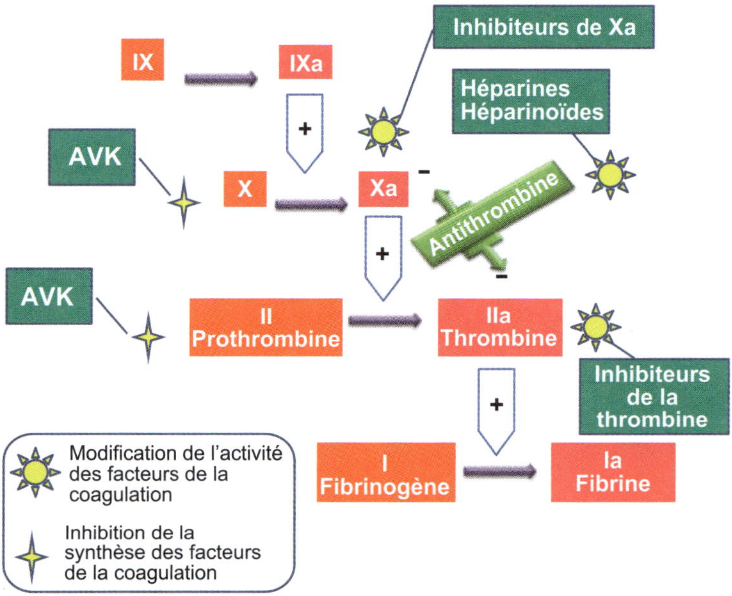

2 Antagonistes de la vitamine K (AVK)

Les AVK sont classés en fonction de leur structure chimique. Il s'agit de :
- dérivés coumariniques (acénocoumarol, warfarine) ;
- dérivés de l'indane-dione (fluindione).

Mécanisme d'action de la vitamine K et de ses antagonistes

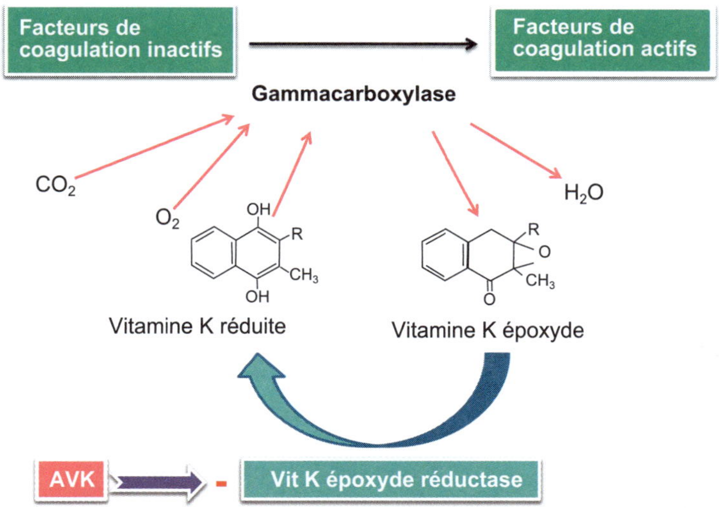

Les antivitamines K (AVK) inhibent l'époxyde réductase et donc la régénération de la vitamine K réduite. Sans vitamine K réduite, les facteurs de la coagulation incriminés sont non fonctionnels et donc non activables.

Les AVK sont indiqués dans la prévention de la formation ou de l'extension d'une thrombose ou d'une embolie.

3 Contre-indications et interactions médicamenteuses

Les contre-indications des AVK sont les suivantes :
- Les troubles graves de l'hémostase ;
- Une insuffisance hépatique ou rénale grave ;

- L'hypersensibilité connue à l'AVK ou à un de ses excipients (gluten par exemple) ;
- L'existence d'un ulcère gastroduodénal en poussée ;
- Les lésions susceptibles de saigner ;
- Une hypertension artérielle maligne ;
- Un antécédent d'accident vasculaire cérébral ;
- La grossesse (sauf si l'héparine ne peut être utilisée).

Les médicaments susceptibles d'interagir avec les AVK sont très nombreux, en raison d'un déplacement possible des AVK de leur site de fixation ou de modification de leur métabolisme (CYP450).

Sont contre-indiquées les associations d'un AVK avec l'acide acétyl-salicylique, la carbamazépine et le millepertuis.

DCI	Spécialités	1/2 vie (h)	Duréed'action (h)
Acénocoumarol	SINTRON comp MINISINTRON comp	8-9	48-96
Fluindione	PRÉVISCAN comp	30	48-72
Warfarine	COUMADINE comp	35-45	96-120

La sensibilité aux AVK est imprévisible, la posologie doit donc être adaptée et contrôlée régulièrement en fonction des tests biologiques de coagulation.

En plus de la surveillance clinique (dépistage des effets indésirables sur la coagulation, notamment les hémorragies), l'efficacité est contrôlée par la mesure du **Taux de prothrombine** (TP) = **temps de Quick** (TQ), et de l'évaluation de l'**INR** (*International Normalized Ratio*).

MÉMO 87

Anticoagulants : les héparines

Toutes les héparines activent l'**antithrombine III (ATIII)**, protéine qui inhibe presque toutes les protéases à sérine à effet procoagulant. Elles inhibent indirectement deux facteurs de la coagulation : **thrombine (IIa)** et **facteur Xa**.

L'action de l'héparine HNF nécessite une « séquence pentasaccharidique » qui établit une liaison à l'ATIII. La fraction non liée à l'ATIII n'a pas d'action anticoagulante, mais elle est indispensable pour inhiber indirectement l'action de la thrombine (IIa) : l'héparine lie l'ATIII par la séquence pentasaccharidique à haute affinité, et la thrombine par l'autre fraction.

Par contre, l'inhibition du facteur Xa ne requiert que la liaison de l'héparine à l'ATIII par l'intermédiaire de la séquence pentasaccharidique.

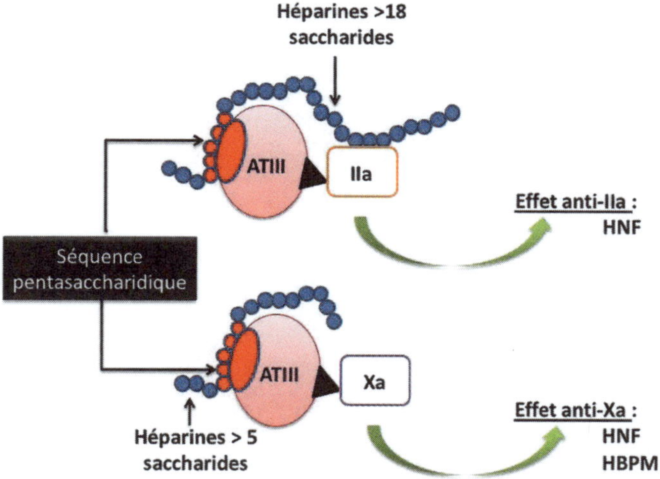

1 Héparines non fractionnées (HNF) ou « standard »

Leur PM varie de 3 000 à 30 000 daltons.

Nom commercial	UI Héparine	Présentation
HÉPARINE SODIQUE		
HÉPARINE CHOAY	25 000 UI/5 ml	sol. inj. IV
HÉPARINE CHOAY	5 000 UI/ml	sol. inj. IV
HÉPARINE PANPHARMA	5 000 UI/5 ml	sol. in. IV
HÉPARINE CALCIQUE		
CALCIPARINE SOUS CUTANÉE	12 500 UI/0,5 ml	sol. inj.
	20 000 UI/0,8 ml	sol. inj.
	25 000 UI/1 ml	sol. inj.
	5 000 UI/0,2 ml	sol. inj. en ser.
	7 500 UI/0,3 ml	sol. inj. en ser.

Elles sont indiquées dans le traitement curatif de la maladie thromboembolique veineuse à la phase aiguë, de l'oblitération artérielle aiguë par embolie, l'infarctus du myocarde à la phase aiguë, et le traitement préventif de la maladie thromboembolique veineuse et des thromboses artérielles.

Les HNF peuvent entraîner des hémorragies, une thrombopénie induite par l'héparine (TIH), et une ostéoporose en cas d'utilisation prolongée chez la femme enceinte.

Un bilan initial doit être effectué avec :
- numération des plaquettes
- taux de prothrombine (TP)
- temps de céphaline activée (TCA)
- clairance de la créatinine.

La voie intramusculaire est contre-indiquée.

Les contre-indications absolues : hypersensibilité à l'héparine, antécédents de thrombopénie (type II) grave, neurochirurgie récente, maladies hémorragiques, hypertension artérielle maligne, lésions organiques susceptibles de saigner.

2 Héparines de bas poids moléculaire (HBPM)

Les HBPM sont obtenues par dépolymérisation chimique ou enzymatique des HNF. Le poids moléculaire est environ le 1/3 de celui des HNF.

Elles constituent le traitement prophylactique de référence des thromboses veineuses profondes.

Les effets indésirables sont minimes sur une période brève. Les signes d'hémorragies sont des hématomes au point d'injection.

Le risque de **thrombopénie induite par héparine** (TIH) existe cependant comme pour les HNF. Le suivi de la quantité des plaquettes est donc nécessaire.

DCI	Nom commercial	PM (Da)	Nombre de saccharides
Énoxaparine (sodique)	LOVÉNOX INHIXA	3 000-8 000	10-28
Nadroparine (calcique)	FRAXIPARINE FRAXODI	2 000-8 000	7-27
Daltéparine (sodique)	FRAGMINE	2 000-9 000	7-30
Tinzaparine (sodique)	INNOHEP	3 000-6 000	10-20

3 Autres inhibiteurs indirects de la thrombine et du facteur Xa : héparinoïdes

Le danaparoïde sodique (ORGARAN®) est un antithrombotique présenté en solution injectable.

Le danaparoïde agit en activant l'antithrombine III. Il inhibe l'activité Xa sans action sur la thrombine (IIa) car il est essentiellement composé de chaînes courtes.

L'indication est le traitement prophylactique de la maladie thromboembolique et des manifestations thromboemboliques (+ traitement curatif).

MÉMO 88 Autres anticoagulants

Les autres anticoagulants sont des inhibiteurs directs de la thrombine (IIa) et des inhibiteurs du facteur Xa (souvent appelés « nouveaux anticoagulants oraux ou NACO »). Il s'agit en outre de l'antithrombine III et de la protéine C.

1 Inhibiteurs directs de la thrombine

▸ Analogues de l'hirudine

Ce sont des molécules recombinantes : la bivalirudine (BIVALIRUDINE ACCORD®). Elle inhibe la thrombine du caillot aboutissant à une disparition totale de son activité thrombogène.

La bivalirudine est utilisée par voie IV dans le traitement des patients atteints d'un syndrome coronarien aigu (SCA) :

- angor instable ;
- infactus du myocarde (IDM) sans sus-décalage du segment ST devant bénéficier d'une intervention urgente ou précoce.

▸ Inhibiteurs non peptidiques

Le dabigatran (PRADAXA®) est un inhibiteur direct de la thrombine (anti-IIa) non peptidique. L'inhibition est compétitive et réversible vis-à-vis de la thrombine libre ou fixée à la fibrine.

Le PRADAXA® est indiqué dans la prévention des troubles thromboemboliques veineux après arthroplastie de la hanche et du genou.

L'**argatroban** (ARGANOVA®), dérivé synthétique de la L-arginine, exerce son effet anticoagulant indépendamment de l'antithrombine et inhibe la formation de fibrine, l'activation des facteurs de coagulation V, VIII et XIII, l'activation de la protéine C et l'agrégation plaquettaire.

2 Autres antithrombiniques

▸ Inhibiteurs du facteur Xa

Permettent de prévenir la formation de thrombine.

- **Inhibiteur direct :** le rivaroxaban (XARELTO®) et l'apixaban (ELIQUIS® cp) sont indiqués dans la prévention des événements thromboemboliques veineux (ETEV) chez les patients adultes bénéficiant d'une pose programmée de prothèse totale de hanche ou de genou.

- **Inhibiteur indirect du facteur Xa :** le fondaparinux sodique (ARIXTRA®) augmente l'affinité de l'antithrombine pour le facteur Xa (x 300). Il est indiqué dans le traitement de la thrombose veineuse superficielle spontanée aiguë symptomatique des membres inférieurs de l'adulte sans thrombose veineuse profonde associée.

Antithrombine III et Protéine C

- **L'antithrombine III** (ACLOTINE®) est indiquée dans les déficits constitutionnels en antithrombine et les déficits acquis sévères (< 60 %) en antithrombine.
- La protéine C (PROTEXEL®) est activée par la thrombine et associée à son cofacteur, la protéine S. Elle stimule l'inactivation protéolytique des facteurs Va et VIIIa.

Elle est indiquée dans les déficits constitutionnels sévères en protéine C, la prévention de la thrombose lors d'interventions chirurgicales et de césariennes.

Attention pour les NACO !

L'absence d'antidote et de données validées concernant la surveillance biologique est préoccupante en cas de surdosage ou de nécessité d'un geste chirurgical en urgence. Ils seront donc prescrits **en seconde intention**.

MÉMO

89 Fibrinolytiques

Les fibrinolytiques ou thrombolytiques sont des substances qui accélèrent la dissolution des caillots intravasculaires.
Ils favorisent la transformation du plasminogène inactif en plasmine active.
Cette dernière facilite la reperméabilisation des vaisseaux qui ont été obstrués par des caillots de fibrine.
La plasmine hydrolyse également le fibrinogène et des facteurs de la coagulation (V et VIII).

Fibrinolyse et sa régulation

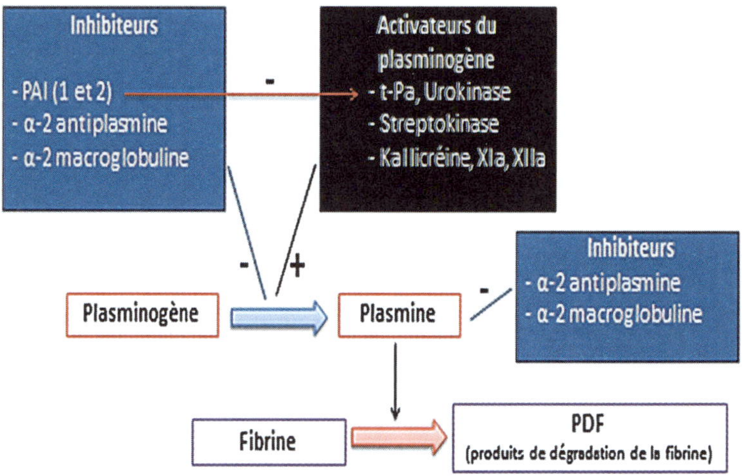

1 Indications

Les médicaments fibrinolytiques sont indiqués dans :
- le traitement thrombolytique à la phase aiguë de l'infarctus du myocarde, et après l'embolie pulmonaire ;
- le traitement thrombolytique des suspicions d'infarctus du myocarde avec présence d'une élévation persistante du segment ST ;

- le traitement des thromboses veineuses profondes et certains accidents vasculaires cérébraux ischémiques aigus ;
- la restauration de la perméabilité de cathéters veineux en cas d'obstruction liée à un thrombus en formation ou récemment formés.

2 Principaux médicaments

- L'urokinase (ACTOSOLV®) est une protéase. L'urokinase active la transformation du plasminogène circulant et lié à la fibrine, en plasmine.
- L'altéplase ou rt-PA (ACTILYSE®) est une glycoprotéine recombinante identique à l'activateur tissulaire du plasminogène ou t-PA. L'altéplase favorise la transformation du plasminogène lié à la fibrine en plasmine.
- Le ténectéplase (MÉTALYSE®) est une protéine recombinante. Il a, par rapport au t-Pa endogène, une plus grande spécificité et affinité pour la fibrine du caillot et une plus grande résistance à l'inactivation par l'inhibiteur endogène PAI *(plasminogen activator inhibitor)*.

3 Effets indésirables et contre-indications

- Le risque majeur des traitements thrombolytiques est l'hémorragie et notamment les hémorragies intracrâniennes.
- Des manifestations allergiques sont possibles. Des troubles cardiaques sont également observés (angor, ischémie, hypotension, arythmies).
- Les fibrinolytiques sont contre-indiqués lorsqu'il existe un risque hémorragique élevé (anticoagulants oraux, ulcères digestifs non cicatrisés, antécédents d'hémorragie intracrânienne).

Remarque : lorsque l'activité fibrinolytique est trop importante, elle peut provoquer des hémorragies par destruction des caillots hémostatiques et de la fibrinogénolyse. Pour contrer l'action fibrinolytique, on administre l'acide tranexamique (EXACYL® *per os* ou injectable). Il se fixe réversiblement au plasminogène auquel il reste fixé même après la transformation du plasminogène en plasmine. La plasmine associée à l'acide tranexamique est alors inactive et la fibrinolyse est stoppée.

MÉMO 90 Anti-inflammatoires non stéroïdiens (AINS)

Les anti-inflammatoires non stéroïdiens ou AINS possèdent des propriétés pharmacologiques communes, en particulier une action pharmacodynamique qui se manifeste selon de multiples effets : effet analgésique, effet anti-inflammatoire, effet antipyrétique, effet antiagrégant plaquettaire.

1 Mécanisme d'action

Tous les AINS partagent un mécanisme d'action commun. Ils provoquent l'inhibition des cyclo-oxygénases (COX-1 et COX-2). Ces enzymes, grâce à une liaison avec l'arginine, catalysent la dégradation de l'acide arachidonique en prostaglandines (PG) et thromboxanes (TX).

AINS et inhibition des cyclo-oxygénases

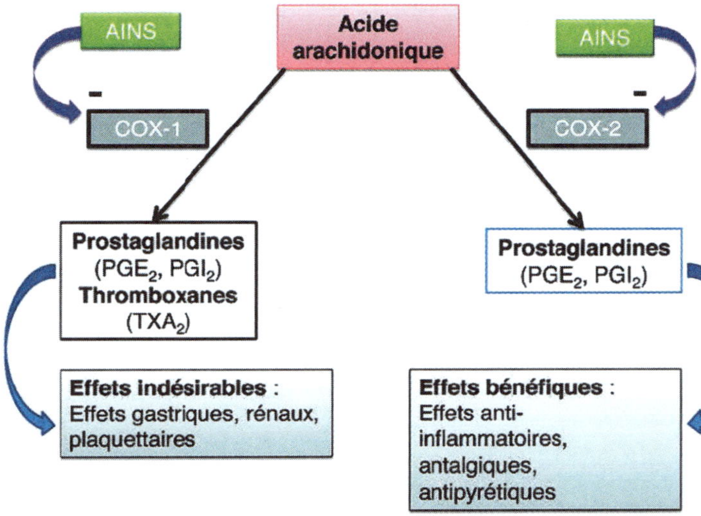

2 Groupes d'AINS

Les AINS actuellement commercialisés sont plus ou moins spécifiques de la COX-1 et/ou de la COX-2. De nombreux sont plus inhibiteurs de la COX-1 que de la COX-2 (groupe des salicylés, arylcarboxyliques). Certains sont peu sélectifs de la COX-2 (diclofénac, piroxicam). D'autres ont une activité préférentielle COX2/COX1 (étodolac et méloxicam). Un groupe d'AINS inhibe sélectivement la COX-2 (coxibs).

3 Indications et précautions d'emploi

Les AINS sont principalement prescrits dans les indications rhumatismales et inflammatoires. Ils sont également prescrits lors de douleurs faibles (effet antalgique) : dysménorrhées, traumatismes, douleurs dentaires ou postopératoires.

L'association de deux AINS est inutile, car l'efficacité n'est pas meilleure et les effets indésirables s'additionnent.

Concernant les formes à action localisée, il faut :

- éviter l'exposition solaire de la zone traitée pendant le traitement et deux semaines après l'arrêt, en particulier la spécialité KÉTUM® (kétoprofène) ;
- éviter l'application sous pansement occlusif ;
- se laver les mains après application.

4 Effets indésirables

- La majorité des effets indésirables et des accidents est liée à l'**inhibition de la COX-1 par les AINS** : effets digestifs bénins, ulcères gastro-intestinaux, hémorragies digestives, des réactions allergiques, des réactions cutanées (syndromes de Lyell ou de Stevens-Johnson), des accidents rénaux.
- Le groupe des **coxibs** peut entraîner des réactions cutanées, augmenter le risque cardiovasculaire (infarctus du myocarde, arrêt cardiaque, troubles du rythme) et le risque digestif (lésions ulcéreuses avec perforations et hémorragies).
- L'**aspirine** peut entraîner un effet indésirable particulier, le **syndrome de Reye**.

MÉMO

91 Principaux AINS

DCI	Spécialités	Présentation
AINS SALICYLÉS		
Acide acétylsalicylique	ASPIRINE	cp
Acétylsalicylate de lysine	ASPEGIC	pdre sol. buv., sol. inj.
Mésalazine	PENTASA	cp., glé sol. buv., suppo, susp. rect.
AINS ARYLCARBOXYLIQUES		
Acéclofénac	CARTREX	cp
Diclofénac	VOLTARÈNE (+ LP, EMULGEL) FLECTOR	cp, gel, sol. inj., suppo, gel sol. buv.
Etodolac	LODINE	cp
Alminiprofène	MINALFÈNE	cp
Flurbiprofène	CÉBUTID ANTADYS	cp, gélules LP cp
Ibuprofène	ADVIL NUREFLEX NUROFEN SPIFEN	cp., sol. buv., gel, caps., glé sol. buv.
Kétoprofène	BIPROFENID PROFENID KETUM	cp, cp LP, suppo, sol. inj., gel
Dexkétoprofène	ENANTYUM KETESSE	cp, sachet, injectable
Fénoprofène	NALGESIC	cp
Nabumétone	NABUCOX	cp
Naproxène	APRANAX	cp
Acide tiaprofénique	SURGAM FLANID	cp cp

DCI	Spécialités	Présentation
AINS ANTHRANILIQUES OU FÉNAMATES		
Acide niflumique	NIFLURIL, NIFLUGEL	gélules, gel
Morniflumate	NIFLURIL	suppo
Acide méfénamique	PONSTYL	gélules
AINS INDOLIQUES		
Indométacine	INDOCID CHRONO-INDOCID INDOCOLLYRE	gélules, suppo gélules collyre
Sulindac	ARTHROCINE	cp
AINS OXICAMS		
Méloxicam	MOBIC	cp., sol. inj.
Piroxicam	FELDÈNE BREXIN CYCLADOL ZOFORA	cp, inj. cp cp inj.
Ténoxicam	TILCOTIL	cp
AINS COXIBS		
Célécoxib	CÉLÉBREX	gélules
Étoricoxib	ARCOXIA	cp
Parécoxib	DYNASTAT	sol. inj.

MÉMO 92 Glucocorticoïdes ou anti-inflammatoires stéroïdiens

Les glandes surrénales produisent, après stimulation par l'hypophyse via l'ACTH (AdrénoCorticoTrophic Hormone), trois types d'hormones stéroïdes : des androgènes surrénaliens, les hormones à activité minéralocorticoïde dominante, en particulier l'aldostérone, les hormones à activité glucocorticoïde dominante, le cortisol (parfois appelé hydrocortisone) et la cortisone.

1 Classification

A. Glucocorticoïdes naturels

Les glucocorticoïdes naturels possèdent une action anti-inflammatoire, des effets s'exerçant sur l'équilibre hydrominéral (rétention de Na+ et fuite de K+) et sur les glucides (action hyperglycémiante). Il s'agit du cortisol et de la cortisone.

B. Glucocorticoïdes de synthèse

Les glucocorticoïdes de synthèse sont, soit des dérivés non halogénés du cortisol, soit des dérivés halogénés, méthylés ou non. Leur durée d'action est plus longue et ils permettent une sélectivité des effets du cortisol : les effets anti-inflammatoires du cortisol sont favorisés tandis que ses autres effets intrinsèques (sur l'équilibre hydrominéral et sur les glucides) sont amoindris.

2 Mécanisme d'action

Les glucocorticoïdes se fixent aux récepteurs nucléaires des glucocorticoïdes (GR) situés dans le cytoplasme de la cellule cible. Le complexe ligand-GR pénètre dans le noyau. On observe alors deux types d'action souvent non dissociables : une augmentation ou une diminution de la transcription de certains gènes.

3 Effets pharmacologiques

Les effets recherchés sont les effets bénéfiques : anti-inflammatoires, immunosuppresseurs et antiallergiques.

Les glucocorticoïdes sont responsables d'effets indésirables ou dangereux indissociables des premiers :

- neuropsychiques (effet orexigène avec prise de poids, agitation, anxiété et insomnie, dépression psychique en cas d'arrêt brutal du traitement avec phénomène de sevrage) ;
- hématologiques (diminution du nombre de lymphocytes, augmentation du nombre de polynucléaires neutrophiles, stimulation de l'érythropoïèse, thromboses) ;
- digestifs (stimulation de la sécrétion gastrique, gastralgie et ulcère gastro-duodénal, pancréatite) ;
- cardiovasculaires (hypertension artérielle) ;
- désordres hydro-électrolytiques (hypokaliémie, rétention hydrosodée) ;
- osseux (fragilisation ou ostéoporose) ;
- oculaires, musculaires (fonte musculaire, crampes), cutanés (acné, érythrose) ;
- endocriniens (retard ou arrêt de croissance chez l'enfant, crise d'Addison) ;
- immunosuppression : aggravation d'infections bactériennes lorsque le traitement antibiotique est absent ou inefficace.

4 Indications

Le choix d'un traitement par glucocorticoïdes se fait sur l'évaluation d'un équilibre entre une activité anti-inflammatoire adaptée et des effets indésirables minimisés et acceptables.

Les préparations à base de cortisol (HYDROCORTISONE®) sont indiquées, par voie orale ou par voie parentérale, dans les insuffisances surrénaliennes, aiguës ou chroniques, comme traitement substitutif.

Les glucocorticoïdes de synthèse sont utilisés essentiellement comme médicaments anti-inflammatoires, antiallergiques et immunosuppresseurs.

5 Contre-indications et interactions médicamenteuses

- **Pas de contre-indication absolue** pour une corticothérapie d'indication vitale. Mais, il faudra toujours prendre en compte les situations suivantes : infections évolutives, hypersensibilité aux médicaments prescrits, vaccination par un vaccin vivant.

- Les **traitements à visée locale** par injections intra-articulaires sont contre-indiqués en présence d'un traitement anticoagulant ou d'une fracture articulaire. Les traitements oculaires sont contre-indiqués en cas de glaucome ou de kératite herpétique.
- Il faut éviter d'associer les glucocorticoïdes aux :
  - **diurétiques** qui diminuent la kaliémie ou aux médicaments (digitaliques) qui induisent des effets indésirables lorsque la kaliémie baisse,
  - **inducteurs enzymatiques** (carbamazépine, phénobarbital, rifampicine, phénytoïne), et au **lithium** (dosage de la lithiémie à surveiller).
- En cas de traitement par **antidiabétiques**, les glucocorticoïdes peuvent augmenter la glycémie.

6 Précautions d'emploi

Le traitement par glucocorticoïdes devra être le plus court possible.
L'administration se fera préférentiellement le matin.
Une rétention hydrosodée est habituelle, responsable en partie d'une élévation éventuelle de la pression artérielle. L'apport sodé devra être réduit ou modéré.
Le patient doit avoir systématiquement un apport en calcium et vitamine D pour prévenir la déminéralisation osseuse.
En cas de traitement prolongé (en général supérieur à trois mois), l'arrêt de la corticothérapie se fera très progressivement par paliers pour éviter le phénomène de rebond ou une insuffisance surrénale aiguë.

93 Principaux glucocorticoïdes de synthèse

DCI	Spécialités	Présentation
Hydrocortisone	CLOFOAM CORTAPAISYL CORTISEDERMYL DERMOFENAC EFFICORT LOCOID SOFTACORT	mousse rectale Crème Crème Crème Crème Crème, émuls., lotion, pomm. collyre
GLUCOCORTICOÏDES NON HALOGÉNÉS		
Prednisone	CORTANCYL	Cp
Prednisolone **+ Cinchocaïne** **+ Oxymétazoline** **+ Naphazoline** **+ Salicylate de dipropylèneglycol**	SOLUPRED HYDROCORTANCYL DÉLIPROCT DÉTURGYLONE DÉRINOX CORTISAL	Cp Susp. inj. Suppos., pommade rectale Sol. pul. nasale Sol. pul. nasale Crème
Méthylprednisolone	MÉDROL * SOLUMÉDROL DÉPO-MÉDROL	Cp Sol. inj. Sol. inj.
Tixocortol **+ Chlorhexidine**	PIVALONE THIOVALONE	Susp. nasale Susp. pulv. buccale
GLUCOCORTICOÏDES HALOGÉNÉS		
Fludrocortisone	FLUCORTAC	Cp
Fludrocortisone + Polymyxine B + Néomycine +Lidocaïne	PANOTILE	Sol. auriculaire

93 Principaux glucocorticoïdes de synthèse

DCI	Spécialités	Présentation
Fluocinolone + Polymyxine B + Néomycine	ANTIBIO SYNALAR	Sol. auriculaire
Fluocortolone + Cinchocaïne	ULTRAPROCT	Suppos., pomm. rectale
Bétaméthasone	CÉLESTÈNE	Cp, sol. buv.
	CÉLESTÈNE CHRONODOSE	Inj.
	DIPROSTÈNE	Inj.
	BETNÉSOL	Cp eff., inj., sol. rectale
	DIPROSONE, DIPROLÈNE, BETNÉVAL	Lotion, pommade, crème
	DAIVOBET	Pommade, gel
+ Acide salicylique	DIPROSALIC	Lotion
Triamcinolone	HEXATRIONE (hexacétonide)	Susp. inj.
	KÉNACORT RETARD (acétonide)	Susp. inj.
	NASACORT	Pulv. nasale
+ Néomycine	CIDERMEX	pomm. opht.
+ Econazole	PEVISONE	Crème
Dexaméthasone	DECTANCYL *	Cp
	DEXSOL *	Sol. buv.
	DEXAFREE	Collyre
	OZURDEX	Implant intravitréen
	MAXIDEX	Collyre
	CHIBRO CADRON	Collyre
	TOBRADEX	Collyre
	FRAKIDEX	Collyre, pomm. opht.
	MAXIDROL	Collyre, pomm. opht.
	STERDEX	Pomm. opht.
	NEOFORDEX	Cp
	POLYDEXA	Gttes auric.

DCI	Spécialités	Présentation
Béclométasone	BÉCLOJET BÉCOTIDE BÉCLOSPRAY BECLOSPIN ECOBEC MIFLASONE BÉCONASE BECLO RHINO QVAR AUTOHALER RHINOMAXIL RINOCLENIL	Susp. inhalation Pdre inhalation Pdre inhalation Susp. nasale Susp. nasale Sol. inhalation Sol. inhalation Sol. inhalation
+ Formotérol	FORMODUAL	Sol. inhalation
Fluticasone	FLIXOTIDE FIXORINOX FLIXONASE AVAMYS FLIXOVATE	Pdre inhalation, susp. nasale Susp. nasale Susp. nasale Susp. nasale Pom., crème
Mométasone	ASMANEX NASONEX	Pdre inhalation Susp. nasale
AUTRES GLUCOCORTICOÏDES		
Budésonide	ENTOCORT, MIKICORT MIFLONIL PULMICORT NOVOPULMON RHINOCORT	Gélules gastrorésis-tantes Pdre inhalation en gélule Susp. inhalation Pdre inhalation Susp. nasale
+ Formotérol	SYMBICORT	Pdre inhalation
Ciclésonide	ALVESCO	Sol. inhalation

(*) Médicaments indiqués dans les traitements associés à la chimiothérapie anticancéreuse.

MÉMO 94 Analgésiques de palier I

Les analgésiques de palier I de la classification de l'OMS sont les médicaments non opioïdes.

1 Paracétamol

L'action analgésique du paracétamol serait liée essentiellement à une diminution de la synthèse des prostaglandines au niveau central.
Le paracétamol (DOLIPRANE®, DAFALGAN®, EFFERALGAN®) possède une activité analgésique comparable à celle des salicylés (aspirine).
Il est indiqué dans le traitement des douleurs faibles ou modérées et dans le traitement de la fièvre.
Le paracétamol est bien toléré aux doses thérapeutiques, notamment au plan digestif.
Ses effets indésirables aux doses usuelles sont rares, mais potentiellement graves (hépatite).

2 Anti-inflammatoires non stéroïdiens

Les **anti-inflammatoires non stéroïdiens** ou **AINS** sont prescrits, seuls ou en association avec d'autres analgésiques, lors de douleurs faibles ou modérées.
Ils constituent un traitement de second choix, après le paracétamol, en raison de leurs effets indésirables, sauf si les douleurs sont liées à une inflammation.
Les dosages analgésiques sont inférieurs aux doses nécessaires pour l'action anti-inflammatoire et la durée de prescription doit être la plus courte possible.
Il convient de ne pas associer deux AINS, ce qui risquerait de majorer leurs effets indésirables (effets digestifs surtout).

A. Aspirine

L'aspirine (acide acétylsalicylique) inhibe de façon irréversible les cyclo-oxygénases (COX) périphériques et centrales.

B. Autres AINS

Les autres AINS sont des inhibiteurs réversibles compétitifs des COX1 et/ou COX2. Les AINS sont particulièrement efficaces lorsque les douleurs impliquent un processus inflammatoire.

DCI	Spécialités	Présentation
AINS SALICYLÉS		
Acide acétylsalicylique	ASPIRINE	comp.
Acétylsalicylate de lysine	ASPEGIC	pdre sol. buv., sol. inj.
AINS ARYLCARBOXYLIQUES		
Fénoprofène	NALGESIC	cp
Naproxène	APRANAX NAPROSYNE	cp cp, suppos
Ibuprofène	ADVIL, NUREFLEX NUROFEN, SPIFEN	comp., sol. buv., gel, caps. glé, sol. buv.
Dexkétoprofène	ENANTYUM KETESSE	cp cp, sol. buv., inj.
Fénoprofène	NALGESIC	cp
Naproxène	APRANAX NAPROSYNE	cp cp, suppos
AINS ANTHRANILIQUES OU FÉNAMATES		
Acide méfénamique	PONSTYL	gélules
AINS COXIBS		
Parécoxib	DYNATSTAT	inj.

3 Néfopam

Le néfopam (ACUPAN®) est un analgésique dont la puissance correspond à celle des produits de palier II.

Son action analgésique s'exerce principalement au niveau de la recapture des monoamines (sérotonine, noradrénaline et dopamine) au niveau central.

Le néfopam est indiqué dans le traitement symptomatique des affections douloureuses aiguës. Il permet de traiter le frisson postopératoire.
Les effets indésirables observés sont : somnolence, vertiges, nausées, vomissements, signes anticholinergiques (sécheresse, tachycardie, rétention urinaire).

Paliers des analgésiques de l'OMS

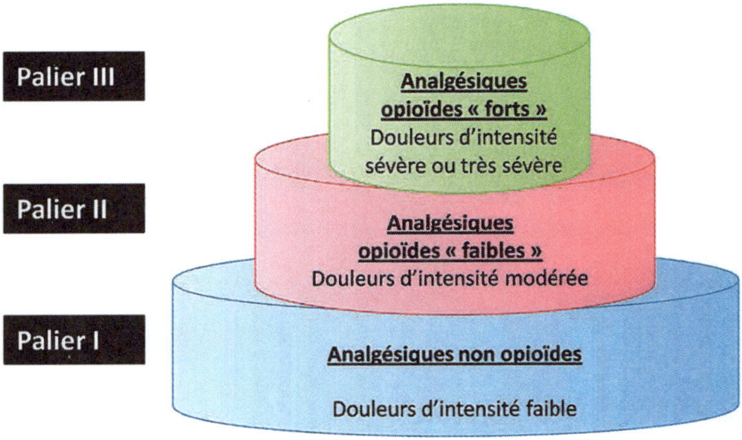

MÉMO 95 Analgésiques de palier II

La voie privilégiée d'administration des analgésiques de palier II est la voie orale.
Les analgésiques de palier II sont légitimés en cas de douleurs modérées à intenses. Ils regroupent des opioïdes faibles, comme la codéine, dérivé hémisynthétique de la morphine, et le tramadol, dérivé hémisynthétique de la méthadone.

1 Codéine

La codéine est utilisée comme analgésique de palier II, donc limitée aux douleurs d'intensité modérée lorsque les analgésiques de palier I sont insuffisants. Elle peut être utilisée comme antitussif et antidiarrhéique.
Les principaux effets indésirables comprennent la constipation, la somnolence, des nausées, des vomissements ou encore des difficultés respiratoires. Ce type de composés peut, dans certaines situations, exposer à une dépendance physique.

2 Tramadol

Le tramadol est un analgésique opioïde central atypique qui inhibe la recapture de la sérotonine et de l'adrénaline.
Le tramadol est indiqué dans l'analgésie de palier II. Il est donc limité aux douleurs d'intensité modérée. Il peut néanmoins présenter un bénéfice sur les douleurs neuropathiques.

3 Principaux médicaments

DCI	Spécialités	Présentation
Codéine + ibuprofène	ANTARENE CODEINE	comp.
Codéine + paracétamol	CODOLIPRANE, ALGISEDAL DAFALGAN CODÉINE KLIPAL CODEINE LINDILANE	comp. comp. comp. efferv. comp. comp. comp.
Codéine + paracétamol + caféine	PRONTALGINE	comp.
Dihydrocodéine	DICODIN LP	comp. LP
Tramadol	BIODALGIC TOPALGIC, CONTRAMAL ZAMUDOL ZUMALGIC	comp. efferv. gélul., cp. LP, sol. buv., sol. inj. gélules LP comp. efferv.
Tramadol + paracétamol	IXPRIM, ZALDIAR	comp., comp. efferv.
Tramadol + dexkétoprofène	SKUDEXUM	comp.
Tramadol + dexkétoprofène	SKUDEXUM	comp.
Codéine + acide acétylsalicylique + paracétamol	NOVACETOL	cp
Opium poudre + caféine + paracétamol	LAMALINE	gélules, suppos
Opium poudre + paracétamol	IZALGI	gélules

MÉMO

96 Analgésiques de palier III

L'action analgésique des opioïdes de palier III est utilisée pour le traitement des douleurs non cancéreuses aiguës ou chroniques, et des douleurs cancéreuses.

1 Agonistes complets

A. Morphine

La morphine est un analgésique plein à effet central dont l'action est dose-dépendante.

La prescription de la morphine est justifiée en cas de douleurs intenses aiguës et en cas de douleurs chroniques non soulagées par les analgésiques de palier I et II.

La morphine peut provoquer de la constipation, une dépression respiratoire, des nausées et vomissements, et une sédation.

La **morphine** est contre-indiquée lorsque les patients présentent une insuffisance respiratoire décompensée, une insuffisance hépatocellulaire sévère et une hypersensibilité à la morphine.

B. Autres agonistes complets opioïdes

Péthidine, Fentanyl, Hydromorphone, Oxycodone.

2 Agoniste partiel et agoniste-antagoniste

La **Buprénorphine** est un agoniste opioïde partiel indiqué dans le traitement des douleurs intenses d'origine cancéreuses. L'intérêt de son utilisation est lié à une apparition plus rare d'une dépression respiratoire. Elle est indiquée dans le traitement substitutif des pharmacodépendances majeures aux opiacés.

La **Nalbuphine** est un agoniste-antagoniste dérivé de la morphine. Elle est indiquée dans les traitements de douleurs intenses résistantes aux analgésiques de palier II. Son effet indésirable le plus fréquent est la somnolence.

3 Antagonistes opioïdes

Ces médicaments n'ont pas d'indication analgésique.

La **Naloxone** (**NARCAN**® inj.) est un antagoniste pur spécifique et compétitif des opioïdes. Elle est indiquée dans le traitement des intoxications aiguës par des opiacés.

Il existe une forme galénique, associant la buprénorphine et la naloxone (**SUBUXONE**® Cp.), indiquée dans le traitement substitutif de la pharmacodépendance. La naloxone est destinée à empêcher le mauvais usage du produit par voie intraveineuse.

La **Naltrexone** (**REVIA**® Cp.) est utilisée dans le traitement de soutien dans le maintien de l'abstinence chez les patients alcoolo-dépendants.

4 Principaux analgésiques de pallier III

DCI	Spécialités	Présentation
Buprénorphine	SUBUTEX TEMGÉSIC	comp. subling. comp. subling., sol. inj.
+ Naxolone	SUBUXONE	comp. subling.
Morphine (sulfate) **Morphine (chlorhydrate)**	MOSCONTIN ACTISKÉNAN SKÉNAN LP ORAMORPH MORPHINE SEVREDOL	comp. LP gélules gélules (mgle LP) sol. buv. sol. inj. comp.
Hydromorphone	SOPHIDONE	gélules LP
Oxycodone	OXYCONTIN LP OXYNORM OXYNORMORO	comp. LP gélules, sol. buv., sol. inj. comp. orodisp.
+ Naloxone	OXSYNIA LP	comp. LP
Fentanyl	ABSTRAL, RECIVIT DUROGÉSIC MATRIFEN PECFENT	comp. subling. disp. transdermique disp. transdermique sol. pulv. nasale
Nalbuphine	NALBUPHINE	sol. inj.
Péthidine	PÉTHIDINE	sol. inj.
Sulfentanyl	ZALVISO	comp. subling.
Tapentadol	PALEXIA	comp.

MÉMO 97 Anesthésiques généraux intraveineux

L'anesthésie correspond à l'abolition induite et réversible de la conscience associée à une suppression plus au moins complète de la sensibilité et à une incapacité à percevoir la douleur :
- **sédation (état d'indifférence psychomotrice) et l'hypnose (état de sommeil forcé avec perte de la possibilité de réveil par stimulations extérieures) ;**
- **composante analgésique.**

1 Notions générales

Les **anesthésiques généraux injectés** par voie intraveineuse (IV) sont plus faciles à manier que les produits inhalés (pas de contamination du personnel, bonne efficacité, et préférence des patients).
Par voie IV, la biodisponibilité des produits administrés est maximale.
L'effet pharmacologique sera obtenu lorsque la concentration active de l'anesthésique sera atteinte au niveau de son site d'action, le cerveau.

2 Principaux anesthésiques intraveineux

A. Opioïdes

Plusieurs opioïdes synthétiques très puissants sont réservés à l'anesthésie (Alfentanil RAFIPEN®, Sufentanil SUFENTA®, Rémifentanil ULTIVA®, Fentanyl FENTANYL®).

B. Benzodiazépines

Le midazolam MIDAZOLAM® possède une demi-vie d'élimination courte.
D'autres benzodiazépines à demi-vie plus longue pourront être en prémédication anesthésique (diazépam VALIUM®).

C. Propofol

Le propofol (DIPRIVAN®) agit au niveau des récepteurs $GABA_A$. Il possède des effets hypnotiques.

Le propofol est utilisé pour l'induction et l'entretien de l'anesthésie générale, et pour la sédation des patients.
Les effets indésirables sont une douleur au point d'injection, une hypotension pouvant être très sévère avec bradycardie.

D. Kétamine

La kétamine (KETAMINE®) est un antagoniste non compétitif qui réduit l'activité excitatrice des récepteurs NMDA. Elle est utilisée pour l'induction et l'entretien de l'anesthésie générale, notamment chez les sujets en état de choc hypovolémique ou ceux qui présentent un asthme. En outre, elle est utilisée en cas de douleurs neuropathiques persistantes. Les principaux effets indésirables sont des effets psychodysleptiques (rêves et hallucinations).

E. Étomidate

L'étomidate (HYPNOMIDATE®, ÉTOMIDATE LIPURO®) potentialise les effets inhibiteurs du GABA.
Les effets indésirables les plus fréquents sont des nausées et vomissements. Des mouvements involontaires musculaires peuvent être observés.
Le traitement par étomidate est contre-indiqué de manière absolue chez les patients présentant une insuffisance surrénalienne, un tableau épileptique, une sédation en réanimation.

F. Oxybate de sodium

L'oxybate de sodium ou acide gamma-hydroxybutyrique (Gamma-OH®) ou GHB est un hypnotique pur inscrit sur la liste I. Il agit par inhibition GABAergique.
Il est indiqué comme adjuvant au cours de l'anesthésie générale en chirurgie et en obstétrique, ou lors de la sédation en neurotraumatologie.
Les principaux effets indésirables sont des myoclonies à l'induction diminuée par l'administration préalable de benzodiazépines, une bradycardie sinusale, une surcharge sodée et hypokaliémie en administration prolongée, des nausées, vomissements et une agitation au réveil.

MÉMO

98 Anesthésiques généraux inhalés

Les anesthésiques inhalés agissent au niveau des canaux ioniques potassiques favorisant la sortie de potassium intracellulaire, et des canaux HCN activés par l'hyperpolarisation.
Certains de ces anesthésiques possèdent en outre des effets liés aux récepteurs de type $GABA_A$.

1 Anesthésiques halogénés

Les effets hypnotiques des anesthésiques halogénés sont dose-dépendants. Ils sont quantifiés par la CAM ou concentration alvéolaire pour laquelle 50 % des patients ne bougent pas lors de l'incision chirurgicale.
Les agents halogénés dépriment la réponse ventilatoire à l'hypoxie et à l'hypercapnie de manière dose-dépendante. Ils diminuent de façon dose-dépendante la pression artérielle. Ils sont tous émétisants.

- **Le desflurane (SUPRANE®) :** il est l'anesthésique par inhalation le moins soluble dans le sang. Son utilisation est limitée à la chirurgie ambulatoire.
- Il provoque une irritation importante des muqueuses.
- **L'isoflurane (AERRANE®) :** il est indiqué en général pour l'entretien de l'anesthésie générale après induction par un anesthésique intraveineux.
- Il est irritant pour les muqueuses. Il peut provoquer une diminution de la pression artérielle et une tachycardie compensatrice.
- **Le sévoflurane (SEVORANE®) :** il peut être utilisé pour l'induction de l'anesthésie. Il est indiqué en entretien de l'anesthésie après induction par un anesthésique intraveineux et pour l'anesthésie en pédiatrie.
- Il n'entraîne pas d'irritation des muqueuses. Il possède une odeur agréable.

2 Anesthésiques non halogénés

- **Le protoxyde d'azote (N_2O) :** il est associé à un autre anesthésique (notamment les halogénés) par inhalation. Il possède alors une action synergique permettant de diminuer la dose d'halogéné. Utilisé en mélange équimolaire avec l'oxygène, il permet une potentialisation des agents anesthésiques et analgésiques.

Le protoxyde d'azote peut être associé à l'oxygène (ANTASOL, ACTYNOX, ENTONOX, KALINOX, OXYNOX).

Les principaux effets indésirables observés sont une augmentation du débit cardiaque, un effet inotrope négatif et une augmentation des résistances vasculaires périphériques, des nausées et vomissements, des céphalées avec sensation de vertige.

- **Le xénon (LENOXE®) :** il est un gaz inodore, incolore, sans saveur et non irritant. Il inhibe essentiellement les récepteurs NMDA post-synaptiques au niveau spinal expliquant des effets analgésiques.

Les nausées et vomissements postopératoires sont très fréquents.

99 Curarisants

Les curarisants ou curares de synthèse sont destinés à :

- **faciliter l'intubation du patient par relâchement des cordes vocales et la ventilation artificielle contrôlée ;**
- **induire le relâchement musculaire et diminuer l'intensité des convulsions.**

Les curarisants ou curares de synthèse bloquent la jonction neuromusculaire. Ils agissent sur les récepteurs nicotiniques (cholinergiques).

1 Curarisants non dépolarisants

Trois médicaments sont des benzylisoquinolines : l'atracurium (TRACRIUM®), le cisatracurium (NIMBEX®), le mivacurium (MIVACRON®). Le dernier est un dérivé stéroïdien : le rocuronium (ESMERON®).

Le principal mécanisme est lié à un antagonisme compétitif de la fixation de l'acétylcholine au niveau des récepteurs nicotiniques musculaires. Ils inhibent donc l'ouverture des canaux ioniques cationiques et bloquent la transmission synaptique.

Effets indésirables : résultent de la modulation des récepteurs cholinergiques nicotiniques et muscariniques ainsi que de propriétés ganglioplégiques.

Contre-indications : en cas d'antécédent d'hypersensibilité à l'un des constituants ou de pathologie de la jonction neuromusculaire.

L'existence d'un déficit congénital ou acquis en pseudocholinestérase contre-indique l'utilisation du mivacurium. Il est en outre contre-indiqué chez le nouveau-né de moins de 2 mois. L'atracurium et du rocuronium sont contre-indiqués lors de la grossesse et de l'allaitement.

Il faut éviter de mélanger le rocuronium avec certains médicaments : azathioprine, antibiotiques (amoxicilline, amphothéricine, céfalozine, cloxacilline, érythromycine, triméthoprime, vancomycine), glucocorticoïdes (prednisolone, hydrocortisone, dexaméthasone), diazépam, furosémide et insulines.

2 Curarisants dépolarisants

Le suxaméthonium (CÉLOCURINE®) ou succinylcholine est un cholinomimétique qui, en excès, provoque une action cholinolytique. Il induit une paralysie par dépolarisation persistante des canaux sodiques de la jonction neuromusculaire.

Effets indésirables : des douleurs musculaires, une sensation de courbatures, une libération d'histamine responsable d'un prurit et des réactions érythémateuses au site de l'injection et/ou réactions systémiques, une augmentation de la kaliémie, une bradycardie, des troubles du rythme, une chute de tension artérielle, une augmentation transitoire de la pression intra-oculaire, de la pression intracrânienne et intragastrique.

Précautions : en cas d'une administration concomitante, une adaptation de la posologie du chlorure de suxaméthonium sera nécessaire, en particulier avec :

- Les inhibiteurs de la pseudocholinestérase parce qu'ils renforcent et prolongent l'effet du suxaméthonium (contraceptifs oraux, procaïne, chlorpromazine, métoclopramide).
- Les substances qui prolongent l'effet neuromusculaire du chlorure de suxaméthonium (azathioprine, sulfate de magnésium, carbonate de lithium, kétamine, aminosides, lincosamides, polymyxines).

3 Levée de curarisation

La néostigmine (PROSTIGMINE®) est un inhibiteur réversible (compétitif) de l'enzyme présente dans la fente synaptique : l'acétylcholinestérase. Un excès d'acétylcholine dans la fente synaptique pourra, selon la loi d'action de masse, libérer les récepteurs des curares non dépolarisants qui y sont fixés.

Ainsi la néostigmine prolonge et augmente les effets muscariniques et nocotiniques de l'acétylcholine.

100 Anesthésiques locaux

Les anesthésiques locaux sont des substances qui bloquent de façon réversible la conduction nerveuse.
Ils appartiennent aux amino-amides ou aux amino-esters. Leur durée d'action dépend étroitement de la vitesse de leur résorption systémique.

1 Classification chimique

A. Dérivés amino-amides

Ce sont les anesthésiques locaux les moins allergisants :
- la lidocaïne (XYLOCAÏNE®) ;
- l'articaïne (ALPHACAÏNE®, PREDESIC ADRENALINE) ;
- la bupivacaïne (BUPIVACAÏNE®) ;
- la lévobupivacaïne (CHIROCAÏNE®) ;
- la mépivacaïne (CARBOCAÏNE®) ;
- la prilocaïne (BARITEKAL®) ;
- la prilocaïne + lidocaïne (EMLA® et EMLAPATCH®) ;
- la quinisocaïne (QUOTANE®) ;
- la ropivacaïne (NAROPÉINE®).

B. Dérivés amino-esters

Ces dérivés amino-esters (CO-O) sont plus allergisants et plus instables en solution :
- la procaïne (PROCAÏNE®) ;
- l'oxybuprocaïne (CÉBÉSINE®) ;
- la chloroprocaïne (CHLOROTEKAL®).

Le site d'action des anesthésiques locaux se trouve au niveau de la partie intracellulaire des canaux sodiques. Ils doivent donc pénétrer à l'intérieur de la cellule en interagissant directement avec les canaux sodiques rapides. Ils empêchent l'ouverture des canaux sodiques (2). Les ions Na+ ne peuvent plus entrer dans la cellule nerveuse, la dépolarisation membranaire n'est plus possible. La conséquence est l'interruption de la propagation des potentiels d'action (voir « mécanisme d'action des anesthésiques locaux »).

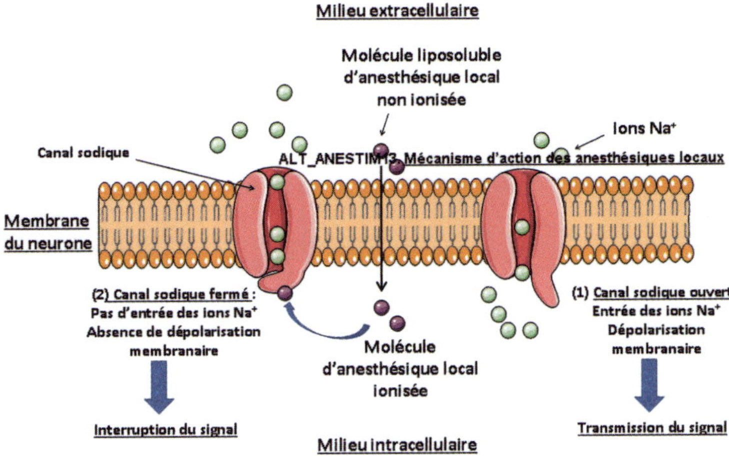

2 Principales indications

Les interventions chirurgicales, la petite chirurgie, les explorations endoscopiques et les extractions dentaires.

3 Effets indésirables

Ce sont des troubles neurologiques sous forme de crises convulsives annoncées par des troubles visuels, des tremblements, des acouphènes, un goût métallique, une logorrhée.

Des accidents liés à un surdosage apparaissent fréquemment :

- des troubles cardiovasculaires : hypotension avec malaise vagal pouvant aller jusqu'au collapsus, troubles du rythme cardiaque, arrêt cardiaque ;
- des troubles neurologiques : convulsions localisées puis généralisées, arrêt respiratoire exceptionnellement. Les convulsions sont habituellement traitées par l'administration de diazépam. On observe également des bourdonnements d'oreille, une dysphorie, une surdité.

MÉMO 101 Principes généraux de la chimiothérapie anticancéreuse

Un cancer est lié à une multiplication anarchique de certaines cellules normales de l'organisme, qui échappent aux mécanismes normaux de différenciation et de régulation de leur multiplication. Le traitement des cancers nécessite notamment l'utilisation de médicaments antinéoplasiques cytotoxiques dont la marge thérapeutique est faible.

1 Chimiosensibilité des tumeurs

Avant l'administration d'une chimiothérapie cytotoxique, il est essentiel que le maximum de cellules se trouve dans le cycle cellulaire et non pas phase G0 (« hors du cycle »). On procède au « recrutement », opération qui permet l'entrée des cellules au repos dans le cycle cellulaire. Dans certains cas, il sera nécessaire que la majorité de cellules soit en plus dans une phase particulière du cycle afin que le médicament exerce son effet maximal. On provoquera donc une « synchronisation » cellulaire.

2 Résistance à la chimiothérapie

Comme pour les antibiotiques, la **résistance** aux agents anticancéreux peut être primaire (naturelle) ou secondaire (acquise).
Parfois un seul médicament antinéoplasique peut entraîner une résistance à plusieurs autres molécules antinéoplasiques (résistance croisée).
De plus, certaines cellules cancéreuses développent une résistance à des médicaments appartenant à plusieurs familles différentes : on parle de multirésistance.

3 Règle d'administration : polychimiothérapie

Le traitement anticancéreux devra :
- associer plusieurs molécules dont les mécanismes d'action permettant de créer des lésions sur plusieurs cibles cellulaires sont différents ;

- utiliser des médicaments dont le mécanisme de résistance cellulaire est non croisé ;
- associer des médicaments dont le profil de toxicité est différent, permettant d'éviter, le plus possible, des effets indésirables ou toxiques sévères. Il faudra veiller en particulier aux interactions pharmacocinétiques.

4 Impact des médicaments sur le cycle cellulaire

Impact des antinéoplasiques sur le cycle cellulaire

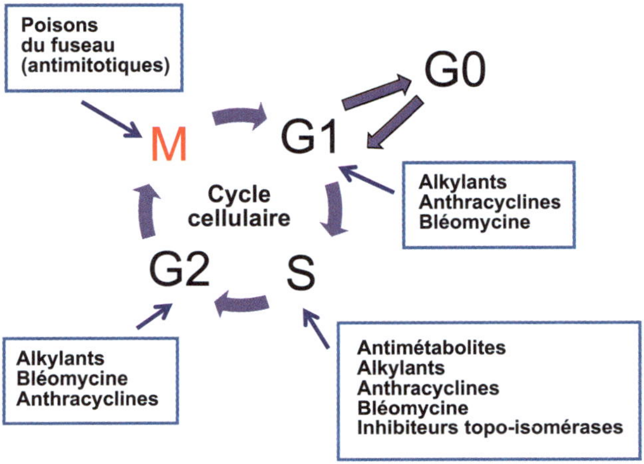

Il existe trois types de substances antinéoplasiques en fonction de leur impact sur le cycle cellulaire :

- les **agents cycle-dépendants** : ils interagissent avec l'ADN cellulaire et sont actifs sur les cellules « dans le cycle cellulaire », peu importe la phase du cycle. Ce sont en particulier les dérivés de la pervenche, certains antimétabolites ;
- les **agents phase-dépendants** : ils inhibent les enzymes-clé des phases du cycle. Leur activité est augmentée par la durée d'administration de la molécule. Il s'agit de certains antimétabolites, des poisons du fuseau et de la bléomycine ;
- les **agents cycle-indépendants** : ils exercent leur toxicité indépendamment du cycle (certains agents alkylants : nitroso-urées, moutardes à l'azote).

MÉMO 102 Inhibiteurs de la synthèse des acides nucléiques

Les médicaments concernés ont un impact dans le déroulement de la phase S du cycle cellulaire où se déroule la réplication de l'ADN.

1 Antimétabolites

Un **antimétabolite** est une substance chimique qui empêche l'utilisation d'un autre produit chimique qui fait partie du métabolisme normal de la cellule.
Les antimétabolites utilisés comme antinéoplasiques sont des analogues structuraux de métabolites afin de détourner une ou plusieurs voies nécessaires à la synthèse de l'ADN qui se déroule au cours de la phase S du cycle, avant la division cellulaire (phase M).

2 Inhibiteurs des ADN-topoisomérases

- Les **inhibiteurs des topoisomérases** I ou II interviennent en phase S en stabilisant le complexe de clivage enzyme/ADN, empêchant l'étape de re-ligation. Ils provoquent une coupure définitive des brins d'ADN entraînant alors l'apoptose.
- Les **inhibiteurs de la topoisomérase I** sont des **dérivés de la camptothécine**, alcaloïde trop toxique pour être utilisé directement.
- Les **inhibiteurs de la topoisomérase II** sont :
  - des **agents intercalants** ;
  - des **dérivés de la podophyllotoxine**, substance tirée de la podophylline.

3 Principaux médicaments

A. Antimétabolites

Les antimétabolites sont représentés par :
- de « fausses » bases azotées (purines et pyrimidines) incorporées dans les nucléotides ;
- un « faux » acide folique s'opposant à la synthèse des bases azotées ;
- certains inhibiteurs d'enzymes de la synthèse des nucléotides.

Familles	DCI	Nom commercial et présentation
Antipurines	6-Mercaptopurine	PURINÉTHOL® cp 50 mg
	6-Tioguanine	LANVIS® cp 40 mg
	Fludarabine	FLUDARA® 10 mg cp, 50 mg inj.
	Cladribine	LITAK® 2 mg/ml inj. LEUSTATINE® 1 mg/ml inj.
	Pentostatine Nélarabine Clofarabine	NIPENT® 10 mg inj. ATRIANCE® 5 mg/ml inj. EVOLTRA® 1 mg/ml inj.
Antipyrimidines	Fluorouracile (5-FU)	FLUOROURACILE® 50, 5 000 mg inj.
	Capécitabine Cytarabine ou Ara-C	XÉLODA® cp 150 et 500 mg ARACYTINE® 100 mg, 500 mg, 1 g, 2 g inj.
	Gemcitabine	GEMZAR® 200 et 1 000 mg inj.
	Azacitidine	VIDAZA® 25 mg/ml inj.
	Décitabine	DACOGEN® 50 mg/ml inj.
Antifoliques	Méthotrexate	LEDERTREXATE®50 mg/2 ml inj.
	Raltitrexed	TOMUDEX® 2 mg inj.
	Pémétrexed	ALIMTA® 100 et 500 mg inj.
Autres antimétabolites	Hydroxycarbamide (Hydroxyurée)	HYDRÉA® 500 mg gélules
	Asparaginase	KIDROLASE® 10 000 UI inj.
	Trifluridine + tipiracil	LONSURF® Cp

B. Inhibiteurs de topoisomérases

Les topoisomérases sont des enzymes qui assurent la spiralisation et la déspiralisation de l'ADN après avoir créé des coupures transitoires de l'un (Topoisomérase I) ou des deux (Topoisomérase II) brins

d'ADN, puis leur ligation, permettant une relaxation des forces de torsion générées au moment de la réplication.
Les inhibiteurs des ADN topoisomérases I et II sont des agents cycle-dépendants (phase S) qui stabilisent le complexe de clivage enzyme/ADN, empêchant l'étape de re-ligation et provoquent une coupure définitive des brins d'ADN entrainant l'apoptose.

Cibles	DCI	Nom commercial et présentation
Inhibiteurs de topoisomérases I	Irinotécan Topotécane	CAMPTO® inj HYCAMTIN® gélules et inj
Inhibiteurs de topoisomérases II	Étoposide	CELLTOP® capsule ETOPOPHOS® inj
	Cytarabine + daunorubicine	VYXEOS® inj

MÉMO 103 Substances interagissant avec les protéines

1 Interaction avec la tubuline

Les substances qui interagissent avec la tubuline sont appelées « poisons du fuseau » de division cellulaire ou médicaments antimitotiques au sens strict.

- **Alcaloïdes de la pervenche :** ces antimitotiques bloquent la mitose en métaphase. Ils ont une affinité pour la tubuline des microtubules intracellulaires qui constituent le fuseau achromatique indispensable à la division cellulaire (mitose), et les fibres des cellules nerveuses. Ils inhibent la synthèse de la tubuline en inhibant sa polymérisation en microtubules.

Les alcaloïdes de la pervenche sont utilisés dans le traitement des hémopathies malignes, leucémie lymphoblastique aiguë, maladie de Hodgkin, lymphomes non-hodgkiniens et dans les tumeurs de l'enfant, neuroblastome et tumeur de Wilms (cancer du rein). Ils sont également utilisés pour le traitement du cancer du sein, du poumon et du testicule.

- **Taxanes (stabilisants du fuseau) :** les taxanes sont des substances isolées à partir d'extraits d'écorce ou des aiguilles d'if (*Taxus brevifolia* et *Taxus baccata).*

Les taxanes modifient le rapport tubuline soluble/tubuline polymérisée en favorisant la polymérisation excessive de la tubuline et la création de microtubules anormalement stables.

Principaux médicaments « poisons du fuseau »

Familles	DCI	Spécialités
Alcaloïdes de la pervenche	Vinblastine	VELBÉ® inj 10 mg
	Vincristine	ONCOVIN® inj 1 mg
	Vindésine	ELDISINE® inj
	Vinorelbine	NAVELBINE®capsules et inj
	Vinflunine	JAVLOR inj 25 mg
Taxanes	Paclitaxel	ABRAXANE® inj

Familles	DCI	Spécialités
	Docétaxel Cabazitaxel	TAXOTÈRE® inj JEVTANA® inj 60 mg

2 Déficit de synthèse protéique

L'asparaginase (KIDROLASE® inj) : c'est une enzyme qui assure la transformation de l'asparagine, acide aminé, en acide aspartique et NH_3.
Les cellules leucémiques ne peuvent effectuer elles-mêmes la synthèse endogène de cet acide aminé. Elles devraient alors utiliser l'asparagine extracellulaire. Mais celle-ci est hydrolysée par l'asparaginase entraînant une carence en asparagine et une destruction des cellules tumorales.
L'asparaginase est indiqué dans le traitement de :
- Leucémies aiguës lymphoblastiques.
- Méningites leucémiques.
- Lymphomes non hodgkiniens.

MÉMO 104 Substances agissant avec l'ADN

1 Agents alkylants

Les agents alkylants forment des liaisons covalentes avec des groupements dits nucléophiles. Ils sont qualifiés de « mono-alkylants » (ou monofonctionnels) lorsque leur action est ciblée sur l'un des deux brins d'ADN. Ils sont « bi-alkylants » (ou bifonctionnels) lorsque l'atteinte de l'ADN s'effectue sur les deux brins dans des régions voisines.

Familles	DCI	Spécialités
Moutardes à l'azote	Cyclophosphamide	ENDOXAN® cp 50 mg et inj
	Melphalan	ALKÉRAN® cp 2 mg et inj 50 mg
	Chlorambucil	CHLORAMINOPHÈNE® gél. 2 mg
	Ifosfamide	HOLOXAN® inj
	Estramustine	ESTRACYT® gélules 140 mg
	Bendamustine	LEVACT® inj 2,5 mg
Sels de platine	Cisplatine Carboplatine Oxaliplatine	CISPLATINE® inj CARBOPLATINE® inj ÉLOXATINE® inj 5 mg
Nitroso-urées	Carmustine	BICNU® inj 100 mg GLIADEL® implant 7,7 mg
	Lomustine Streptozocine Fotemustine	BELUSTINE® gélules 40 mg ZANOSAR® inj MUPHORAN® inj.
Aziridines	Mitomycine C Thiotepa Altrétamine	AMÉTYCINE® inj TEPADINA® inj 15 et 100 mg HEXASTAT® gélules 100 mg
Tétrazines	Procarbazine Dacarbazine Témozolomide	NATULAN® gélules 50 mg DÉTICÈNE® inj 100 mg TÉMODAL® gélules et inj

Familles	DCI	Spécialités
Autres agents alkylants	Busulfan Trabectédine Pipobroman	MYLERAN® cp 2 mg YONDELIS® inj VERCYTE® cp

2 Agents intercalants

Les **agents intercalants** sont des molécules caractérisées par plusieurs noyaux aromatiques, capables de s'intercaler entre les paires de bases des acides nucléiques. Ils induisent une détorsion de la molécule d'ADN.

Les agents intercalants induisent un empêchement de la progression des enzymes de réplication ou de transcription (ADN et ARN polymérases).

Familles	DCI	Spécialités
Anthracyclines	Daunorubicine	CERUBIDINE® inj 20 mg
	Doxorubicine ou adriamycine	ADRIBLASTINE® inj
	Doxorubicine liposomale pégylée	CAELYX® inj 2 mg
	Épirubicine Idarubicine	FARMORUBICINE® inj ZAVEDOS® gélules et inj
Anthracène-dione	Mitoxantrone Pixantrone	NOVANTRONE® inj PIXUVRI® inj.
Autres agents intercalants	Amsacrine Dactinomycine	AMSALYO® inj 75 mg COSMEGEN® inj

Les indications des anthracyclines sont les leucémies et les lymphomes, ainsi que le traitement des cancers du sein, de l'ovaire et du tube digestif.

La mitoxantrone est proche des anthracyclines. Ses indications sont les leucémies aiguës myéloïdes, les lymphomes non hodgkiniens et le cancer du sein métastatique.

3 Agents scindants

Les **agents scindants** sont des substances qui modifient la structure de l'édifice macromoléculaire de l'ADN par l'établissement de cassures à l'intérieur des brins d'ADN.

Lorsque ces modifications sont suffisantes et non réparables, elles entraînent la mort de la cellulle.

Les agents scindants réalisent de multiples cassures de la molécule d'ADN mono ou bicaténaire. Ils inhibent la réplication et la transcription et ils génèrent des radicaux libres.

La **bléomycine** (**BLÉOMYCINE**® inj) possède une action cancérostatique par blocage du cycle cellulaire en phase G2. Elle provoque des ruptures d'ADN et l'apparition de radicaux libres.

MÉMO 105 Thérapies ciblées : inhibiteurs des facteurs de croissance ou de différenciation

Les thérapies ciblées ou biochimiothérapies sont dirigées contre des cibles moléculaires actives dans la transformation néoplasique de la cellule cancéreuse.

1 Anticorps monoclonaux anti-EGF

Certains anticorps monoclonaux sont dirigés contre le domaine extracellulaire des récepteurs de l'EGF.

- **Trastuzumab** (**HERCEPTIN®**) et **trastuzumab emtansine** (**KADCYLA®**) indiqués dans le traitement adjuvant ou des métastases des cancers du sein.
- **Cétuximab** (**ERBITUX®**) et **panitumumab** (**VECTIBIX®**), indiqués dans le traitement du cancer colorectal métastatique avec gène *KRAS* non muté.
- **Bévacizumab** (**AVASTIN®**), utilisé dans le traitement des cancers bronchiques, colorectaux métastatiques, de l'ovaire, du rein avancé ou métastatique, du sein métastatique.

2 Inhibiteurs de récepteurs à tyrosine-kinases

Les **inhibiteurs de récepteurs à tyrosine-kinases** (IRTK) agissent en bloquant certains récepteurs situés à la surface des cellules cancéreuses. Ce sont :

- **Afatinib** (**GIOTRIF®**) : inhibiteur irréversible et sélectif des récepteurs de la famille Erb.
- **Bosutinib** (**BOSULIF®**) : inhibiteur de la protéine kinase anormale Bcr-Abl à l'origine de la LMC.
- **Céritinib** (**ZYKADIA®**), inhibiteur sélectif de l'ALK.
- **Cobimétinib** (**COTELLIC®**) : inhibiteur de la voie des MAPK. Indiqué en association au vémurafénib dans le traitement des patients adultes atteints d'un mélanome porteur d'une mutation BRAF V600.
- **Crizotinib** (**XALKORI®**) : inhibiteur du récepteur tyrosine kinase ALK. (*Anaplastic Lymphoma Kinase*) et du facteur de croissance des hépatocytes (HGFR).

- **Dabraténid** (**TAFINLAR®**) : inhibiteur des protéines kinases RAF.
- **Dasatinib** (**SPRYCEL®**), Imatinib (GLIVEC®), Nilotinib (TASIGNA®), **Ponatinib** (**ICLUSIG®**) : inhibiteurs de la tyrosine kinase BCR-ABL.
- **Erlotinibé** (**TARCEVA®**) et **Géfitinib** (**IRESSA®**) : inhibiteurs de HER1, indiqués dans le cancer bronchique non à petites cellules (CBNPC) et du pancréas (TARCEVA®).
- **Ibrutinib** (**IMBRUVICA®**), inhibiteur de la tyrosine kinase de Bruton (BTK).
- **Idelalisib** (**ZYDELIG®**) : inhibe la PI3Kd, enzyme hyperactive dans les tumeurs malignes à cellules B. Indiqué en association à un anticorps monoclonal anti-CD20 pour le traitement de patients adultes atteints de leucémie lymphoïde chronique (LLC).
- **Lapatinib** (**TYVERB®**) : inhibiteur de HER1 et HER2 indiqué, en association à la capécitabine, dans le cancer du sein avancé ou métastatique.
- **Midostaurine** (**RYDAPT®**) : inhibiteur des FLT3 et KIT. Indiqué dans le traitement des patients adultes présentant une leucémie aiguë myéloïde (LAM) avec mutation du gène FLT3, en association avec une chimiothérapie standard d'induction associant daunorubicine et cytarabine et une chimiothérapie de consolidation avec cytarabine à haute dose, et dans le traitement des patients adultes présentant une mastocytose systémique agressive (MSA), une mastocytose systémique associée à une autre hémopathie maligne (MS-AHM), ou une leucémie à mastocytes (LM), en monothérapie.
- **Palbociclib** (**IBRANCE®**) : inhibiteur des kinases 4 et 6 dépendantes des cyclines. Indiqué dans le traitement du cancer du sein positif aux récepteurs hormonaux (RH) et négatif au récepteur du facteur de croissance épidermique humain-2.
- **Pertuzumab** (**PERJETA®**) : anticorps humanisé de classe IgG1 produit par une culture de cellules de mammifère, indiqué dans le traitement du cancer du sein.
- **Ruxolitinib** (**JAKAVI®**) : inhibiteur de Janus kinases (JAK).
- **Tramétinib** (**MEKINIST®**) : inhibiteur allostérique de l'activation du signal régulé par MEK1 et MEK2 et de l'activité des kinases. Indiqué en monothérapie ou en association au dabrafénib dans le traitement des patients adultes atteints d'un mélanome porteur d'une mutation BRAF V600.
- **Vémurafénib** (**ZELBORAF®**) : inhibiteur de la forme activée de l'enzyme sérine-thréonine kinase BRAF.

3 Autres anticorps monoclonaux inhibiteurs

Certains anticorps monoclonaux agissent sur des molécules membranaires des cellules cancéreuses dans le cas de lymphomes, de leucémies ou de carcinomes EpCAM positifs.

- **Brentuximab védotine (ADCETRIS®) :** conjugué anticorps-médicament (ou ADC) libérateur d'un agent antinéoplasique.
- **Blinatumomab (BLINCYTO®) :** anticorps qui se lie sélectivement au CD19 (surface des cellules B) et au CD3 (surface des lymphocytes T).
- **Daratumumab (DARZALEX®) :** anticorps anti-CD38 utilisé dans le traitement du myélome multiple.
- **Dénosumab (PROLIA®, XGEVA®) :** anticorps dirigé contre le ligand du récepteur RANK (activation des ostéoclastes), utilisé dans le traitement de la perte osseuse lors du traitement du cancer de la prostate.
- **Gemtuzumab (MYLOTARG®) :** anticorps humanisé anti-CD33.
- **Ibritumomab tiuxétan (ZEVALIN®) :** anticorps recombinant anti-CD20 des LB normaux et malins, marqué par l'isotope yttrium-90, émetteur bêta qui détruit les cellules cibles.
- **Inotuzumab (BESPONSA®) :** anticorps humanisé anti-CD22.
- **Ipilimumab (YERVOY®) :** anticorps bloquant le signal inhibiteur CTL-4 conduisant à l'infiltration des cellules tumorales par les lymphocytes T.
- **Nivolumab (OPDIVO®) :** anticorps humain (HuMAb) de type IgG4.
- **Obinutuzumab (GAZYVARO®) :** anticorps anti-CD20 humanisé appartenant à la sous-classe des IgG1.
- **Pembrolizumab (KEYTRUDA®) :** anticorps humanisé qui se lie au récepteur PD-1 régulateur négatif de l'activité des cellules T.
- **Rituximab (MABTHERA®, TRUXIMA®) :** liaison à l'antigène transmembranaire CD20 des lymphocytes B.
- **Dinutuximab (QARZIBA®) :** anticorps dirigé contre GD2 exprimée dans les cellules de neuroblastomes.

MÉMO 106

Thérapies ciblées : médicaments bloquant l'angiogenèse

Les molécules bloquant l'angiogenèse sont des médicaments qui stoppent la formation de nouveaux vaisseaux sanguins au niveau des tumeurs.

1 Inhibiteurs du récepteur du facteur de croissance (VEGFR)

Ces substances possèdent outre une activité des récepteurs du facteur de croissance de l'endothélium vasculaire (VEGFR), une activité inhibitrice de tyrosine kinases (TK) ou de sérine-thréonine kinases.
Les VGEFR sont impliqués dans l'angiogenèse pathologique, la croissance tumorale et la progression métastatique de cancers.
Les médicaments inhibiteurs des VEGFR sont :

	Indication
Axitinib (INLYTA®)	Indiqué dans les cancers du rein.
Sunitinib (SUTENT®)	Indiqué dans les tumeurs gastro-intestinales, rénales et pancréatiques.
Sorafénib (NEXAVAR®)	Inhibiteur multikinase indiqué dans le traitement du carcinome hépatocellulaire et du cancer du sein.
Cabozantinib (CABOMETYX®)	Inhibiteur de MET (récepteur du facteur de croissance hépatocytaire) et du VEGFR, autorisé (ATU) dans le traitement du carcinome à cellules rénales.
Lenvatinib (LENVIMA®)	Inhibiteur RTK indiqué dans le traitement du carcinome thyroïdien différencié.
Pazopanib (VOTRIENT®)	Inhibiteur de protéine tyrosine-kinase indiqué dans le traitement des cancers du rein.
Vandétanib (CAPRELSA®)	Indiqué dans le traitement de cancers médullaires de la thyroïde.
Régorafénib (STIVARGA®)	Indiqué dans le traitement du cancer colorectal métastatique (CCRm) ciblé.

	Indication
Ramucirumab (CYRAMZA®)	Indiqué dans le traitement des patients adultes atteints d'un cancer gastrique ou d'un adénocarcinome de la jonction gastro-œsophagienne.
Nintédanib (OFEV®)	Inhibiteur des récepteurs du facteur de croissance dérivé des plaquettes (PDGFR), du facteur de croissance des fibroblastes (FGFR), et du VEGFR, indiqué dans le traitement de la fibrose pulmonaire idiopathique (FPI).

2 Anticorps dirigés contre le facteur de croissance VEGF

Il s'agit du bevacizumab (AVASTIN®) capable de se lier au VEGF et de le neutraliser.
Il est indiqué en association dans le traitement du cancer colorectal métastatique, dans le traitement de première ligne chez des patients atteints de cancer du sein métastatique.

3 Action contre l'ARNm des récepteurs à VGEF

Il s'agit du thalidomide (THALIDOMIDE®) indiqué dans le traitement des myélomes multiples réfractaires et/ou en rechute après au moins une ligne thérapeutique ayant comporté des alkylants.
Le lénalidomide (REVLIMID® gélules) et le **Pomalidomide** (**IMNOVID**®) sont indiqués dans le traitement du myélome multiple chez les patients ayant déjà reçu au moins un traitement antérieur.

MÉMO 107 Autres thérapies ciblées

1 Médicaments inhibiteurs des voies de transduction

Les inhibiteurs de la protéine mTOR se lient à une protéine intracellulaire (FKBP-12), puis le complexe protéine/inhibiteur se lie à son tour à la protéine mTOR et en inhibe l'activité qui permet de réguler la division cellulaire. Les inhibiteurs de mTOR s'opposent ainsi à la croissance des cellules tumorales, à l'invasion et à la dissémination métastatique. Ils induisent l'apoptose et exercent une puissante activité anti-angiogénique.

Il s'agit de médicaments qui affectent la transduction des signaux à l'intérieur des cellules, à partir d'un récepteur habituellement membranaire.

- **Évérolimus** (AFINITOR®, VOTUBIA®) : il est indiqué dans le traitement du cancer du rein avancé chez les patients ayant progressé sous ou après une thérapie ciblée anti-VEGF.
- **Temsirolimus** (TORISEL®) : il est indiqué en traitement de première intention du carcinome rénal avancé chez les patients présentant au moins 3 des 6 facteurs de risque pronostique et dans le traitement des patients adultes atteints de lymphome des cellules du manteau (LCM) en rechute et/ou réfractaire.

2 Inhibiteurs du protéasome

Le **Bortézomib** (**VELCADE**® inj.) est inhibiteur du protéasome. Il affecte en particulier l'activation du facteur nucléaire NF-kB qui est un facteur de transcription dont l'activation est nécessaire dans de nombreux aspects de la genèse tumorale, notamment la croissance et la survie de la cellule, l'angiogenèse, les interactions entre les cellules et les métastases.

Le bortézomib est indiqué en monothérapie ou en association dans le traitement du myélome multiple en progression.

108 Hormonothérapie des cancers du sein

L'hormonothérapie concerne certains cancers favorisés par le fonctionnement hormonal normal de l'organisme. Deux types de stratégies antihormonales sont utilisés :
- l'inhibition de la sécrétion endogène de l'hormone concernée ;
- le blocage du récepteur de l'hormone.

1 Approches thérapeutiques

Le cancer du sein est traité par des médicaments qui diminuent l'action ou la production des œstrogènes dans le but d'inhiber l'activité des cellules mammaires hormonosensibles.

Sites d'action de l'hormonothérapie du cancer du sein

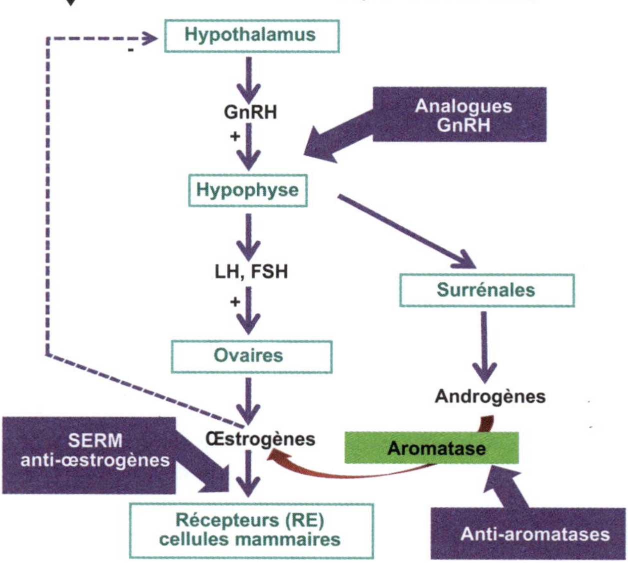

Avant la ménopause, la solution est ciblée sur les ovaires afin de limiter leur production d'œstrogènes par des médicaments capables de bloquer leur fonctionnement. Il s'agit dans ce cas d'analogues de la **GnRH** (**gonadolibérine** ou LHRH), hormone peptidique hypothalamique responsable de la sécrétion des hormones hypophysaires FSH et LH. Avant ou après la ménopause, il est possible d'utiliser des modulateurs et antagonistes spécifiques des récepteurs aux œstrogènes (SERM et **anti-œstrogènes**).
Chez la femme ménopausée, la seule source d'œstrogènes est la synthèse à partir d'androgènes surrénaliens transformés sour l'action d'une enzyme, l'**aromatase**. Les inhibiteurs de cette enzyme ou **anti-aromatases** privent complètement la tumeur d'œstrogènes.

2 Principales molécules

A. Action sur le récepteur hormonal : SERM et anti-œstrogènes

- **Antagonistes partiels** : les SERM (*Selective Estrogen Receptor Modulators*) se fixent sur les récepteurs des œstrogènes (RE). Ils se comportent comme des agonistes-antagonistes.
- Il s'agit du tamoxifène (NOLVADEX®) et du torémifène (FARESTON® Cp).
- **Antagoniste pur** : Fulvestrant (FASLODEX® inj).
- **Effet anti-œstrogène** : Mégestrol (MEGACE® Cp).

B. Médicaments anti-aromatases

Les anti-aromatases suppriment la sécrétion résiduelle d'œstrogènes qui persiste après la ménopause, lorsque les ovaires ont cessé d'en produire.

- Exémestane (AROMASINE® Cp).
- Anastrozole (ARIMIDEX® Cp), létrozole (FEMARA® Cp).

C. Action sur la production hormonale : analogues de la GnRH

Il s'agit d'une « castration » chimique. Les analogues de la GnRH agissent comme des agonistes de la GnRH au niveau des récepteurs hypophysaires.
Le médicament actuellement utilisé est : Goséréline (ZOLADEX® inj et implant).

MÉMO 109 Hormonothérapie des cancers de la prostate

1 Approches thérapeutiques

Outre la chirurgie, la radiothérapie et la surveillance active, l'hormonothérapie fait partie du panel des possibilités actuelles du traitement du cancer de la prostate. Un traitement antihormonal est destiné à bloquer ou à diminuer fortement la production de testostérone.

2 Principales molécules

A. Analogues de la GnRH

- La goséréline (ZOLADEX®) ;
- La leuproréline (ENANTONE LP®, ELIGARD®) ;
- La triptoréline (DECAPEPTYL® et GONAPEPTYL®).

B. Antagoniste de la GnRH

Le dégarélix (FIRMAGON® inj) est un antagoniste direct compétitif et réversible des récepteurs GnRH. Il entraîne une réduction de la libération de LH et FSH et donc de la sécrétion de testostérone par les testicules. Il est indiqué dans le traitement du cancer de la prostate hormonodépendant au stade avancé.

C. Anti-androgènes

- **Anti-androgènes non stéroïdiens** : les anti-androgènes non stéroïdiens bloquent le récepteur prostatique de la testostérone. Ils agissent également par antagonisme compétitif avec le métabolite de la testostérone : la DHT (dihydroxy-testostérone).

Les médicaments actuellement disponibles sont :
- Nilutamide (ANANDRON® Cp) ;
- Bicalutamide (CASODEX® , ORMANDYL®) ;
- Enzalutamide (XTANDI®).

Ils sont indiqués dans le traitement du cancer de la prostate métastasé ou localement avancé.

- **Anti-androgènes stéroïdiens** : l'acétate de cyprotérone (ANDROCUR® Cp) est un dérivé de la 17 α-hydroxyprogestérone. Il est indiqué dans le traitement palliatif du cancer de la prostate.

Œstrogènes
Les œstrogènes agissent sur la sécrétion de testostérone en inhibant celle de GnRH. Le médicament disponible est le diéthylstilbestrol (DISTILBENE®).

D. Régulateurs de la synthèse de testostérone

L'abiratérone (ZYTIGA® Cp) inhibe sélectivement le complexe enzymatique CYP17 qui agit au niveau des trois sources d'androgènes (testicules, glandes surrénales et tissu tumoral). L'abiratérone est indiquée en association avec la prednisone ou la prednisolone dans le traitement du cancer métastatique de la prostate résistant à la castration chez les hommes adultes dont la maladie a progressé pendant ou après une chimiothérapie à base de docétaxel.

MÉMO 110

Iatrogénèse médicamenteuse

La iatrogénèse (ou iatrogénie) médicamenteuse concerne tout dommage ou événement involontaire résultant de la prise de médicaments ou de l'intervention d'un professionnel de santé relative à un médicament.

1 Conséquences : les effets nocifs

- **Erreurs et accidents :** les erreurs et accidents sont des événements graves mais exceptionnels. Ces événements peuvent survenir lors de la fabrication ou de l'administration du médicament.
- **Effets toxiques :** les effets toxiques sont les manifestations nocives résultant d'un surdosage du médicament, donc en dehors des conditions de la posologie définie dans le cadre de l'AMM. Dans le cadre de la iatrogénie médicamenteuse, il s'agit uniquement des intoxications médicamenteuses involontaires.
- **Effets indésirables :** l'effet indésirable correspond à une réaction nocive et non voulue à un médicament. Il se produit aux posologies normalement utilisées chez l'homme, mais également lors d'un mésusage, d'un abus, d'une erreur médicamenteuse, ou dans le cadre d'un surdosage accidentel ou volontaire.

2 Effets indésirables prévisibles et imprévisibles

Deux situations d'effets indésirables médicamenteux sont possibles :

- Les effets indésirables imprévisibles et donc inévitables. Ces effets sont à l'origine de **l'aléa thérapeutique**.
- Les effets indésirables prévisibles et généralement liés aux propriétés secondaires de la molécule. Ils sont le plus souvent connus et répertoriés lors des essais cliniques.

3 Limitation de la iatrogénèse médicamenteuse : rôle de la pharmacovigilance

L'objectif de la pharmacovigilance est la réduction de la fréquence et de la gravité des effets indésirables des médicaments tout en maintenant ou en améliorant leur efficacité.

« La pharmacovigilance a pour objet la surveillance, l'évaluation, la prévention et la gestion du risque d'effet indésirable résultant de l'utilisation des médicaments et produits mentionnés à l'article L. 5121-1 ».

Règle des 5 B :

Il s'agit d'un guide destiné à sécuriser l'administration médicamenteuse.

1er B : le Bon patient

Le personnel infirmier et médical doit s'assurer que le bon médicament sera administré au bon patient. En pratique, il devra vérifier l'identité du patient lors de chaque administration. Il faut donc connaître la procédure en vigueur dans votre établissement en cas d'homonymie.

2ème B : Le Bon médicament

Il faudra s'assurer de donner au bon patient, le médicament effectivement prescrit. La prescription doit être rédigée pour le bon patient ; elle doit être lisible et conforme aux exigences réglementaires.

3ème B : La Bonne dose

Vérification des calculs de dose réalisés et, si besoin, vérification supplémentaire par un autre professionnel.

L'infirmier(ère) doit connaître les doses « habituelles » des médicaments.

4ème B : La Bonne voie

Il faudra s'assurer que la voie est appropriée et sécurisée.

5ème B : Le Bon moment

Certains médicaments doivent être administrés à certaines heures et fréquences spécifiques. Il faudra s'assurer que l'administration est réalisée au bon moment selon les besoins du patient et tenter de concilier « son bon moment » avec les contraintes liées au traitement et selon les contraintes pharmacocinétiques propres à chaque médicament.

111 Toxicologie et intoxications médicamenteuses

La toxicologie est la science qui traite des effets des poisons et des toxiques sur l'organisme, de leur identification et des moyens de les combattre.

1 Toxicovigilance

Intéresse toute intoxication hormis les intoxications relevant d'autre systèmes de vigilance (les intoxications médicamenteuses relèvent de la pharmacovigilance).

A. Définition

La toxicovigilance a pour objet la surveillance des effets toxiques pour l'homme, aigus ou chroniques, de l'exposition à un mélange ou une substance, naturelle ou de synthèse, disponible sur le marché ou présent dans l'environnement. Elle recouvre la collecte d'informations, leur analyse et l'alerte pour mettre en œuvre des actions de prévention.

B. Organisation

L'organisation de la toxicovigilance repose sur le réseau national des centres antipoison et de toxicovigilance (CAPTV) chargés de :

1° La surveillance dans leur zone de compétence, en liaison avec les **agences régionales de santé** (**ARS**).

2° L'enregistrement des données dans un système d'information.

3° L'alerte, en cas de menace publique, de l'InVS et de l'ARS compétente.

4° L'expertise toxicologique.

2 Notions de toxicologie

Un toxique est une substance qui, à dose élevée, en une fois ou plusieurs fois très rapprochées ou, au contraire, à de faibles doses longtemps répétées, provoque, après pénétration dans l'organisme, immédiatement ou après une période de latence, des troubles d'une ou plusieurs fonctions de l'organisme avec des degrés de gravité variables pouvant aller jusqu'à la mort.

Deux principaux types de facteurs contribuent à expliquer la nature et l'étendue des effets toxiques :

- les **facteurs héréditaires** : des différences dans le patrimoine génétique peuvent intervenir dans la capacité des individus à transformer les xénobiotiques (idiosyncrasie en particulier) ;
- les **facteurs physiologiques** (âge, sexe, état nutritionnel, grossesse, existence de pathologies touchant les fonctions métaboliques ou d'excrétion).

Idiosyncrasie
Disposition particulière en vertu de laquelle chaque individu reçoit d'une façon qui lui est propre les influences des divers agents qui impressionnent ses organes.

3 Intoxications médicamenteuses

Les intoxications médicamenteuses aiguës sont l'une des causes les plus fréquentes d'hospitalisation en urgence.

Celles non volontaires relèvent de la pharmacovigilance.

L'absorption volontaire entre le plus souvent dans le cadre de tentative de suicide.

Les ingestions accidentelles sont, dans leur grande majorité, à mettre sur le compte de la négligence d'adultes qui laissent des médicaments à la portée des enfants.

La gravité des intoxications médicamenteuses dépend de la toxicité propre et de la dose des produits, des paramètres cinétiques du toxique.

Les intoxications médicamenteuses les plus fréquentes sont celles liées à la prise d'hypnotiques ou anxiolytiques (en particulier les benzodiazépines ou apparentés), de thymoanaleptiques, du paracétamol, de contraceptifs oraux.

MÉMO 112 Pharmacodépendance

« État psychique et quelquefois également physique résultant de l'interaction entre un organisme vivant et un médicament, se caractérisant par des modifications du comportement et par d'autre réactions, qui comprennent toujours une pulsion à prendre le médicament de façon continue ou périodique afin de retrouver ses effets psychiques et quelquefois d'éviter le malaise de la privation. Cet état peut ou non s'accompagner de tolérance. Un même individu peut être dépendant à plusieurs médicaments ».

Source OMS

1 Évaluation

Le système d'évaluation de la pharmacodépendance ou addictovigilance a pour objet la surveillance des cas d'abus et de pharmacodépendance liés à la prise de « substances ou plantes ayant un effet psychoactif ainsi que tout médicament ou autre produit en contenant à l'exclusion de l'alcool et du tabac ».

L'Agence nationale de sécurité du médicament et des produits de santé (ANSM) assure la mise en œuvre du dispositif d'évaluation de la pharmacodépendance, anime et coordonne les actions des différents intervenants et veille au respect des procédures organisées par la présente section.

Au niveau européen, l'ANSM transmet à l'**Observatoire Européen des Drogues et des Toxicomanies (OEDT)** des rapports d'évaluation de substances psychoactives.

2 Types de dépendance

- **Dépendance psychique ou assuétude =**
  Désir irrépressible de répéter les prises pour retrouver les effets liés au produit.
- **Dépendance physique =**
  Apparition de troubles lorsque l'administration est suspendue (sevrage).

3 Mesures réglementaires de la lutte contre la pharmacodépendance ou l'abus

Classement des substances psychoactives

Les plantes, substances ou préparations vénéneuses sont classées comme stupéfiants ou comme psychotropes ou sont inscrites sur les listes I et II par arrêté du ministre chargé de la santé pris sur proposition du directeur général de l'ANSM.

Réglementation des conditions de prescription et de délivrance

La délivrance des spécialités classées comme stupéfiants ou soumises à tout ou partie de la réglementation des stupéfiants ou soumis à la réglementation des stupéfiants est de 28 jours. La prescription de médicaments ou de produits relevant des listes I ou II ne peut être faite pour une durée de traitement supérieure à 12 mois.

Évaluation de la pharmacodépendance : Addictovigilance

Organisation de l'addictovigilance

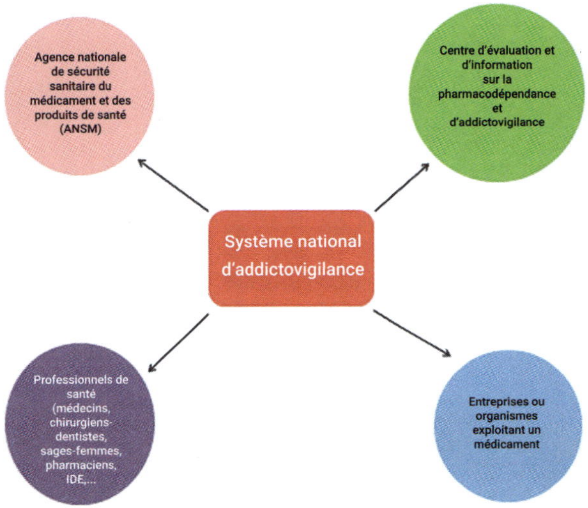

MÉMO 113 Médicaments et pédiatrie

L'enfant est un organisme humain en maturation. L'administration d'une dose adulte d'un médicament rapportée uniquement au poids d'un enfant ne suffit pas pour obtenir une concentration plasmatique à l'équilibre équivalente.

1 Évolutions pharmacocinétiques

A. Résorption

La résorption au niveau de l'intestin est plus lente chez le nouveau-né. Par voie cutanée, la résorption est très importante chez l'enfant de moins de 12 ans car l'épaisseur de la peau est moins importante que chez l'adulte.

Par voie intramusculaire (IM), la résorption est directement liée à l'importance de l'irrigation sanguine du muscle concerné.

De même, la résorption au niveau de la muqueuse rectale est très variable.

B. Distribution

La distribution des médicaments est largement modifiée chez le nouveau-né et le nourrisson. Elle dépend notamment du débit sanguin, de la perméabilité des membranes aux molécules de principe actif, de la dimension des compartiments liquidiens et de la liaison du principe actif aux protéines plasmatiques.

C. Métabolisme

Le foie est un organe immature au cours des premières semaines chez le prématuré et le nouveau-né.

D. Élimination

Le rein est le principal organe d'élimination. À la naissance, cet organe est encore immature.

2 Variabilité pharmacodynamique

La variabilité pharmacodynamique chez l'enfant est liée à une immaturité de l'organe cible, à une variation du nombre de récepteurs ou à une altération du couplage récepteur-effecteur.

MÉMO 114 Médicaments et gériatrie

Les sujets âgés sont particulièrement exposés au risque de iatrogénèse médicamenteuse. En gériatrie, la notion de bénéfice risque, de service médical rendu est essentielle. Le prescripteur devra se poser la question suivante : le médicament est-il nécessaire et utile ?

1 Évolutions pharmacocinétiques

- **Résorption :** augmentation du pH gastrique ; diminution de la vidange gastrique ; diminution de la motilité gastro-intestinale ; diminution du flux sanguin splanchnique ; diminution de l'efficacité des systèmes de transports actifs.
- **Distribution :** diminution du compartiment hydrique ; diminution de la masse maigre musculaire ; augmentation de la masse grasse ; diminution de l'albuminémie.
- **Métabolisme :** la fonction hépatique diminue chez la personne âgée.
- **Excrétion rénale :** fréquemment, une diminution de l'élimination rénale liée à une baisse du flux rénal ou à l'altération de la fonction glomérulaire est observée chez la personne âgée.

2 Interactions médicamenteuses

Certains médicaments renforcent les effets d'autres molécules ou modifient leur métabolisme. Ces interactions sont difficiles à gérer.

3 Recommandations en gériatrie

L'information du patient est un acte essentiel concernant notamment les modalités du bon usage, le recueil des effets indésirables et leur transmission au médecin traitant.

Quel que soit le profil de risque potentiel de la classe thérapeutique à laquelle appartiennent les médicaments prescrits, il sera nécessaire de réaliser régulièrement un bilan clinique et biologique minimal.

Une cause médicamenteuse doit être systématiquement évoquée devant toute altération de l'état de santé du patient âgé.

MÉMO 115

La négociation dans le cadre du projet de soins

1 Introduction

La négociation s'entend ici comme des « discussions qui ont pour but de parvenir à un accord ».

Dans le *Guide des normes de qualité pour la pratique des soins infirmiers*, au chapitre sur le projet de soins, la **norme 2** met le patient au centre des décisions le concernant.

En préambule, il est noté que « *la personne soignée est reconnue comme acteur de son projet de soins. Elle participe dès son arrivée et tout au long de son séjour à l'élaboration et à l'actualisation de ce projet* ».

Dans les caractéristiques du processus, nous trouvons :

- « *L'infirmière recherche avec la personne soignée et/ou ses proches les ressources dont elle dispose et celles à acquérir pour la réalisation du projet de soins.* »
- « *L'infirmière sollicite l'implication de la personne et/ou ses proches pour déterminer le projet de soins avec l'équipe pluriprofessionnelle.* »

Dans les caractéristiques de résultats, il est précisé :

- « *La personne soignée a la possibilité de participer à l'élaboration et à la réalisation de son projet de soins.* »

2 La mesure de la négociation dans les soins

La négociation confirme la reconnaissance, le respect et la liberté de la personne soignée, concepts qui nous renvoient à la Déclaration universelle des droits de l'Homme, aux différentes chartes (Charte de l'usager en santé mentale, Charte de la personne hospitalisée, Charte des droits et des libertés de la personne âgée en situation de handicap ou de dépendance, Charte européenne des enfants hospitalisés...).

Lorsque nous prenons en charge une personne à l'hôpital, dans une institution ou à son domicile, avant tout acte de soins nous devons rechercher son accord sur le moment du soin, sur l'acte en lui-même, sur ses objectifs et sa participation. Lorsque les proches sont impliqués, nous devons également les inclure dans cette négociation. La capacité d'un être humain à choisir, à décider, est le signe d'une santé mentale satisfaisante. Les capacités relationnelles du soignant sont alors mobilisées ; il s'efforce donc de créer toutes les conditions favorables à un climat de confiance, il ne peut pas imposer ses décisions de manière autoritaire.

3 Quelques exemples

- Lorsque nous devons réaliser une toilette au lit pour un patient, nous lui demandons quel moment lui conviendrait le mieux en fonction de sa fatigue, de son éveil, de son petit déjeuner…
- Lorsque nous entreprenons une éducation thérapeutique, nous prenons en considération les attentes du patient, ses objectifs, ce qu'il est prêt à réaliser. L'avancée est parfois modeste, mais il est important de l'accepter afin d'obtenir une adhésion de la personne dans ce processus,

Le patient et le soignant n'ont pas toujours conscience de négocier, car la plupart du temps la personne soignée accepte les soins dispensés sans manifester la moindre réprobation, il s'agit donc d'un accord tacite.

Mais la négociation prend une dimension tout autre lorsque le patient nous oppose un refus. Cela peut être un refus de prendre un traitement (dans ce cas, nous parlerons de « non-observance »), de se laver, de s'alimenter, et il est parfaitement en droit de le faire.

MÉMO 116 L'alliance thérapeutique

1 Définition

Selon le Larousse, le terme « alliance » signifie un accord, une union entre des personnes. Cette idée s'applique donc à la philosophie du soin.

2 Qu'est-ce que l'alliance thérapeutique ?

L'alliance thérapeutique est un concept qui prend son origine en psychiatrie. Il s'agit alors d'une relation thérapeute-patient (qui sera développée de manière plus importante dans l'Unité d'Enseignement 2.6 sur les processus psychopathologiques). Mais ce concept peut être applicable dans toutes les relations soigné/soignant.

Nicolas Duruz, psychologue clinicien à Lausanne, définit l'**alliance thérapeutique** comme un processus interactionnel par lequel soigné et thérapeute « *expriment cognitivement et affectivement, et au niveau comportemental, leurs accords et désaccords quant au but de la prise en charge et quant à son déroulement* ».

Selon lui, les caractéristiques d'une bonne alliance thérapeutique comportent 2 éléments essentiels :

- le **lien relationnel**,
- la **collaboration des participants**.

Selon GASTON (1990), 4 traits sont évoqués dans la relation patient/thérapeute mais que nous pouvons appliquer dans la relation personne soignée/infirmier :

- la « *relation affective* » patient/infirmier,
- la « *capacité du patient à poursuivre un objectif thérapeutique* »,
- la « *compréhension empathique, l'implication* » de l'infirmier,
- l'accord patient/infirmier (ou équipe paramédicale) « *sur les objectifs et tâches de la thérapie* ».

116 L'alliance thérapeutique

L'alliance thérapeutique constitue un accord commun entre le soigné et le soignant sur le cadre du traitement. Celui-ci doit être sécurisant et préserver l'intimité. L'infirmier, quant à lui, doit adopter une attitude de soutien et d'écoute. Cela n'est pas sans évoquer l'empathie et la congruence.

Une alliance satisfaisante est garante d'une qualité de soins. Un proverbe touareg illustre cette idée : « *Faire pour l'autre, sans l'autre, c'est faire contre l'autre.* »

MÉMO 117

Le contrat de soins

1 Introduction

Selon le *Petit Robert*, le terme **contrat** est défini comme une « *convention par laquelle une ou plusieurs personnes s'obligent, envers une ou plusieurs autres, à donner, à faire ou à ne pas faire quelque chose* », c'est aussi « *une convention, un pacte, un engagement* ». L'idée de contrainte est sous-jacente, cependant elle est partagée par les différents protagonistes.
Ce terme apparaît dans l'arrêt Mercier en 1936, qui stipule que le praticien « *s'engage à donner aux malades des soins non pas quelconques, mais consciencieux, attentifs et, réserves faites de circonstances exceptionnelles, conformes aux données actuelles de la science.* » Cela sous-entend que le médecin recherche le consentement du patient. Ce contrat s'inscrit dans une pensée humaniste. La **loi du 4 mars 2002 relative aux droits des malades et à la qualité du système de santé** met en exergue l'autonomie du patient et le partage du savoir.

2 Contrat de soins et temporalité

Comme l'alliance thérapeutique, le contrat de soins est un terme employé en psychiatrie, notamment dans les services d'addictologie : alcoologie ou troubles du comportement alimentaire. Il s'inscrit dans une perspective de reconnaissance de la personne : celle-ci a choisi d'être hospitalisée, un accord va donc être passé entre elle et l'équipe médicale, paramédicale.
Le contrat fera l'objet d'un document écrit, signé par les deux protagonistes. Des objectifs seront négociés, définis et acceptés par les deux protagonistes. Il représente un cadre structurant, rassurant pour le patient et l'assurance de la fiabilité des soignants.

3 Exemples

Prenons pour exemple un contrat thérapeutique destiné à une patiente souffrant d'anorexie mentale. Le contrat thérapeutique peut revêtir cette forme :

- l'alimentation : finir les repas, réintroduction progressive des aliments bannis (pommes de terre, riz, pâtes...), ne pas dépasser le temps imparti...
- ne pas provoquer de vomissements (dans un premier temps, la salle de bain sera ouverte à la demande),
- proscrire l'hyperactivité physique : ne pas courir dans le parc de l'établissement, ne pas faire d'exercice physique dans la chambre...,
- éviter toute exposition au froid : s'habiller en fonction de la température ambiante, ne pas fermer le radiateur...
- l'objectif pondéral : prendre X kilogramme(s) la première semaine, X kilogramme(s) la deuxième semaine...

En fonction des objectifs atteints, la personne soignée pourra obtenir quelques libertés supplémentaires : garder auprès d'elle des objets personnels qui lui sont chers (téléphone, photos...). Elle pourra aussi être autorisée à téléphoner, à recevoir des visites, ou encore à partir en permission.

En conclusion, il ne peut y avoir contrat de soins sans alliance thérapeutique.

118 La traçabilité des soins

Le dossier du patient comporte le dossier médical, le dossier de soins infirmiers, et parfois d'autres professionnels y insèrent leurs propres documents.

1 Le dossier médical

C'est à partir des années 1970 que le dossier médical prend une place prépondérante dans la pratique quotidienne du médecin. Il répond à une démarche d'amélioration de la qualité des soins, de qualité des études dans la recherche clinique et de traçabilité en termes de responsabilité.

Un cadre réglementaire apparaît en 1995 dans l'article 45 du Code de déontologie médicale : « *indépendamment du dossier de suivi médical prévu par la loi, le médecin doit tenir pour chaque patient une fiche d'observation qui lui est personnelle ; cette fiche est confidentielle et comporte les éléments actualisés, nécessaires aux décisions diagnostiques et thérapeutiques. Dans tous les cas, ces documents sont conservés sous la responsabilité du médecin* ».

La loi du 4 mars 2002 consacre le droit du patient à l'information et précise les conditions de transmission du dossier. L'article L. 1111-7 du Code de la santé publique stipule que « *toute personne a accès à l'ensemble des informations concernant sa santé détenues par des professionnels et établissements de santé, qui sont formalisées et ont contribué à l'élaboration et au suivi du diagnostic et du traitement ou d'une action de prévention ou ont fait l'objet d'échanges écrits entre professionnels de santé* [...] » En **2003**, l'Agence nationale d'accréditation des établissements de santé définit le dossier du patient ainsi : « *lieu de recueil et de conservation des informations administratives, médicales et paramédicales, formalisées et actualisées, enregistrées pour tout patient accueilli, à quelque titre que ce soit, dans un établissement de santé.* »

Dans le dossier médical figurent également le dossier transfusionnel, le dossier d'anesthésie en chirurgie...

Le **dossier médical personnel (DMP)** a été créé par la loi du 13 août 2004 avec l'objectif de partager les informations et la coordination des soins entre les professionnels de santé, mais il demeure peu développé à ce jour.

2 Le dossier de soins

Le dossier de soins est un document individualisé et actualisé regroupant toutes les informations concernant la personne soignée. Il est un élément fondamental dans la cohérence et la continuité des soins.

Législation

Le décret du 30 mars 1992 relatif au dossier médical spécifie que le **dossier infirmier** est inclus dans le dossier médical.

Le décret du 15 mars 1993 relatif aux actes professionnels infirmiers stipule : « *L'infirmier est responsable de l'élaboration, de l'utilisation et de la gestion du dossier de soins infirmiers.* » Le dossier de soins s'avère être un outil de travail essentiel pour l'infirmier et pour l'amélioration des prestations soignantes.

Le décret du 11 février 2002 mentionne que l'infirmier est chargé de la conception, de l'utilisation et de la gestion du **dossier de soins infirmiers**, puis inscrit au Code de la santé publique le 29 juillet 2004 (art. R. 4311-3).

Objectif

Le dossier de soins permet de garantir la confidentialité des données du patient, une vision globale du patient, une traçabilité des observations et des actes (fondamental en cas d'erreur et/ou risque de poursuites judiciaires). L'objectif global est l'amélioration de la qualité des soins, l'efficacité, la continuité, la sécurité et l'organisation des soins.

Composition du dossier de soins

Il est constitué de plusieurs **parties** :

- administrative : fiche d'identification du patient contenant l'ensemble des renseignements administratifs (identité, adresse, coordonnées personnelles, prise en charge sociale, personne de confiance…) ;
- médicale : prescription médicale (thérapeutiques, examens…) ;

- infirmière : recueil de données, feuilles de surveillance, transmissions infirmières et aides-soignantes, diagramme de soins (listes d'actes itératifs), fiche de liaison infirmière destinée à être remise au service ou à l'établissement receveur lors d'un transfert ;
- relative à d'autres professionnels de santé (assistant de service social, diététicien, kinésithérapeute...).

Il comporte également une fiche de liaison infirmière qui mentionne synthétiquement les éléments survenus lors de l'hospitalisation et qui est destinée à l'établissement ou au service receveur lors du transfert du patient.

Le dossier de soins fait l'objet d'une évaluation annuelle selon des **critères** établis par la Haute Autorité de Santé :

- accessibilité du dossier dans le temps et dans l'espace ;
- accessibilité de l'information nécessaire à la prise de décision, à la continuité des soins ;
- tenue du dossier ;
- ergonomie du dossier (présentation, classement) ;
- partage des informations entre les professionnels (exhaustivité...) ;
- confidentialité des informations et leur préservation ;
- transmission des informations dans l'établissement ;
- transmission des informations vers des professionnels hors de l'établissement ;
- conditions de l'accessibilité et la lisibilité des informations pour le patient ;
- traçabilité des prises de décision, des prises en charge et des éléments de gestion des risques liés à chaque patient ;
- archivage du dossier.

Le dossier de soins infirmiers, qu'il soit intégré ou non au dossier médical, est un outil visant à améliorer la qualité des soins.

MÉMO 119 Les transmissions

1 Généralités

Les transmissions sont destinées à donner les informations nécessaires à la prise en soins des patients aux différents membres de l'équipe pluridisciplinaire. Elles peuvent être de nature orale dans un premier temps, mais il sera indispensable de passer à l'écriture afin d'en assurer la traçabilité. Les transmissions orales sont spontanées, elles impliquent un rapport direct, une spontanéité, une rapidité, et ont l'avantage de donner des compléments d'information. C'est un gage de communication entre collègues même si elles s'appuient sur un écrit. Ainsi, elles ont lieu au sein d'une même équipe ou lors des changements d'équipe.

La personne qui écrit engage sa responsabilité juridiquement.

Les observations et les soins doivent être notés de façon chronologique, au plus près du soin et non pas en fin de journée car des informations seront inévitablement oubliées. Dans les transmissions devront être indiqués : la date et l'heure des soins, votre nom, paraphe ou signature, votre fonction.

Les informations doivent être lisibles, compréhensibles pour tous les acteurs intervenant dans la prise en soins du patient. Il est préférable de ne pas utiliser trop d'abréviations. Chaque soignant peut effectuer des transmissions (aide-soignant, infirmier...).

Les transmissions apparaissent dans le dossier de soins (outil papier ou informatique), à plusieurs endroits :

- dans la fiche d'identification et de recueil de données,
- dans la prescription médicale (validation des actes effectués),
- dans les fiches de surveillance spécifiques,
- dans le diagramme de soins ou d'activités,
- dans les transmissions ciblées.

2 Les transmissions ciblées

Les transmissions ciblées recensent toutes les observations de l'équipe soignante, les soins réalisés, ainsi que les réponses, les réactions des patients aux différents soins mais aussi des progrès, des améliorations ou des demandes spécifiques. Par leur structure, elles assurent une lecture rapide et d'autant plus efficace.

A. Que pouvons-nous transmettre ?

- L'état physique ;
- L'état psychologique, le comportement ;
- Les effets observables des thérapeutiques, des soins ;
- L'évolution de l'état du patient ;
- Le processus éducatif ;
- La participation des proches ;
- Un événement important de la vie de la personne ;
- Les interventions des acteurs de l'équipe pluridisciplinaire...

Nous avons ainsi connaissance de ce qui pose problème, de ce qui nécessite une intervention particulière ou une surveillance accrue, mais aussi les progrès, les améliorations ou les demandes spécifiques.

B. Structure

Les transmissions ciblées ou **CDAR** se déclinent en 4 items.

- **La cible (C)** : elle est exprimée en mots-clés correspondant à un événement significatif ou à un problème infirmier (diagnostic infirmier). C'est un énoncé précis qui attire l'attention sur ce qui se passe chez la personne soignée ou ses proches. **La cible n'est ni un diagnostic médical, ni un acte infirmier** (prélèvement sanguin, pansement...).
- **Les données (D)** : elles décrivent, précisent la cible par des observations objectives ou subjectives (signes cliniques, évaluation de la douleur réalisée par une échelle...).
- **Les actions (A)** : elles correspondent aux soins effectués ou à réaliser, elles sont issues de l'analyse de situation. Elles relèvent du rôle propre, sur prescription médicale et en collaboration.
- **Les résultats (R)** : ce sont les effets observés des actions réalisées (efficaces ou non), les réactions du patient. Ils décrivent de nouvelles données et une évaluation qui peuvent conduire à un réajustement.

▸ **Exemple**

Date, heure, nom, fonction	Cible	Données	Actions	Résultats
	Énoncé précis : ce qui arrive à la personne	**Que se passe-t-il ? Observations, dires, résultats de mesure (échelle de douleur, température...)**	**Qu'ai-je fait ? Actions de soins infirmiers issues de mon analyse de la situation...**	**Qu'est-ce qui a changé ou non ? Réactions, verbalisation de la personne**
10 juin 10 h Stromboli Athénaïs/ IDE	Douleur au niveau de la plaie opératoire	Douleur évaluée par la patiente sur l'ENS (évaluation numérique simple) à 5/10 malgré l'administration d'antalgique palier 1.	Interne prévenu, changement de prescription médicale : antalgique de palier 3 donné	
12 h 30 Stromboli Athénaïs/ IDE				Douleur évaluée à 1/10, la patiente est soulagée

C. La macrocible

Elle est centrée sur la situation de la personne soignée à un moment précis de son hospitalisation : accueil, départ au bloc opératoire, sortie, transfert... mais cela peut être aussi un anniversaire (fêté dans le service) en pédiatrie ou en service de longue durée.

Lorsque la macrocible est utilisée lors de l'admission ou du transfert d'un patient, elle se présente sous forme de synthèse. Dans les ouvrages infirmiers, elle peut être organisée ainsi :

- MTEVD
  - M : **identité et âge du patient, motif d'hospitalisation et/ou diagnostic médical, conditions d'admission, contexte, antécédents.**
  - *M. D, âgé de 80 ans, amené aux urgences par les pompiers pour une rétention aiguë urinaire avec troubles cognitifs, ne prend aucun traitement.*
  - T : **thérapeutiques, prise en charge infirmière, examens...**
  - *Perfusé, a reçu des antalgiques, bilan préopératoire fait, une mise de cathéter sus-pubien est programmée.*
  - V : **vécu du patient/observations cliniques.**
  - *Patient désorienté.*
  - E : **environnement/famille, habitudes de vie, lieu de vie, contexte social.**
  - *Patient vivant seul, 2 enfants prévenus viendront en soirée.*
  - D : **développement/degré d'autonomie, points sur les éléments de surveillance, soins infirmiers, devenir.**
  - *M. D. est perturbé, ne sait pas où il se trouve, le rassurer, aller le voir fréquemment...*

- MAMTO
  - M : **identité, âge du patient, motif d'hospitalisation et/ou diagnostic médical.**
  - A : **accompagné par.**
  - M : **mode d'admission.**
  - T : **traitement en cours et antécédents.**
  - O : **observation infirmière à l'arrivée** (physique et psychologique).
  - Ces deux exemples sont des propositions, vous pouvez bien sûr créer vos propres synthèses. Les macrocibles sont un outil intéressant et fiable pour transmettre des informations aux différentes structures de soins.
  - **En conclusion, les transmissions ciblées par la cohésion de leur transcription permettent de cerner l'essentiel.**

MÉMO 120

Plan de soins guide, plan de soins type et chemin clinique

1 Le plan de soins guide

Il s'agit d'un support qui permet de formaliser le projet de soins à partir d'un diagnostic infirmier prédéfini, mais toujours à partir d'une observation clinique de la personne. Son application concerne un profil type de patients. Cependant, les actions du rôle propre et du rôle en collaboration demeurent adaptées et personnalisées. Il offre une réponse plus rapide, plus efficace car formalisée.

Un diagnostic infirmier itératif nécessitera l'élaboration d'un plan de soins guide. Celui-ci est le fruit d'une réflexion d'équipe. Il permet de clarifier les problèmes, de valoriser les compétences et d'obtenir un consensus d'équipe concernant les interventions infirmières.

2 Élaboration du plan de soins guide

Elle se décline en 3 étapes.

- Étude du profil des personnes soignées (pathologies prévalentes, réactions des personnes, des proches, analyse des problèmes de santé...).
- Repérer les diagnostics infirmiers (selon la NANDA) prévalents d'après les manifestations observées chez les personnes soignées.
- Déterminer pour chaque diagnostic les objectifs de soins, les délais, les interventions infirmières, l'évaluation.

3 Les plans de soins types (PST)

Actuellement, nous parlons plutôt de plans de soins types qui sont des référentiels de pratique professionnelle au service de la qualité. Ils formalisent les actions des différents soignants pour un groupe homogène de patients (GHP), actions centrées cependant sur la personne soignée. Ils représentent la description d'une prise en soins optimale par une équipe pluridisciplinaire.

Le plan de soins type est le préalable au chemin clinique. Thérèse Psiuk, directrice pédagogique de Cesiform, décline, dans son ouvrage *L'apprentissage du raisonnement clinique*, des plans de soins types. Elle en expose notamment un exemple qui a cours en maternité.

Problèmes de santé et capacités	Baby blues
Données possibles en cause	Détermine les causes possibles…
Interventions sur prescription médicale et sage-femme	Traitements, sollicitation d'autres professionnels…
Interventions sur décision infirmière ou autres paramédicaux	Actions soignantes…
Résultats attendus	Diminution ou suppression du problème initial…
Argumentation théorique et fondements scientifiques	Explication scientifique du problème…

4 Le chemin clinique

Historique

En 1987, deux infirmières américaines, K. Zander et K. Bower, conçoivent et expérimentent des itinéraires cliniques. Ils peuvent être présentés sous plusieurs noms : ***clinical pathway* (chemin clinique), itinéraire clinique ou parcours clinique**.

Objectifs et intérêt

Selon la HAS, le chemin clinique est « *une méthode d'amélioration de la qualité des soins. Elle vise la performance de la prise en charge pluridisciplinaire des patients présentant la même pathologie ou de la même situation de dépendance. Elle repose sur la description d'une prise en charge optimale et efficiente à partir des Recommandations de Bonnes Pratiques en faisant appel à l'analyse des processus* ». À partir de ces situations fréquentes ou d'une pratique ambulatoire clairement définies, qui représentent une criticité importante pour les personnes soignées et un coût élevé pour l'établissement, un consensus pluriprofessionnel va se mettre en place pour une prise en soins homogène. ***« Le chemin clinique a pour objectif de planifier, d'organiser et d'assurer la prise en soins des personnes de façon consensuelle »*, par une équipe pluridisciplinaire.**

Son intérêt consiste à :

- Planifier le parcours du patient tout au long de sa prise en charge,
- Déterminer les étapes clés de prise en charge et de préciser le délai de réalisation des actions,
- Améliorer la qualité et la sécurité des soins,

- Coordonner les activités des différents professionnels intervenant dans la prise en charge.

Il s'agit d'un plan de soins structuré et formalisé pour un groupe de patients identifiés sur la base d'un diagnostic, d'un ensemble de symptômes ou d'un type de soins. Son élaboration se construit selon 4 étapes :

- **Planifier** : choix de la pathologie, acquisition de la méthode de chemin clinique, conduite de projet, détermination de l'organisation.
- **Mettre en œuvre** : description du processus, analyse de la littérature, élaboration du chemin clinique, élaborer l'outil d'analyse des écarts, mise en œuvre.
- **Mesurer** : mesurer l'impact sur les protocoles, la satisfaction des professionnels, évaluation.
- **Ajuster** : mise en œuvre des actions correctives, actualisation.

Exemple

Un chemin clinique en chirurgie ambulatoire peut se présenter sous forme de dossier constitué de plusieurs fiches où chaque étape du parcours est répertoriée, et où chaque professionnel inscrit ses informations et actes.

- **Fiche n° 1 :** prise en charge du patient par le chirurgien ; la préparation cutanée (dépilation, douche antiseptique...) avant l'intervention chirurgicale au domicile, puis à l'admission dans le service, est expliquée au patient et au soignant.
- **Fiche n° 2 :** prescription médicale (antiseptique pour la préparation cutanée, bas de compression, soins infirmiers à domicile...).
- **Fiche n° 3 :** fiche de liaison à remplir par le chirurgien (arrêt de travail, soins infirmiers, consignes particulières, consultation postopératoire, traitements...), par le médecin anesthésiste (mode d'anesthésie).
- **Fiche n° 4 :** consultation pré-anesthésique comportant les antécédents, l'examen clinique, les facteurs de risque, la synthèse, la visite pré-anesthésique.
- **Fiche n° 5 :** recommandations pour une prise en charge ambulatoire avant l'intervention (consignes à respecter : arrêt des traitements, jeûne...), après l'intervention.

- **Fiche n° 6 :** appel de préparation opératoire à J-1 qui consiste à faire un récapitulatif avant l'intervention (modification dans l'état de santé, confirmation d'un accompagnateur pour le retour à domicile, examens prescrits réalisés...).
- **Fiche n° 7 :** accueil préopératoire et préparation à l'intervention à J0.
- **Fiche n° 8 :** fiche de déprogrammation en cas d'annulation.
- **Fiche n° 9 :** prise en charge chirurgicale au bloc opératoire (préparation cutanée, installation du patient, administration des thérapeutiques, traçabilité des produits utilisés, examens, événements indésirables...).
- **Fiche n° 10 :** prise en charge anesthésique au bloc opératoire ; paramètres de surveillance.
- **Fiche n° 11 :** prescriptions pré et postopératoires.
- **Fiche n° 12 :** surveillance en salle de surveillance post-interventionnelle (SSPI).
- **Fiche n° 13 :** surveillance en salle avant le retour à domicile (paramètres déterminant la possibilité du retour à domicile).
- **Fiche n° 14 :** sortie du patient (documents remis, prescriptions médicales, synthèse de l'hospitalisation, modalités de sortie...).
- **Fiche n° 15 :** hospitalisation complète au cas où une complication serait survenue empêchant le retour à domicile.
- **Fiche n° 16 :** compte rendu d'anesthésie.
- **Fiche n° 17 :** questionnaire téléphonique du lendemain.

En conclusion, le chemin clinique permet d'optimiser la prise en soins en assurant une continuité et une meilleure coordination des interventions pluriprofessionnelles. Il aboutit ainsi à simplifier les transmissions entre chaque intervenant.

Tous ces documents précités (dossier du patient, transmissions ciblées, plans de soins types, chemins cliniques) contribuent à assurer une traçabilité rigoureuse des activités de soins, à harmoniser les pratiques, à améliorer la collaboration et la coordination entre les différents professionnels. L'objectif est d'assurer une prise en soins optimale du patient et de ses proches.

121 Définition du travail

1 Travail, tâche, activité

- Le **travail** est l'ensemble des activités exercées pour parvenir à un résultat, une œuvre (dictionnaire le Robert).
- La **tâche** est un ensemble d'opérations élémentaires de travail. Elle correspond à ce qu'il y a à faire pour réaliser une **activité** donnée.

Dans le travail infirmier, la tâche comporte des actes qui peuvent être **cognitifs** (évaluation d'une situation), **psychiques** (information du patient), **physiques** (mobilisation de la personne).

- L'**activité** est un ensemble de **tâches** réalisées dans un but précis. Dans le cadre d'une activité à visée thérapeutique, les tâches vont être de différents ordres : le contrôle de l'identité du patient, la mise en route du débit de la perfusion, etc.

2 Caractériser les activités de soins

Les différentes **activités du métier d'infirmier** sont décrites dans le **référentiel d'activité**. Elles sont au nombre de 9 (annexe 1 de l'arrêté du 31 juillet 2009 relatif au DE d'infirmier) :

- observation et recueil de données cliniques ;
- soins de confort et de bien-être ;
- information et éducation de la personne, de son entourage et d'un groupe de personnes ;
- surveillance de l'évolution de l'état de santé des personnes ;
- soins et activités à visée diagnostique ou thérapeutique ;
- coordination et organisation des activités et des soins ;
- contrôle et gestion de matériels, dispositifs médicaux et produits ;
- formation et information de nouveaux personnels et de stagiaires ;
- veille professionnelle et recherche.

Les différents types de soins

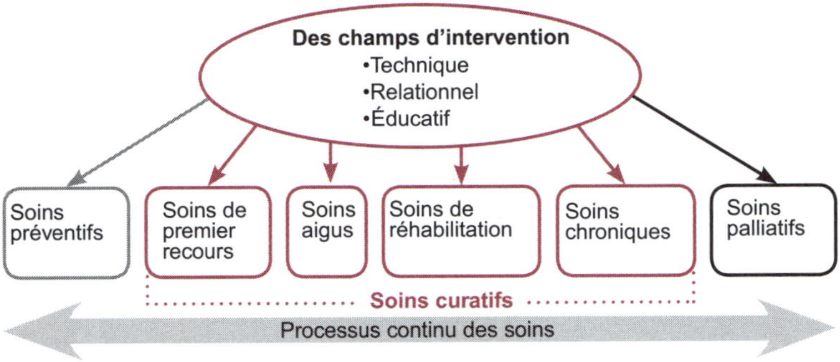

Les **activités du soin** sont dispensées dans le cadre d'une **relation** entre des soignants, un patient et ses proches. Elles sont diversifiées **(techniques, relationnelles, éducatives)** et peuvent avoir des objectifs différents **(préventifs, curatifs, palliatifs)**. Les soins s'inscrivent dans un **processus continu**.

Le travail infirmier recouvre trois caractéristiques essentielles qui en font sa particularité, y compris comparativement à d'autres métiers de service à la personne : il s'agit d'un travail sur « un **matériau vivant** », d'un **travail en continu** et d'un **travail en pluri-professionnalité**.

122 Description du travail

1 Identifier la continuité des soins

Les soins s'inscrivent dans une **continuité non linéaire**. Le déroulement de leur prise en charge peut passer d'un type de soin à l'autre. L'enchaînement des phases varie selon les situations. Les soins peuvent être **isolés** dans le temps et se limiter à une phase (patient 1), **se combiner** sur une même phase (patient 3 ou 4), ou **se succéder** à des phases différentes. Les soins se caractérisent donc par d'importantes variations, et leur **anticipation** est souvent difficile ou **limitée**.

Des déclinaisons différentes de la continuité des soins

	Phase 1	Phase 2	Phase 3	Phase 4
Patient 1 Appendicite	**Soins aigus** Opération d'ablation de l'appendice			
Patient 2 Infarctus du myocarde	**Soins aigus** Opération de dilatation des artères coronaires	**Soins de réhabilitation** Éducation à un nouveau mode de vie	**Soins chroniques** Suivi à long terme, prise de traitement	**Soins préventifs** Prévention de risques de rechute

	Phase 1	Phase 2	Phase 3	Phase 4
Patient 3 Cancer du sein	**Soins aigus** Soins de physiothérapie, drainage à cause du risque d'apparition d'un lymphœdème **Soins aigus** Opération chirurgicale du sein	**Soins chroniques** Séances de radiothérapie ou chimiothérapie	**Soins de réhabilitation** Aide à la reconstruction à différents niveaux (physique, psychique…)	**Soins aigus** Une deuxième opération chirurgicale si récidive
Patient 4 BPCO (bronchopneumopathie chronique obstructive)	**Soins préventifs** Sevrage tabagique **Soins aigus** Traitements bronchodilatateurs	**Soins de réhabilitation** Respiratoire Éducation thérapeutique du patient	**Soins chroniques** Oxygénothérapie Traitement des complications	

2 Étudier la division du travail

Le concept de **division du travail** est un outil de description du travail. Il existe une **division verticale** (ou ligne hiérarchique) et une **division horizontale** du travail (avec des domaines d'activité complémentaires).

Exemple d'une division verticale du travail : les soins infirmiers à l'hôpital

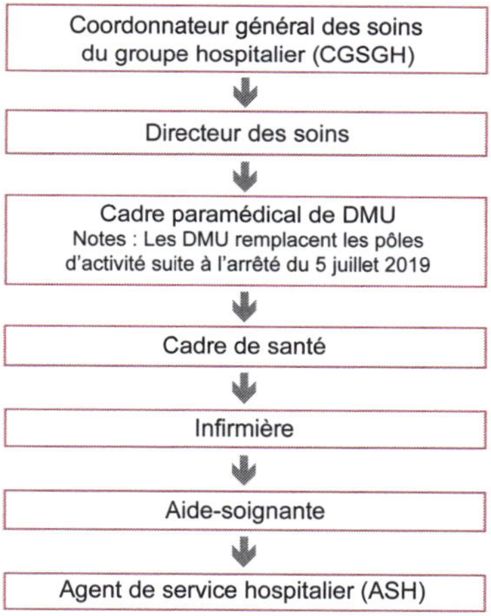

Une division horizontale du travail autour du malade à l'hôpital

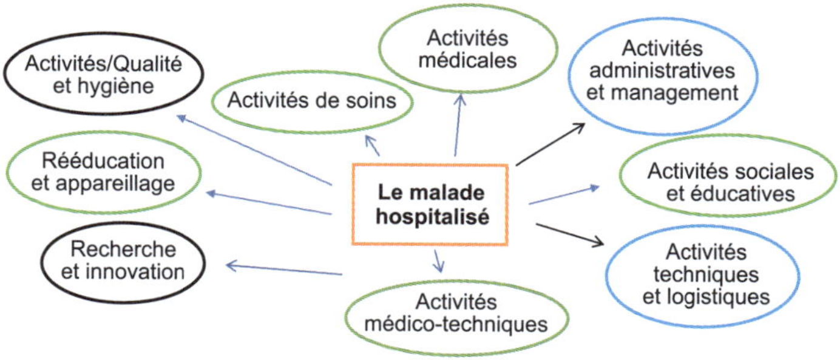

3 Différencier Poste, Fonction, Mission, Rôle

Les notions de **poste**, de **fonction**, de **mission** et de **rôle** sont des outils pour une compréhension du travail.

- Le **poste de travail** est constitué d'un ensemble de tâches dans un lieu donné construisant un cadre spécifique avec ses **finalités** propres. En soins infirmiers, il en existe différentes sortes. *Exemple* : un poste infirmier en hospitalisation complète de néphrologie.

- La **fonction** correspond généralement à plusieurs postes de travail possibles. Elle situe le niveau de responsabilité et la place dans l'organisation. Exemple : la fonction d'entretien et de continuité de la vie.

La **fonction** est à différencier de la notion de **grade** dans la fonction publique.

- La notion de **mission** identifie en quoi un poste de travail contribue à l'organisation. Elle se rapporte essentiellement à un but à atteindre, dans un cadre et avec des moyens définis. Par exemple, le travail infirmier en soins généraux comporte 4 grandes **missions** :
  - évaluation de l'état de santé d'une personne et analyse des situations de soins ;
  - conception de projets de soins personnalisés ;
  - mise en œuvre de soins de nature préventive, curative ou palliative ;
  - réalisation de l'accompagnement des patients.
- Le **rôle** est un ensemble de normes et d'attentes qui régissent le comportement d'un individu du fait de son statut social ou de sa fonction dans un groupe. Le Code de la santé publique identifie **4 types de rôles** dans l'exercice infirmier suivant.

4 Les différents rôles infirmiers

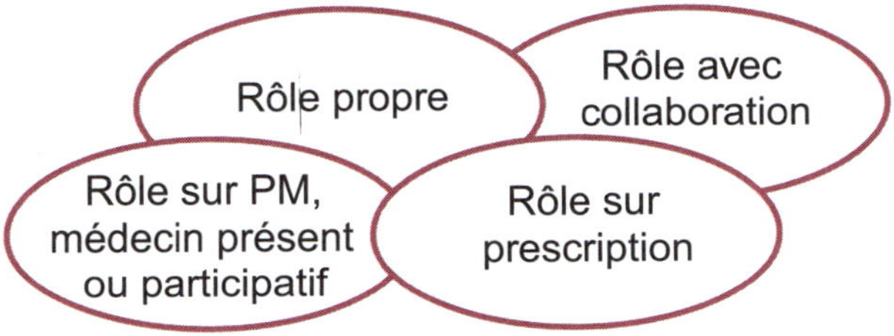

- Un **rôle propre** (article R. 4311-3).
- Un **rôle sur prescription médicale** ou en application d'un protocole (article R. 4311-7).
- Un **rôle** sur prescription médicale et **en présence du médecin** dans l'établissement (article R. 4311-9) ou participatif avec le médecin (article R. 4311-10).

- Un **rôle avec la collaboration** d'aides-soignants, d'auxiliaires de puériculture ou d'aides médico-psychologiques, dans le cadre de soins relevant du rôle propre ou de protocoles de soins infirmiers (article R. 4311-4).

5 Les différentes approches du travail

Travail prescrit	**Le travail**	Travail réel
Travail réalisé/ résultats du travail		Travail vécu

- Le **travail réel** correspond à l'activité comme processus qui se déroule dans le temps et concerne tout ce qui est mis en œuvre : les actes techniques, les tâches administratives, y compris les imprévus, les complications ou les interruptions dans la réalisation du travail. Il est décrit grâce à l'observation directe.
- Le **travail réalisé** correspond au travail comme résultat, réalisation ou production de soins. Il est mesuré grâce aux statistiques d'une unité de soins (PMSI : programme médicalisé des systèmes d'information).
- Le **travail prescrit** est tout ce qui est attendu (par l'institution ou dans le cadre d'un décret professionnel) en termes d'objectifs à atteindre et de procédures à mettre en œuvre.
- Le **travail vécu** infirmier est ce que raconte l'infirmière lorsqu'elle parle de son **travail** (ses centres d'intérêt, ses satisfactions, insatisfactions...). Il est mis en évidence dans des entretiens.

MÉMO 123 Acquisition au travail

1 Savoir, savoir-faire, savoir-être

Le **savoir** correspond à un ensemble de connaissances acquises par les études et l'expérience.

Le **savoir-faire** a trait à la pratique. Il allie la connaissance et la mise en pratique professionnelle et relève donc de l'expérience de terrain. Il peut relever aussi de techniques empiriques.

Le **savoir-être**, ou savoirs comportementaux, relève de la capacité d'un individu à agir, à adopter des attitudes adaptées et à utiliser des savoirs dans des situations de travail données.

Ces trois formes de savoirs sont interdépendantes les unes des autres. Le **savoir-faire** est fragile sans des connaissances, sans une compréhension, des soins techniques, mais aussi sans **savoir-être**, sans une capacité à travailler ensemble. De même, le **savoir-être** ne sert à rien sans compréhension des processus d'action, des enjeux et risques d'une situation de soin, sans connaissances. Qui plus est, le savoir prend sa pleine valeur s'il conduit à l'action en s'appuyant sur des attitudes appropriées, s'il s'enrichit de la pratique.

Une interdépendance des différents types de savoirs

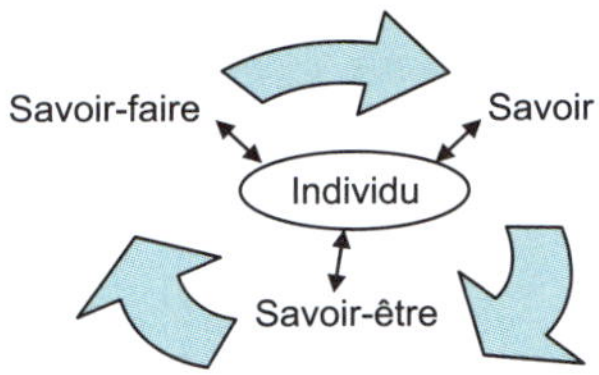

2 Les compétences

Le **référentiel de compétences** infirmier établit une liste de dix compétences devant être maîtrisées par les professionnels et attestées par l'obtention du diplôme d'État.

Ces compétences correspondent à un **savoir-agir** qui associe différentes actions : évaluer (une situation clinique), concevoir (un projet de soins), accompagner (une personne dans ses soins quotidiens), mettre en œuvre (des actions), communiquer (dans un contexte de soins), analyser, rechercher puis traiter des données, organiser (des interventions soignantes), coordonner, informer et former (annexe II de l'arrêté du 31 juillet 2009 relatif au DE d'infirmier).

Chaque compétence est le résultat d'un **savoir-combiner**, d'un **savoir-mobiliser** différentes ressources en situation de travail associant une démarche réflexive sur et pour l'action.

Son acquisition s'effectue par **étapes successives**, lorsque l'étudiant est confronté à des situations de plus en plus complexes. Elle est **relative** puisqu'elle se développe en fonction des situations rencontrées. Elle est **transférable** dans le sens où les savoirs accumulés dans une situation donnée permettent une adaptation à des situations nouvelles.

L'acquisition d'une compétence est une résultante **individuelle**, **collective** (réseaux de ressources humaines) et **institutionnelle** (liée au contexte de travail en termes d'organisation, de moyens matériels, etc.) qui est toujours en évolution (Guy Le Boterf, 2004).

Pour l'étudiant en soins infirmiers, chaque compétence se construit dans une logique d'**intégration des savoirs** dans l'objectif d'une **formalisation** de **pratiques professionnelles**.

La construction des compétences

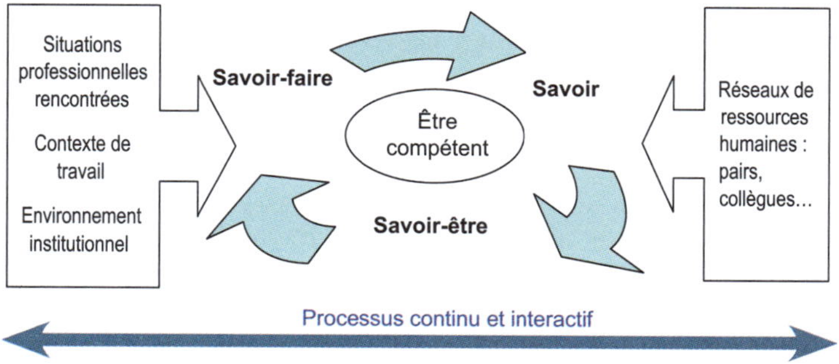

La notion de compétence est à différencier de celle de capacité. Les capacités font référence à des acquisitions plus généralistes et à long terme. Comparativement, les compétences sont un savoir agir en situation et correspondent à des acquisitions plus fonctionnelles.

MÉMO 124 Concepts liés à l'exercice professionnel

1 Métier, profession, professionnalisation

Le **métier** est défini comme un ensemble de **savoir-faire spécifiques** qui se crée grâce à la réunion de trois paramètres : l'existence d'une formation, une reconnaissance sociale et le regroupement des personnes concernées.
La profession est « un métier particulier », constitué de **savoirs scientifiques** avec une structuration forte de l'**accès au marché du travail** (diplôme national pour exercer…) et un contrôle par ses membres (ordre professionnel) (C. Dubar, P. Tripier, 1998). Le travail infirmier est identifié comme une **profession** (référentiel) ou comme un **métier** (répertoire des métiers de la fonction publique hospitalière).
La **professionnalisation** est un processus historique de maturation d'une profession. Elle se caractérise par la capacité de la profession à se structurer et à exister en tant que groupe. L'accès au cursus universitaire en 2009 pour la formation initiale ouvre la porte à une reconnaissance des soins infirmiers en tant que **discipline**.

2 Répertoire des métiers

Le **répertoire des métiers** de la fonction publique hospitalière a été élaboré par la direction générale de l'offre de soins (**DGOS**). Il a été publié en 2004. Ce répertoire est divisé en 9 familles de métiers et répertorie aujourd'hui 200 métiers.

A. Les « 9 familles » de métiers dans la fonction publique hospitalière sont :

1. Gestion de l'information
2. Ingénierie et maintenance technique
3. Management, gestion et aide à la décision
4. Qualité, hygiène, sécurité, environnement
5. Recherche clinique
6. Services logistiques
7. Social, éducatif et cultuel, culturel, sports et loisirs
8. Soins
9. Systèmes d'information

B. **Les 9 « sous-familles » de la famille de métiers « soins » est divisé en 9 « sous-familles »**

1. Coordination en santé
2. Soins infirmiers
3. Soins de rééducation
4. Soins médicotechniques
5. Assistance aux soins
6. Conseil aux personnes
7. Management des organisations de soins
8. Formation et ingénierie de la formation aux soins
9. Appareillage des personnes

Ces 9 sous-familles regroupent **45 métiers. Celle des soins infirmiers rassemble 5 métiers.**

Soins infirmiers	Infirmier(ère) de bloc opératoire Infirmier(ère) en anesthésie-réanimation **Infirmier(ère) en soins généraux** Infirmier(ère) perfusionniste Infirmier(ère) puériculteur(trice)

Le **répertoire** établit des fiches métier. Celles-ci identifient les points clés de description de chaque métier :

- les activités,
- les savoir-faire et les connaissances requises,
- les liens existants avec d'autres métiers,
- les possibilités de mobilité professionnelle,
- les tendances d'évolution.

Consulter la fiche métier de l'infirmier en soins généraux sur le site : **www.metiers-fonctionpubliquehospitaliere.sante.gouv.fr**

3 Identité professionnelle, professionnalité, autonomie et posture professionnelle

L'entrée dans le monde du travail constitue un temps fort de la **construction identitaire professionnelle**. Pendant la formation ini tiale, les étudiants infirmiers partagent des expériences et des savoirs identiques avec des professionnels. La confrontation leur permet de

s'identifier au groupe professionnel et de mener une réflexion sur eux-mêmes par rapport à ce nouvel univers (figure 9).
« *La construction identitaire est le produit de socialisations successives. Elle n'est jamais donnée, elle est toujours construite et à (re)construire dans une incertitude plus ou moins grande et plus ou moins durable* » (Dubar C, 1991).
Pour les étudiants infirmiers, dès la première année de formation, l'acquisition d'un vocabulaire professionnel est un révélateur de cette construction identitaire en cours.

Dynamique de la construction identitaire professionnelle

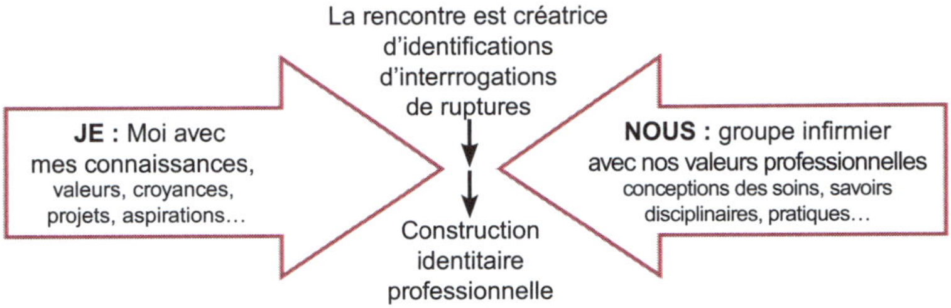

- La **professionnalité** comprend l'ensemble des compétences professionnelles nécessaires à l'exercice d'un métier.
- L'**autonomie professionnelle** se définit par une capacité à agir, à affronter seul des situations dans l'exercice de son métier. Elle est variable selon les ressources et les capacités d'apprentissage de l'individu. Elle s'acquiert progressivement pendant la formation initiale et tout au long de l'exercice professionnel.
- La **posture professionnelle** est « une façon d'être » dans le rapport au soigné qu'il s'agit toujours d'adapter selon les situations. Par exemple, le soignant peut se trouver dans une posture de solliciter la participation concrète du soigné.

MÉMO 125 Représentations de la profession infirmière

- Les représentations sociales sont des systèmes d'interprétation qui alimentent et orientent notre relation au monde et aux autres, organisant les communications sociales. Ce sont des phénomènes cognitifs qui se caractérisent par l'intériorisation de pratiques, d'expériences, de modèles de conduites et de pensée (Denise Jodelet, 1989).
- Au fil de notre histoire, il a existé différentes représentations de la profession. Ce sont des **modèles d'exercice professionnel** qui, souvent, n'ont pas complètement disparu, et qui influencent toujours nos pratiques d'aujourd'hui :
  - « la dame à la lampe », qui veille au chevet du malade ;
  - l'infirmière dévouée aux autres, dans le don de soi ;
  - l'infirmière médicale, autoritaire et distante du patient ;
  - l'infirmière technicienne ou le modèle de « la piqueuse » ;
  - l'infirmière proche du malade qui met l'accent sur la dimension relationnelle et humaine (Anne Vega, 1995) ;
  - l'infirmière coordinatrice dans les soins.

Les représentations sont à mettre en lien aussi avec une diversité de lieux d'exercice des soins infirmiers.

Interrogez-vous sur la manière dont vous envisagez d'exercer, cela vous aidera à identifier vos propres représentations.

MÉMO 126 Analyser le travail de soins

- L'analyse d'une **situation de soins** consiste à en comprendre les différentes composantes du point de vue du soignant et du soigné, et donc de distinguer :
  - les ressources mobilisées (**savoirs, savoir-faire, savoir-être**) ;
  - l'influence du **contexte institutionnel** ;
  - les circonstances de la **situation** donnée ;
  - tout ce qui concerne le **soigné** : sa trajectoire, ses connaissances sur la maladie, son état de santé, son environnement socio-familial et ses propres représentations de la maladie.
- L'objectif pour l'étudiant est d'identifier les **résultats** obtenus et les **compétences** à développer pour maîtriser une situation semblable.

L'analyse de toute nouvelle situation rencontrée est un outil de **réflexion** sur la pratique professionnelle et un moyen de **progression** pour l'étudiant. Les situations d'intégration des apprentissages repérées sur chaque terrain de stage vont lui permettre d'atteindre ses objectifs. Les **situations d'intégration** d'apprentissage :

- mobilisent un ensemble d'acquis ;
- sont significatives et porteuses de sens pour l'étudiant à un moment donné de son parcours ;
- font référence à une catégorie de problèmes ;
- sont nouvelles pour l'étudiant.

127 L'organisation du travail

1 Définition

L'**organisation du travail** est un regroupement d'hommes et de femmes, ordonné selon une rationalité, en vue de réaliser des objectifs plus ou moins partagés.
Dans l'organisation des soins, l'objectif à atteindre est de dispenser des soins sûrs, efficaces et efficients.

2 Structure, processus, système d'information, équipe interdisciplinaire

Les structures du système de soins sont variées : hôpitaux publics, cliniques du secteur privé, cabinets libéraux, centres de santé, soins à domicile, etc.
Dans les établissements de soins, les services de soins sont répartis par :

- spécialités médicales : neurochirurgie, orthopédie, dermatologie, pédiatrie, pneumologie, en santé mentale… ;
- type de soins : soins aigus, soins chroniques, soins de longue durée, soins de suite et de réhabilitation, soins en réanimation, soins intensifs… ;
- type de séjour : hospitalisation complète, hospitalisation de semaine, hospitalisation de jour, en ambulatoire…

L'**organigramme** dans une **structure de soins** renseigne sur l'organisation des activités, les niveaux hiérarchiques, les liaisons hiérarchiques et fonctionnelles existant entre les services.
Le **processus de soins** regroupe toutes les activités qui ont pour objectif d'améliorer l'état de santé des patients aux différentes étapes de leurs parcours. Il conduit à considérer la mise en œuvre d'une **continuité des soins** et d'une **prise en charge** du patient de façon **globale**. Dans un système de soins très cloisonné, il soulève la question des relations fonctionnelles entre les différentes structures et des mécanismes de coordination. Les organisations récentes

mettent l'accent sur l'**étude des flux** dans les processus de soins : les flux de patients, de visiteurs, des consultants, des personnels, etc.
Pour les flux de patients, ces études s'intéressent aux types de populations, à leurs besoins et à leurs parcours.
Un **système d'information** dans une organisation permet l'accès aux informations. Il structure les transmissions entre les différents intervenants autour du malade. Le système est constitué de documents papier (formulaires, check-lists...) ou d'un dossier informatisé. Le système d'information est incontournable pour permettre à une **équipe interdisciplinaire** de travailler ensemble et d'œuvrer à réaliser un but commun.

3 L'organisation du travail hospitalier

Avec les mesures **Hôpital 2007**, le plan gouvernemental a prévu une modernisation des établissements de santé et la mise en œuvre de « la nouvelle gouvernance ». Ces mesures ont été confirmées par la loi HPST (hôpital, patient, santé, territoire) promulguée le 21 juillet 2009. L'objectif est de donner une plus grande capacité d'adaptation des hôpitaux à leur environnement et d'assouplir leur organisation (**www.sante.gouv.fr/IMG/pdf/Guide_nouvelles_organisations_et_architectures_hospitalieres.pdf**).
Depuis juillet 2019, le projet de « **nouvelle AP-HP** » est de mettre en place une organisation fédérative. Elle se traduit d'une part, par une reconfiguration de l'AP-HP en six « **groupes hospitalo-universitaires** » :
- AP-HP Centre-Université de Paris
- AP-HP Sorbonne Université
- AP-HP Nord-Université de Paris
- AP-HP Université Paris Saclay
- AP-HP Hôpitaux Universitaires de Henri Mondor
- AP-HP Hôpitaux Universitaires Paris Seine Saint Denis

Ces regroupements sont dans un ancrage universitaire. Leur constitution va de pair avec une plus plus grande autonomie afin d'adapter les organisations de soins, de recherche et d'enseignement aux besoins de leurs territoires.
D'autre part, les pôles d'activité sont remplacés par des **départements médico-universitaires** (DMU - arrêté du 5 juillet 2019). Ces **DMU** réunissent plusieurs services et unités fonctionnelles unis par une logique de filières de soins et une logique de recherche.
Leur objectif vise à proposer des parcours de soins coordonnés aux patients sur les territoires.

4 L'organisation en réseaux

L'**Agence nationale d'accréditation et d'évaluation en santé** en 2001, l'organisation en réseau définit comme « une forme organisée d'action collective apportée par des professionnels en réponse à un besoin de santé des individus et/ou de la population, à un moment donné, sur un territoire donné ».

La structure du réseau rassemble plusieurs entités. Des liaisons entre elles sont établies par des contrats de collaboration. Les objectifs et orientations du réseau sont définis de façon collective afin de répondre aux besoins des patients (charte des réseaux).

Depuis 2002, les réseaux sont inscrits dans la loi. Ils assurent une prise en charge adaptée aux besoins de la personne tant sur le plan de l'éducation en santé, de la prévention, du diagnostic que des soins. Ils constituent également l'un des principaux dispositifs de coordination des acteurs (sanitaire, médico-social et social) qui interviennent sur le parcours du patient.

Le schéma ci-dessous est un projet de **réseau de coordination gérontologique** qui vise à assurer une continuité des soins de qualité à une population de personnes âgées (M. Saget-Bisly, 2001).

Schéma d'un réseau de soins gérontologique

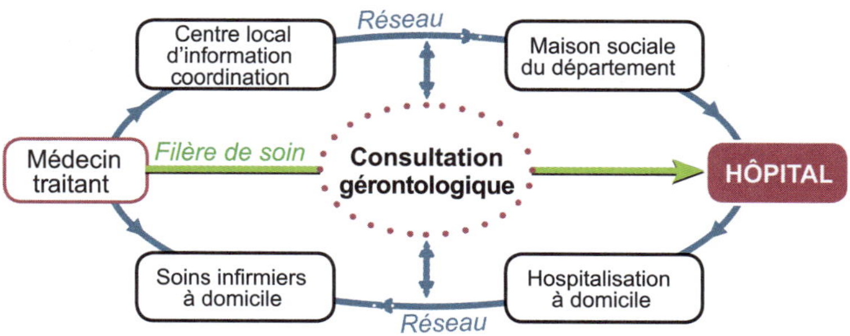

La structure du **réseau** est dynamique entre différents partenaires qui interviennent de façon complémentaire.

- Le **médecin traitant** (suivi, orientation vers des services adaptés) et l'**hôpital local** (offre de soins spécialisés) ont une place prépondérante dans le fonctionnement du réseau.
- La **consultation gérontologique**, constituée d'une équipe de médecins, d'infirmières et d'assistantes sociales, joue un rôle central dans la dynamique du réseau pour favoriser les connexions, voire le retour à domicile.

La **charte des réseaux de santé** a été approuvée par le Congrès national des réseaux de juin 2001, organisé par la Coordination nationale des réseaux (CNR). Elle précise les valeurs auxquelles s'engagent les réseaux adhérant à la CNR. Consulter la **charte du réseau** de la Fédération nationale des réseaux gérontologiques sur le site : **www.reseaux-gerontologiques.fr/category/charte-de-la-federation**

MÉMO 128 Équipe, collaboration et organisation d'équipe

1 La notion d'équipe

À l'origine, le mot équipe désigne l'équipage d'une série de bateaux amarrés les uns aux autres tirés par des hommes le long d'une rivière. Dans le dictionnaire Le Robert, l'équipe est un groupe de personnes unies dans une tâche commune. Cependant, ces personnes ne constituent pas une **équipe** si chacune travaille dans son coin.

De nos jours, il est reconnu que le travail en équipe ne va pas de soi. Il nécessite un « effort personnel » et relève d'une « compétence » qui s'acquiert progressivement grâce à une volonté de cohésion et d'organisation (Roger Mucchielli, 2009).

Le fonctionnement efficace en équipe provient de plusieurs éléments et se caractérise par :

- l'existence de **liens** entre les membres du groupe ;
- la capacité des membres du groupe à viser des **objectifs communs** ;
- une **répartition** claire **des tâches** et des responsabilités entre les différents membres ;
- une **interdépendance** dont le degré est relatif selon l'activité et la situation ;
- un **sentiment d'appartenance** au groupe ;
- une **volonté** de collaboration entre les différentes personnes. Il en résulte que les membres **se connaissent** et **se reconnaissent** mutuellement comme ayant chacun et chacune une place dans l'organisation. L'équipe fonctionne et parvient à développer des **compétences collectives**.

2 Collaboration interprofessionnelle

La **collaboration interprofessionnelle** se définit comme un ensemble de **relations** et d'interactions qui fait que des professionnels partagent leurs connaissances, leur expertise, leurs expériences, pour les mettre de façon concomitante au service des patients (D. D'Amour, 2009).

3 L'organisation des équipes de soins

Les équipes de soins (entre infirmières et aides-soignantes) mettent en place de façon différente cette collaboration. La répartition du travail, l'entraide et les échanges varient selon le fonctionnement de l'équipe.

Trois modalités d'organisation des équipes de soins (dans un centre hospitalier au Québec) ont ainsi été clairement identifiées (M. Roy, M. Audet et al., 2011) :

- le travail différencié,
- le travail coordonné,
- le travail intégré.

Après évaluation, il en ressort que la modalité « **travail coordonné** » est la plus performante. Elle permet de prendre en compte des priorités, de limiter les pertes de temps et de favoriser une valorisation du rôle de chacun. Chacun(e) y trouve sa place. L'ambiance de travail y est bonne.

À l'inverse, le « **travail différencié** » donne lieu à la plus grande perte de temps et le travail de chacun confiné dans son coin ne favorise pas une bonne ambiance de travail.

Dans la modalité « **travail intégré** », l'ambiance varie en fonction des affinités. Si affinités, tout va bien, sinon il est difficile de tout partager. De plus, les compétences de l'infirmière sont sous-utilisées.

Modalités de l'organisation du travail en équipe de soins

1. Le travail différencié	**2. Le travail coordonné**	**3. Le travail intégré**
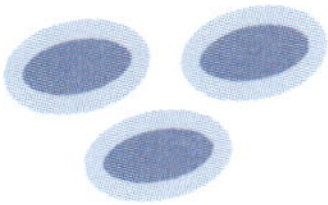	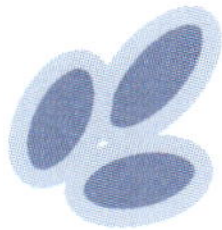	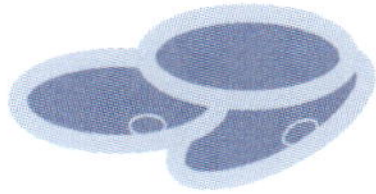
Caractéristiques : Tâches cloisonnées : Répartition des tâches selon les rôles prescrits de chacun des intervenants. Minimum d'interactions au sein de l'équipe Entraide minimale entre les membres	**Caractéristiques** : Tâches partagées : répartition des tâches selon les rôles prescrits et priorités du moment Interactions sporadiques Entraide situationnelle	**Caractéristiques** : Tâches intégrées : répartition du travail entre Inf. et Inf. aux. avec un duo fort Interactions constantes
Illustration : Chacun accomplit ses tâches de son côté et travaille de façon indépendante	**Illustration** : Les membres se répartissent les tâches en début de journée selon les priorités. Ils se rencontrent aussi au cours de la journée pour s'informer et modifier les priorités si besoin.	**Illustration** : Entraide continue. Le duo fait la tournée conjointement et donne tous les soins requis à un patient avant de passer au suivant.

Source : M. Roy, M. et Al. Audet, « Travailler en équipe, oui ! », Perspectives infirmières, juillet-août 2011

Entre médecins et infirmières

Dans les **activités de soins**, le travail en équipe est complexe pour plusieurs raisons :

- la multiplicité des intervenants ;
- l'existence de différentes hiérarchies qui doivent cohabiter dans un même espace ;

– le contexte économique de réduction des coûts ;
– la réorganisation du travail face aux évolutions des besoins en santé.

Entre médecins et infirmières, des difficultés de collaboration ont été mises en évidence. Elles sont souvent liées à des différences d'objectifs et de priorités entre les équipes médicales et infirmières. La figure suivante présente des pistes pour améliorer ce travail entre équipe médicale et équipe infirmière (M. Zwarenstein, S. Reeves, 2002).

Collaboration médico-infirmière : cinq pistes d'amélioration

1	**Un objectif commun** Se mettre d'accord sur une définition partagée du bien-être du patient qui prend en compte les compétences et idées des deux disciplines.
2	**Des informations et des décisions à partager** Identifier de manière commune les informations à partager pour que chaque corps professionnel puisse travailler. Définir le travail que chaque corps professionnel réalise de manière autonome. Définir les tâches que chaque corps professionnel attend que l'autre accomplisse. Établir la liste des décisions liées aux soins des patients qui doivent être prises ensemble.
3	**Le respect des différences** Comprendre les différentes attentes et pressions que chaque corps professionnel rencontre dans les soins aux patients.
4	**La conscience des difficultés** Prendre acte que le domaine des soins est difficile et que les efforts ne sont pas toujours couronnés de succès. Cet état de fait peut générer, en effet, de l'anxiété et des reproches réciproques sur la qualité du travail.
5	**Le besoin de stabilité** Favoriser la stabilité des équipes en prévenant un turn-over trop fréquent.

Source : M. Zwarenstein, S. Reeves, 2002

MÉMO 129 Discipline, pluridisciplinarité, interdisciplinarité, transdiciplinarité

- La **discipline** est une branche de la connaissance pouvant donner matière à un enseignement (dictionnaire Larousse). Elle se caractérise par des connaissances théoriques, des techniques et un langage.

À l'hôpital, la médecine et la chirurgie sont des disciplines qui ont développé des spécialités (neurologie, chirurgie cardiaque). Chaque discipline peut ainsi se spécialiser dans un domaine. Les soins infirmiers visent à devenir une **discipline** à part entière, grâce au nouveau programme de 2009.

- Dans les établissements de soins, un patient est pris en charge par une équipe **pluridisciplinaire**. Ces personnes de différentes disciplines sont réunies autour d'un seul patient. Cependant, sans synchronisation, l'approche **pluridisciplinaire** aboutit à une juxtaposition des points de vue (chacun du bout de sa lorgnette), au morcellement du patient et à des accompagnements qui peuvent se révéler incompatibles entre eux.
- L'**interdisciplinarité** pose le principe de la complémentarité entre les disciplines. Les professionnels associent leurs compétences et **se coordonnent** pour créer une dynamique synergique autour du patient. Cette approche intègre les différents points de vue sur la situation, les compétences et ressources de chacun, pour une **prise en compte du patient dans sa globalité**.
- Le dialogue entre plusieurs disciplines peut devenir **transdisciplinaire** et donner lieu à l'émergence d'une nouvelle discipline. Le cas de la gérontologie en est un exemple.

MÉMO 130 Coopération et « nouvelles coopérations »

1 Définir la « coopération »

À l'origine, le terme **coopération** signifie œuvrer, travailler ensemble. « *Ce sont les liens que construisent entre eux des agents en vue de réaliser, volontairement, une œuvre commune* » (C. Dejours, 1993). La **coopération** s'étudie au travers des acteurs et implique un contact direct entre des personnes qui expriment une volonté consciente. Elle se différencie de la coordination qui s'intéresse aux supports dans une organisation (règles, conventions...).

Le terme de **coopération** fait référence, le plus souvent, à des relations entre des personnes de même niveau hiérarchique, se différenciant à ce sujet, de la notion de travail collectif.

2 Différentes formes de coopération

À l'hôpital, il existe des **coopérations** à plusieurs niveaux de la hiérarchie :

- entre soignants et médecins ;
- entre soignants et agents de service hospitaliers, brancardiers ;
- entre soignants et secrétaires ;
- entre soignants et autres paramédicaux.

De même, des formes de **coopération** se mettent en place avec le malade et sa famille lorsque ces derniers facilitent les traitements et les interventions soignantes. (M. D. Gheorghiou, F. Moatty, 2005).

3 Les « nouvelles coopérations »

La loi « Hôpital Patient Santé Territoire » (HPST) du 21 juillet 2009 pose le principe général des **coopérations** entre professionnels de santé.

Ces nouvelles formes de coopérations devisent à modifier la répartition du travail entre les professionnels de santé en réponse à des **problèmes démographiques** des professions de santé. Elles cherchent aussi à réorganiser les modes d'intervention auprès des patients dans un contexte d'**évolution des besoins de santé**. Tout projet de protocole de coopération est transmis à l'ARS (agence régionale de la santé), chargée de vérifier sa cohérence avec le besoin de santé régional. Puis, validé par la HAS (Haute Autorité en Santé, www.has-sante.fr) en termes de garantie de qualité et de sécurité des soins aux patients, l'ARS autorise, par arrêté, la mise en œuvre du projet.

Dans les protocoles de coopération :

- les médecins font essentiellement ces délégations de tâches ;
- elles se font majoritairement à des infirmiers(ères) ;
- ce sont des actes techniques ou des consultations.

Initiés sur une région, ces protocoles connaissent rarement une extension à d'autres régions ou à d'autres équipes ; le protocole ASALEE, initié dans la région Poitou-Charentes, mis en œuvre par 167 professionnels dans 14 régions, est une exception.

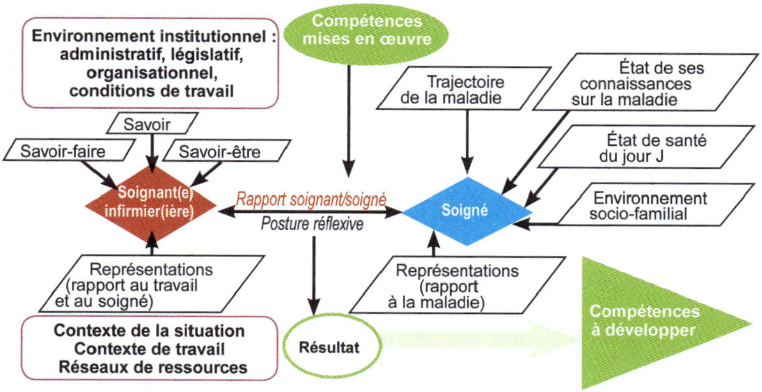

MÉMO 131 Les différents entretiens en soins relationnels

L'entretien est un soin à part entière. Il s'expérimente selon des objectifs préalablement établis.

1 Entretien d'accueil

- Fondé sur l'écoute, il constitue le premier moment clé permettant au patient de se sentir reconnu et accepté dans son unicité. Il donne aussi l'occasion d'approfondir la demande de soin.
- Il s'accompagne souvent d'un second temps ou entretien, dit de **recueil d'information** où l'observation clinique prend toute sa place. Il permet d'orienter si nécessaire.
- Il se retrouve aussi dans les situations de crise (décompensation, automutilation...) représentant une urgence à part entière.

En ce sens, il fait le lit du **lien de confiance** indispensable à l'établissement de l'**alliance thérapeutique**.

2 Entretien d'aide ou de soutien psychologique

Celui-ci s'appuie sur l'échange et l'accompagnement ayant pour objectif de favoriser l'autonomisation de la personne. L'utilisation d'attitudes particulières au soignant (empathie, écoute active, congruence et non jugement) permet d'établir la **relation d'aide** *(voir Mémo 133)*.

3 Entretien infirmier

L'entretien infirmier, programmé ou non, est un outil particulièrement utile dans une approche humaine des soins. L'utilisation de cette technique s'inscrit dans le **projet de soin** du patient. Certains paramètres en structurent la forme :

- le **lieu** : propice à l'échange, donc calme, un bureau sera privilégié en cas d'entretien programmé. Selon l'opportunité et la disposition d'esprit du patient, d'autres lieux tels que la chambre peuvent s'envisager. L'important est de saisir le moment.

- le **temps** : l'organisation des soins en milieu hospitalier suggère de cadrer le temps de l'entretien comme c'est le cas pour les entretiens thérapeutiques. Cependant, le moment comme la durée de l'entretien ne peuvent être prédéfinis. C'est la permanence de la présence soignante au cours de la journée qui garantit d'abord la possibilité de cet exercice.
- les **objectifs** : dans le cas des entretiens infirmiers le but peut être l'échange d'information, l'éducation (apport de connaissance), le soutien (qui se retrouve dans la relation d'aide) à des fins thérapeutiques.

L'entretien infirmier n'est pas une conversation amicale, mais le support de toutes les expressions et émotions qu'il s'agit de questionner dans sa pratique afin de répondre à un objectif prioritaire : le mieux-être du patient.

4 Entretien informel

- C'est une forme d'échange non formalisé par un cadre de fonctionnement classique. En d'autres termes, ce sont tous ces temps de conversation, de parole libre, des moments d'échange non programmés et sans objectifs thérapeutiques préétablis qui se déroulent au fil d'une journée.
- À l'inverse des entretiens d'aide infirmiers formalisés, ils sont brefs et ils peuvent se passer dans tout lieu (attention à tenir compte des risques environnementaux : bruits, confidentialité...). Au fil de ces entretiens, le lien se forge et la **relation de confiance** se développe au profit de la relation soignant-soigné.
- Moment privilégié, il constitue un intéressant support thérapeutique si le soignant sait saisir le moment et la demande (parfois implicite) du soigné, tout en tenant compte du contexte dans laquelle elle s'établit.

5 Méthodes d'entretien

- **Entretien non directif** : basé sur l'écoute active, l'empathie dont fera preuve le soignant permet au patient d'exprimer au mieux son ressenti. Le soignant pose des questions, parfois à l'aide de la technique de reformulation-clarification. C'est une méthode d'entretien où **le patient et son vécu sont le centre d'intérêt** du professionnel. C'est l'entretien privilégié en **relation d'aide**.

- **Entretien semi-directif** : les questions y sont préparées à l'avance et sont fonctions d'objectifs précis. Les réponses ne sont pas orientées par le soignant.
- **Entretien directif** : le soignant dirige l'entretien à partir d'un questionnaire type qui permet d'avoir une vision précise de la situation du patient, d'être immédiatement opérationnel en cas de besoin.

Ex. : L'entretien de recueil d'information, les entretiens médicaux d'investigation diagnostique aux urgences.

MÉMO 132 La relation soignant-soigné

1 Éléments de définition

Jacques Chalifour dit ceci : « *La relation est un processus circulaire où chacun interagit avec l'autre* » (*La relation d'aide en soin infirmiers*, 1989).

- La relation dans le soin concerne deux individus entrant dans une relation dont la **singularité** est la **nature même du soin**.
- Pour le soin relationnel, la relation fait donc partie intégrante du soin.
- Celle-ci s'appuie sur la **permanence des interactions** entre deux personnes (la relation) tout au long du processus de soin : l'infirmier, au même titre que le patient, est partie prenante dans la relation, parce qu'il fait le choix conscient de l'investir, d'y apporter la couleur de sa personnalité et de ses émotions. La prise en compte des **déterminants psycho-sociaux** (âge, sexe, représentation, culture, religion, émotions...) et physiques (handicap, maladie) y est indispensable.

Tout soin ou acte déterminé par le milieu hospitalier objective donc une relation soignant-soigné. Cependant, sa dynamique dépend du rapport établi au décours des interactions humaines. On peut donc considérer qu'une relation de soin est d'abord individualisée et qu'elle personnalise la prise en charge.

2 Les différentes étapes de la relation

- Louis MALABEUF (« La relation soignant-soigné, du discours au passage à l'acte », *Soins Formation Pédagogie*, nº 4, 1992) présente **quatre niveaux de relation** évoluant au cours du temps :
  - **la relation de civilité** : c'est une relation superficielle qui repose sur des propos banals et chacun parle de tout sauf de l'essentiel ;
  - **la relation fonctionnelle** : c'est une phase d'enquête du soignant qui permet le recueil de l'information (pathologie, habitudes de vie...) indispensable à la prise en charge du patient ;
  - **la relation de compréhension, de soutien, de réassurance** : elle s'appuie sur un début d'empathie afin d'accompagner et rassurer. Elle signe le désir du soignant « d'entendre » le patient ;
  - **la relation d'aide thérapeutique**.

- Carl Rogers précise que la relation d'aide est « *une relation permissive, structurée de manière précise, qui permet au client d'acquérir une compréhension de lui-même à un degré qui le rend capable de progresser à la lumière de sa nouvelle orientation* » (*La relation d'aide et la psychothérapie*, 2002).
- Centrée sur la personne (et non la maladie), son objectif est de soutenir la personne malade en favorisant sa maturation psychique et la recherche de solutions internes propres à contourner ses difficultés de vie.
- Relation de type empathique, elle s'accompagne de trois attitudes :
  - **l'écoute active** ;
  - **la congruence** (ou authenticité) : c'est la concordance entre les paroles et les sentiments du soignant ;
  - **le non jugement** : c'est demeurer bienveillant et considérer le patient positivement quoi qu'il advienne.

3 La proxémie dans les soins

- Chaque personne a besoin d'un espace personnel.
- Développé par Edward. T. Hall, la proxémie est la distance physique qui s'établit entre des personnes en interaction, et selon les sentiments qu'elles se portent. Cet espace, sorte de « bulle spatiale », est ressenti comme un bien propre : toute atteinte sans accord préalable (explicite ou implicite) induit du désagrément ou de l'agressivité.
- Quatre catégories se dégagent :
  - **la distance intime** (0-45 cm) : s'apparente aux relations des proches et de la famille que l'on embrasse ou enlace ;
  - **la distance personnelle** (45-125 cm) : touche aux relations interpersonnelles, par exemple aux relations amicales ou/et professionnelles. C'est la distance maximum de l'emprise physique sur autrui ;
  - **la distance sociale** (125-360 cm) : pas de contact physique possible, c'est la distance acceptée pour les simples connaissances ;
  - **la distance publique** (au-delà de 360 cm) : touche à la relation en public, lors de la dispensation d'un cours par exemple.

- Modèle occidental : les distances décrites dépendent avant tout de sa propre éducation, de sa culture et du degré de connaissance que l'on a de la personne.

4 La distance thérapeutique

Éléments de définition

- Elle s'apparente à une mise à distance respectueuse de la part du soignant, c'est-à-dire que la rencontre prend place en dehors de toute sphère amicale ou sentimentale. Ainsi, le soin élaboré à deux peut trouver sa juste place à l'intérieur du cadre hospitalier.
- Garder la juste mesure permet de maintenir un lien thérapeutique afin de rester au plus près de la demande d'aide. Le thérapeute (ou soignant) est le garant du cadre de fonctionnement de la relation.

Le transfert et le contre-transfert

- Le **transfert** est inconscient, il est la projection d'une émotion, d'un sentiment (frustration, désir, colère) d'un objet (le patient) sur un autre (le soignant).
- Le transfert présente un intérêt particulier quand il favorise la prise en charge et notamment l'adhésion aux soins : on parle de **transfert positif**.
- Le **contre-transfert** est la réponse (réactions inconscientes) du soignant au transfert dont il fait l'objet. Les sentiments (agacement, rejet, sympathie...) qu'il suscite chez le soignant vis-à-vis du patient peuvent être négatifs et altérer la qualité de la prise en charge individualisée.
- Au cours des soins, la fragilité des situations rencontrées expose le soignant à certaines émotions et sentiments. S'ils submergent le soignant et deviennent ingérables, ils peuvent impacter la relation parce qu'ils l'empêchent d'entendre son patient.
- Quand le soignant fait sien le ressenti du patient, qu'il intériorise ses émotions, il n'y a plus la distance thérapeutique nécessaire : l'empathie risque alors de faire place à l'évitement ou à la sympathie.
- C'est un risque que doit mesurer le soignant par l'analyse de sa pratique et le repérage de ses réactions émotionnelles, comme celles du patient, afin de le contourner.

5 L'alliance thérapeutique

A. Éléments de définition

- L'alliance représente tout acte d'union par lequel deux personnes s'allient par engagement mutuel (un contrat de soin écrit peut être passé).
- Dans le cadre des soins, l'alliance thérapeutique signifie la collaboration active du patient avec le soignant (ou le thérapeute) contre un adversaire commun : la maladie ou la souffrance.
- Elle implique un **principe de réciprocité**.
- Nicolas Duruz dit que l'alliance thérapeutique est un processus interactionnel par lequel patient et thérapeute « *expriment cognitivement et affectivement, et au niveau comportemental, leurs accords et désaccords quant au but de la thérapie et quant à son déroulement* » (*Psychothérapie ou psychothérapies ?* 1994)
- La mise en place de cette alliance suppose :
  - une compréhension bienveillante et empathique de la part du thérapeute pour développer un engagement réciproque ;
  - que les partenaires de cette relation se reconnaissent, s'acceptent ;
  - un accord et des buts communs sur les objectifs de soins et le cadre du traitement.

B. Besoins/désirs/attentes

Les besoins

- Abraham Maslow, psychologue, propose une hiérarchie des besoins sur laquelle Virginia Henderson s'est par la suite appuyée.
- Sa théorie met en évidence cinq groupes de besoins :
  - les **besoins physiologiques**, indispensables à la survie de chacun (alimentation, sommeil, reproduction, *etc.*) ;
  - les **besoins de sécurité** (de protection) qui assurent un certain confort de vie, sans anxiété ;
  - les **besoins d'appartenance et d'amour** ;
  - les **besoins d'estime** (de considération) qui dépendent de la valeur qu'on se donne et de la reconnaissance des autres ;
  - le **besoin d'accomplissement de soi**.
- Ils varient selon les personnes (niveau socio-économique, âge, culture, éducation).

- Dans les soins relationnels, l'emploi des différents outils de communication (écoute, empathie...) sont des signes indéniables de reconnaissance. à ce titre, ils favorisent l'expression des besoins par le patient.

Besoins, désirs et attente

- Le **besoin** est une sensation de tension interne (psychique ou physique) secondaire à une insatisfaction (un manque) rendant nécessaire le passage à l'acte. C'est le cas quand on mange après avoir ressenti la sensation de faim.
- La **satisfaction du besoin** s'exprime généralement par une sensation de mieux-être.
- Le **désir**, d'origine inconsciente, est l'expression émotionnelle du besoin. Il peut se dire et s'exprimer.
- L'**attente** est l'attitude adoptée au regard du besoin. L'action pour y répondre est clairement identifiée.

La **prise en compte des besoins et des attentes des patients**, usagers de soins, est indispensable afin d'assurer une prise en charge de qualité. Celle-ci passe par la création d'un climat de confiance et de sécurité propice au maintien ou à l'amélioration de l'état de santé. à cette fin, favoriser le développement personnel et l'autonomisation du patient est précieux.

C. La demande de soin

- Selon Jacques Lacan, la demande se situe entre le besoin et le désir.
- En milieu hospitalier, toute demande de soin doit faire l'objet d'un **préjugé favorable**. Le plus souvent, elle vise à pallier la souffrance immédiate (inconfort, gestion d'un deuil, douleur physique ou psychique).
- L'urgence vitale ainsi que les patients incapables d'exprimer leur volonté (patient comateux, délirant...) exclut de pouvoir y accéder clairement : dès que l'état du patient le permettra, la demande de soin devra être entendue pour être précisée. La **personne de confiance**, tout autant que l'entourage (famille ou proche), pourra également être un relai.
- Les demandes peuvent être **explicites**, c'est-à-dire claires, précises, univoques, qui ne peuvent laisser place à l'interprétation.
- Les demandes sont **implicites** quand elles ne sont pas formalisées à l'oral. Les besoins du patient sont déduits de la situation de soins, de l'expression du visage, de manifestations cliniques.... Elles sont

sous-tendues par l'expérience professionnelle et la bonne connaissance du patient.

D. La relation de confiance

La confiance est une « croyance spontanée ou acquise en la valeur morale, affective, professionnelle... d'une autre personne, qui nous rend incapable d'imaginer de sa part tromperie, trahison ou incompétence » (CNRTL).

Toute relation soignant-soigné de qualité a pour socle la relation de confiance.

- Elle suppose que chacun des protagonistes soit reconnu réciproquement (compétence professionnelle pour l'un, capacité à décider pour l'autre).
- La confiance implique un réel engagement personnel durable et s'éprouve au travers des situations de soins.

E. Le consentement éclairé et l'information du patient

L'**alliance thérapeutique** basée sur le rapport de confiance s'appuie d'abord sur le principe d'honnêteté que l'on doit au patient. Ce dernier doit être suffisamment informé pour donner son consentement éclairé aux soins. Le législateur confirme ce principe au travers de différents textes.

▸ Loi du 4 mars 2002 relative à l'information du patient

- Elle reconnaît le droit du patient à être informé sur son état de santé, à consentir aux soins prodigués (le consentement éclairé).
- Elle impose au praticien hospitalier l'**obligation d'informer de façon loyale, claire et appropriée** le patient sur son état de santé, ainsi que sur les actes, thérapeutiques et soins qui lui sont proposés.
- Trois exceptions à ce devoir sont possibles :
  - l'urgence ;
  - l'impossibilité d'informer le patient (maladies neuro-dégénératives...) ;
  - le refus du patient de connaître son diagnostic ou son pronostic.

▸ La charte du patient hospitalisé

- L'information donnée au patient doit être **accessible** (simple) et **loyale** (réelle).

- Un acte médical ne peut être pratiqué qu'avec le **consentement libre** (sans contrainte) et **éclairé** du patient (juste information sur les actes et leurs conséquences).
- L'information (bénéfices/risques) du patient constitue donc un élément concret du consentement éclairé aux soins. Elle doit être adaptée au **niveau de compréhension** du patient. Enfin, elle donne lieu à une **traçabilité écrite**.

F. Le refus de soins

- La loi du 4 mars 2002 affirme le droit au refus de soin.
- Le médecin se doit de respecter la volonté de la personne **après l'avoir informée des conséquences de ses choix** et avoir tout mis en œuvre pour la convaincre d'accepter les soins à dispenser (sauf exceptions prévues par la loi).
- La charte du patient hospitalisé indique aussi la possibilité de refuser ou d'interrompre son traitement. Le **refus de soin** doit se faire en toute connaissance de cause (devoir d'information). Parce que c'est un droit, il doit être entendu et respecté par le soignant.
- Le refus de soin oppose deux logiques soignantes contradictoires :
  - le principe d'autonomie du patient ;
  - l'obligation de soins du personnel soignant.

De fait, il doit être interrogé afin que l'accompagnement de la personne soignée se poursuive.

G. La négociation des soins

- Toute forme de refus de soins implique que le patient soit justement informé sur les conséquences de son refus. Ce temps se traduit par une réponse aux questions et une **présentation objective de la situation** (la nature des soins, les bénéfices attendus), ceci, en privilégiant les besoins, à la recherche du maintien de son état de santé et donc dans **l'intérêt exclusif de la personne soignée**, afin qu'une solution acceptable soit trouvée.
- L'évolution de la prise en charge et des objectifs thérapeutiques induit un renouvellement des temps de négociations.

133 La gestion de l'agressivité

1 Comprendre l'agressivité

- L'agressivité est souvent le résultat d'un état de stress, de vulnérabilité.
- La souffrance s'exprime quand la situation vécue devient angoissante.
- De l'intention des mots, l'individu passe parfois à l'usage délibéré de la violence dite « physique ».
- En passant d'un état agressif à la violence, l'autre, qui était encore considéré, devient objet à détruire : la relation est rompue.

2 Prévenir le conflit et la violence

A. Le questionnement professionnel

Afin de prévenir tout conflit, il peut être utile de se poser les questions suivantes :

- *pourquoi le patient fait-il preuve d'agressivité ? Quelle en est l'origine (pathologie, événement…) ?*
- *quelles sont ses inquiétudes, ses difficultés, ses besoins réels ?*
- *comment puis-je me comporter ?*

B. Les manifestations possibles

Plusieurs signes sont à décrypter avant un passage à l'acte agressif d'un patient ou d'un membre de l'entourage :

- un comportement inhabituel : des gestes vifs et amples ;
- un non verbal fermé, dédaigneux : le visage est figé, attitude en retrait ;
- un vocabulaire inapproprié, grossier, visant à blesser ;
- un sentiment d'autodépréciation, de culpabilité : « *Je ne suis bon à rien.* »

3 Répondre à une agression : les attitudes gagnantes

- **Pratiquer l'écoute** : elle permet de mettre en relief la nature cachée du message (angoisse, inquiétude, tristesse…).
- **Exprimer sa compréhension** : il s'agit d'accorder aux mots ou aux sentiments exprimés toute l'importance voulue. La personne se sent alors reconnue.

- **Reformuler** : c'est la technique d'écoute de base qui permet d'amorcer le dialogue tout en mettant à distance l'émotion. « *Je remarque bien que vous êtes énervé. Pourriez-vous m'expliquer pourquoi ?* »
- **Offrir son aide** : complète la reformulation.
- **Concevoir le patient positivement** : les failles individuelles ne mettent pas en causes les qualités de la personne soignée.
- **Garder son calme** : un ton posé et un discours clair démontrent le souci de mieux comprendre la situation et préviennent tout risque d'**escalade symétrique**.
- **Pratiquer l'humour** : c'est un outil atypique et décalé qui désamorce certaines situations tendues.
- **Faire preuve d'assertivité** : c'est être capable d'exprimer son ressenti, son positionnement (s'affirmer), sans se justifier mais en respectant le patient, c'est-à-dire en le considérant.
- **Proposer une solution** (quand cela est possible).

4 Les mesures de protection pour le soignant

Elles visent à préserver l'intégrité physique autant que psychologique du personnel.

- **Déterminer la « juste distance »** : elle confère au soignant son rôle d'aidant et s'accompagne d'une distanciation physique (dans un premier temps), afin que soit évalué un danger potentiel.
- **Éviter le face à face** : il potentialise le risque de passage à l'acte violent et renvoie à l'idée de duel. Privilégier une conduite d'aide en se plaçant à côté de la personne.
- **Se mettre au même niveau** : marquer ainsi son désir d'écoute en ajustant sa position vis-à-vis du patient :
  - la relation se situe en miroir de l'autre, sur un mode symétrique ;
  - le rapport soignant-soigné exclut alors celui de « dominant » (celui qui est debout, qui sait) – « dominé » (celui qui est assis ou allongé, qui subit).
- **Contrôler son ressenti** : une bonne connaissance de soi permet d'éviter de répondre en écho à l'agressivité reçue (les contre-attitudes) en jugulant l'expression de sa propre agressivité.
- **Rappeler le cadre de fonctionnement** : le soin est libre et consenti. Le principe de respect de la personne vaut aussi pour le personnel. Toute injure est inacceptable. Ce principe acquis, la bonne continuité des soins peut être assurée.
- **Gérer la situation en équipe** : la présence d'au moins deux soignants permet de juguler l'agressivité, en évitant qu'un seul soignant devienne l'exutoire des frustrations.

MÉMO 134 La santé et la promotion de la santé

1 Généralités

- L'**Organisation mondiale de la santé (OMS)** définit la santé de la façon suivante : « *La santé est un état de complet bien-être physique, mental et social, et ne consiste pas seulement en une absence de maladie ou d'infirmité.* » C'est la mesure dans laquelle un groupe ou un individu peut :
  - réaliser ses ambitions et satisfaire ses besoins ;
  - évoluer avec le milieu et s'adapter à celui-ci.
- La santé se perçoit donc comme une **ressource de la vie quotidienne** et non comme le but de la vie. Ce concept met en évidence pour les personnes : leurs ressources individuelles, leurs ressources sociales, leurs capacités physiques.

La promotion de la santé ne relève donc pas seulement du **secteur sanitaire** (Jacques A. Bury, *L'éducation pour la santé*).

2 La notion de promotion de la santé

- La promotion de la santé a pour but de donner aux individus davantage de maîtrise de leur propre santé et davantage de moyens de l'améliorer. Elle vise à l'**égalité en matière de santé**.
- La promotion de la santé implique un **travail concerté et coordonné** de plusieurs acteurs, notamment : le gouvernement, les structures sanitaires et sociales, les organisations bénévoles, les industries, les médias...
- Les principales **stratégies de la conduite efficace de la promotion de la santé** peuvent être listées comme suit :
  - élaborer une politique publique saine ;
  - créer des milieux favorables ;
  - renforcer l'action communautaire ;
  - acquérir des aptitudes individuelles ;
  - orienter les services de santé.

La promotion de la santé peut donc être considérée comme **toute combinaison de mesures de protection et d'actions d'éducation pour la santé**.

MÉMO
135 L'éducation en santé

1 L'éducation pour la santé

Principe général

- L'éducation pour la santé a été définie par l'OMS comme « *Tout ensemble d'activités d'information et d'éducation qui incitent les gens à vouloir être en bonne santé, à savoir comment y parvenir, à faire ce qu'ils peuvent individuellement et collectivement pour conserver la santé, à recourir à une aide en cas de besoin* ».
- De façon plus précise, l'éducation pour la santé est la composante des **soins de santé** qui vise à encourager l'adoption de **comportements favorables à la santé**. Elle aide les personnes à élucider leur propre comportement et à voir comment il influence leur état de santé :
  - elle encourage à faire ses propres choix pour une vie plus saine ;
  - elle ne force pas à changer.
- L'éducation pour la santé ne remplit en effet pleinement sa fonction que si elle **encourage les personnes à participer et à choisir elles-mêmes**. Ainsi, ce n'est pas faire de l'éducation pour la santé que de dire simplement d'adopter un comportement favorable à la santé.
- L'éducation pour la santé se donne pour objectif que chaque citoyen acquière tout au long de sa vie les compétences et les moyens qui lui permettront de promouvoir sa santé et sa qualité de vie, ainsi que celles de la collectivité. **Elle s'adresse à la population dans toute sa diversité avec le souci d'être accessible à chacun** : elle aide chaque personne, en fonction de ses besoins, de ses attentes et de ses compétences, à comprendre l'information et à se l'approprier pour être en mesure de l'utiliser dans sa vie.
- Ainsi, éduquer des personnes pour la santé, c'est, compte tenu des **compétences acquises et potentielles** de ces personnes, mettre en œuvre des informations et/ou des formations et/ou des apprentissages. Ces éléments sont ciblés et individualisés pour que ces personnes soient aptes à comprendre et mettre en œuvre, pour elles-mêmes et pour ceux dont elles sont responsables, les attitudes et comportements requis en vue de :
  - **promouvoir** une bonne santé ;

- **prévenir** les risques de maladies et d'accidents ;
- **réduire** les invalidités fonctionnelles.

Différentes théories d'apprentissage

Il existe de nombreuses techniques d'apprentissage. La technique optimale consiste à repérer chez l'apprenant celle qui lui conviendrait le mieux pour intégrer des savoirs savoir-faire nécessaires pour assurer sa bonne santé.

Principales théories d'apprentissage

Behaviorisme	Cognitivisme	Constructivisme	Humanisme
Comment l'apprentissage se fait			
Comportements observables : l'objectif principal.	Structurés, de calcul.	Signification sociale, créée par chaque apprenant (personnelle).	Réflexion sur l'expérience personnelle.
Facteurs d'influence			
Nature de la récompense, punition, stimuli.	Schémas existants, expériences précédentes.	Engagement, participation, social, culturel.	Motivation, expériences, relations.
Rôle de la mémoire			
La mémoire est le câblage réel d'expériences répétées, où la récompense et la punition sont les plus influents.	Encodage, stockage, récupération.	Connaissance précédente remixée au contexte actuel.	Détient l'évolution du concept du soi.
Comment le transfert se produit			
Stimulus, réponse.	Duplication de structures de connaissance des « connaisseurs ».	Socialisation.	La facilitation, la transparence.

Behaviorisme	Cognitivisme	Constructivisme	Humanisme
Pratiques d'apprentissage expliquées par cette théorie ?			
Apprentissage basé sur des tâches.	Raisonnement, objectifs clairs, résolution de problèmes.	Social, vagues (« mal définies »).	Autodirigé, autonome.

Adapté de Qu'est-ce que le Connectivisme ? George Siemens.

Conclusion

L'éducation à la santé implique donc un processus chronologique :

- L'étude du **niveau de la culture sanitaire** des individus ou des groupes (niveau de connaissances, degré d'information, habitudes d'hygiène de vie, attitudes à l'égard de la santé individuelle ou collective).
- Un processus d'**apprentissage** et d'**enseignement**.
- Une **relation**, un **échange** entre les partenaires dont le but est :
  - la promotion de la santé ;
  - la prévention des maladies ;
  - le traitement des malades.

2 La prévention

La prévention associe :
- une implication personnelle ;
- une vigilance des professionnels de santé ;
- une responsabilité collective.

L'OMS distingue trois types d'**actions de prévention**, en fonction de leur moment d'intervention et de leur objectif.

- **Prévention primaire** (avant l'apparition de la maladie) : éviter l'apparition de la maladie en agissant sur ses causes (*ex.* : vaccination).
- **Prévention secondaire** (au tout début de la maladie) : détecter la maladie ou la lésion qui la précède à un stade où la prise en charge des individus malades peut intervenir efficacement (*ex.* : dépistage du cancer).
- **Prévention tertiaire** (lorsque que la maladie est installée) : diminuer la prévalence des récidives et des incapacités conséquentes.

Remarque. Des études récentes ajoutent la prévention quaternaire, non encore reconnue par l'OMS. Elle se caractérise par l'ensemble des activités de santé destinées à atténuer ou à éviter les conséquences de l'intervention inutile ou excessive du système de santé. Par exemple : dans un cas d'infarctus, faire en sorte que la personne adopte un rythme de vie, des comportements sociaux et alimentaires et/ou une médication qui diminuent le risque de nouvel infarctus.

Quelques exemples de prévention

Prévention primaire	Prévention secondaire	Prévention tertiaire
Cancer		
• Pas de tabac. • Consommer l'alcool avec modération. • Alimentation équilibrée. • Limiter l'exposition au soleil…	• Dépistage du cancer du sein. • Dépistage du cancer colorectal. • Frottis vaginal…	• Chirurgie. • Chimiothérapie. • Hormonothérapie. • Radiothérapie. • Curiethérapie…
Infections sexuellement transmissibles		
• Utilisation du préservatif. • Utilisation de la PReP (pour le VIH uniquement).	• Dépistage sérologique précoce.	• Antibiotiques. • Trithérapie (HIV)…
Maladies cardiovasculaires		
• Pas de tabac. • Activité physique. • Alimentation pauvre en graisses, sel. • Gestion du stress…	• Dépistage de l'HTA. • Contrôle de la fonction cardiaque. • Épreuve d'effort…	• Suivi en soins intensifs. • Diminuer la sédentarité. • Conserver une alimentation adaptée…

MÉMO 136 L'éducation thérapeutique (ETP)

1 Qu'est-ce que l'éducation thérapeutique (ETP) d'un patient ?

Distinction entre éducation pour la santé et éducation thérapeutique

- L'**éducation pour la santé** concerne la population générale avec des programmes tels que :
  - les mesures de vie saine ;
  - l'alimentation équilibrée ;
  - la prévention des infections sexuellement transmissibles ;
  - l'alcoolisme ;
  - le tabagisme...
- L'**éducation thérapeutique** est un concept plus récent. Elle ne peut être conduite que par des professionnels de santé, ce qui n'est pas le cas de l'éducation pour la santé. Le terme d'éducation thérapeutique a été adopté par l'OMS et officialise ainsi cette activité spécifique des soignants en 1996.

S'agissant de l'éducation thérapeutique, l'OMS précise : « *L'éducation thérapeutique du patient devrait permettre aux patients d'acquérir et de conserver les capacités et les compétences qui les aident à vivre de manière optimale leur vie avec leur maladie. Il s'agit, par conséquent, d'un processus permanent, intégré dans les soins, et centré sur le patient.* » L'éducation implique des activités organisées :

- de sensibilisation ;
- d'information ;
- d'apprentissage de l'autogestion ;
- de soutien psychologique concernant la maladie, le traitement prescrit, les soins, le cadre hospitalier et de soins, les informations organisationnelles, et les comportements de santé et de maladie.

Elle vise donc à aider les patients et leurs familles à comprendre la maladie et le traitement, coopérer avec les soignants, vivre plus sainement et maintenir ou améliorer leur qualité de vie.

À qui s'adresse l'éducation thérapeutique ?

- À toute personne (enfant et parents, adolescent, adulte) ayant une maladie chronique, quel que soit son âge, le type, le stade et l'évolution de sa maladie.

- Aux proches du patient (s'ils le souhaitent), et si celui-ci souhaite les impliquer dans l'aide à la gestion de sa maladie.

Remarque. Il convient de considérer les éventuelles difficultés d'apprentissage des patients. Par exemple, la non connaissance de la langue française, des difficultés économiques, niveau d'éducation... La prise en compte de certains de ces freins à l'apprentissage doit permettre au soignant qui conduit un projet d'éducation thérapeutique d'adapter sa méthode au profil de la personne. De cette manière, toute personne doit pouvoir bénéficier d'un projet d'éducation thérapeutique.

2 Comment s'opère l'éducation thérapeutique d'un patient ?

Une démarche structurée et organisée, après l'accord du patient, de la manière suivante (recommandations HAS « Éducation thérapeutique d'un patient », juin 2007) :

1. Élaborer un diagnostic éducatif.
2. Définir un programme personnalisé d'éducation thérapeutique avec priorités d'apprentissage.
3. Planifier et mettre en œuvre les séances d'éducation thérapeutique individuelles ou collectives, ou en alternance.
4. Réaliser une évaluation des compétences acquises, du déroulement du programme.

Diagnostic éducatif

Cette étape constitue le socle de la conduite de l'éducation thérapeutique.

- Connaître le patient, identifier ses besoins, ses attentes et sa réceptivité à la proposition de l'ETP.
- Appréhender les différents aspects de la vie et de la personnalité du patient, évaluer ses potentialités, prendre en compte ses demandes et son projet.
- Appréhender la manière de réagir du patient à sa situation et ses ressources personnelles, sociales, environnementales.

Programme personnalisé d'éducation thérapeutique et priorités d'apprentissage

- Formuler avec le patient les compétences à acquérir au regard de son projet et de la stratégie thérapeutique.
- Négocier avec lui les compétences, afin de planifier un programme individuel.
- Les communiquer sans équivoque au patient et aux professionnels de santé impliqués dans la mise en œuvre et le suivi du patient.

Séances d'éducation thérapeutique

- Sélectionner :
  - les contenus à proposer lors des séances d'éducation thérapeutique ;
  - les méthodes et techniques participatives d'apprentissage.
- Réaliser les séances.

Évaluation des compétences acquises, du déroulement du programme

- Faire le point avec le patient sur :
  - ce qu'il sait, ce qu'il a compris ;
  - ce qu'il sait faire et appliquer ;
  - ce qu'il lui reste éventuellement à acquérir ;
  - la manière dont il s'adapte à ce qui lui arrive.
- Proposer au patient une nouvelle offre d'éducation thérapeutique qui tient compte :
  - des données de cette évaluation ;
  - des données du suivi de la maladie chronique.

3 Critères de qualité de l'éducation thérapeutique

- Être **centrée sur le patient** : intérêt porté à la personne dans son ensemble, prise de décision partagée, respect des préférences.
- Être **scientifiquement fondée** (recommandations professionnelles, littérature scientifique pertinente, consensus professionnel) et **enrichie par les retours d'expérience** des patients et de leurs proches pour ce qui est du contenu et des ressources éducatives.
- Faire **partie intégrante** du traitement et de la prise en charge.
- Concerner la vie quotidienne du patient, les facteurs sociaux, psychologiques et environnementaux.
- Être un **processus permanent**, qui est adapté à l'évolution de la maladie et au mode de vie du patient.

- Être réalisée par des professionnels de santé formés à la **démarche d'éducation thérapeutique** du patient et aux **techniques pédagogiques**, engagés dans un travail en équipe dans la coordination des actions.
- S'appuyer sur une évaluation des besoins et de l'environnement du patient (diagnostic éducatif) et être construite sur des **priorités d'apprentissage** perçues par le patient et le professionnel de santé.
- **Se construire avec le patient**, et impliquer autant que possible les proches du patient.
- S'adapter au **profil éducatif et culturel du patient**, et respecter ses préférences, son style et rythme d'apprentissage.
- Être définie en termes d'activités et de contenu, être organisée dans le temps, réalisée par divers moyens éducatifs :
  - utilisation de techniques de communication centrées sur le patient ;
  - séances collectives ou individuelles, ou en alternance, fondées sur les principes de l'apprentissage chez l'adulte (ou l'enfant) ;
  - accessibilité à une variété de publics, en tenant compte de leur culture, origine, situation de handicap, éloignement géographique, ressources locales et du stade d'évolution de la maladie ;
  - utilisation de techniques pédagogiques variées, qui engagent les patients dans un processus actif d'apprentissage et de mise en lien du contenu des programmes avec l'expérience personnelle de chaque patient.
- Être **multi-professionnelle**, **interdisciplinaire** et **intersectorielle** et intégrer le travail en réseau.
- Inclure une **évaluation individuelle** de l'éducation thérapeutique et du déroulement du programme.

MÉMO 137 La démarche d'éducation thérapeutique

Pour rappel, les étapes de la démarche d'éducation thérapeutique sont au nombre de quatre :
- **élaborer un diagnostic éducatif ;**
- **définir un programme personnalisé d'éducation thérapeutique avec priorités d'apprentissage ;**
- **planifier et mettre en œuvre les séances d'éducation thérapeutique individuelles ou collectives, ou en alternance ;**
- **réaliser une évaluation des compétences acquises, du déroulement du programme.**

1 Objectif l'UE 4.6 au semestre 4

Selon le référentiel de formation infirmière, l'objectif est de permettre à l'étudiant « *d'élaborer une démarche d'éducation thérapeutique en interdisciplinarité* ».
En effet l'UE 4.6 S3 consiste à conceptualiser et parvenir à analyser une démarche d'éducation thérapeutique alors que l'UE 4.6 S4 consiste – dans une logique de transférabilité des savoirs du S3 – à pouvoir élaborer et mettre en œuvre une démarche.
Il est donc intéressant de proposer ici un exemple de démarche d'éducation thérapeutique complet.

Remarque. Certaines autres études présentent la démarche en cinq voire six étapes. En effet, certaines des quatre étapes citées ici peuvent être subdivisées afin d'apporter une déclinaison plus fine du processus. Choix est fait ici de raisonner avec les quatre étapes incontournables, validées par la HAS.

2 Exemple d'une démarche thérapeutique

Il s'agit d'une démarche auprès des **enfants (et de leurs parents) porteurs de Mitrofanoff.**
*Un **Mitrofanoff** est une technique de continence trans-appendiculaire qui permet de traiter la plupart des complications en rapport avec une vessie neurologique chez l'enfant, en particulier la mauvaise*

vidange vésicale avec son retentissement sur les voies urinaires supérieures, l'infection et l'incontinence.
L'appendice, interposé entre la paroi abdominale et la vessie, réalise un conduit permettant des auto-sondages pluriquotidiens. En même temps que l'intervention Mitrofanoff peuvent être associées la fermeture du col vésical, une entérocystoplastie d'agrandissement ou une réimplantation urétéro-vésicale.
Ce procédé chirurgical permet les plus souvent de restaurer une continence parfaite et de respecter le haut appareil urinaire.

A. Le contexte – 1re étape : élaborer un diagnostic éducatif

- Il s'agit d'un enfant né prématurément et présentant une anomalie vésicale nécessitant, à l'âge de 5 ans, la mise en place d'un Mitrofanoff trans-ombilical avec un apprentissage aux sondages intermittents. Les parents d'origine indienne parlent peu le français.
- Après une période d'hospitalisation d'une semaine durant laquelle l'équipe soignante prend en charge les sondages (dans un contexte d'éducation), les parents auront à réaliser ces soins seuls au retour à domicile de leur enfant.
- Étant donné le contexte, il convient de définir la 1re étape : élaborer un diagnostic éducatif. Il s'agit d'effectuer un recueil de données afin de :
  - connaître l'enfant et ses parents (psychologie, catégorie sociale, motivation…) ;
  - identifier leurs besoins ;
  - identifier leurs attentes ;
  - évaluer leur réceptivité aux informations.

B. Étape 2 : définir un programme personnalisé avec priorités d'apprentissage

- **Objectif global** : améliorer la qualité de vie de l'enfant par l'acquisition d'hétéro-soins des parents dans les sondages intermittents faits à leur enfant.
- **Objectifs spécifiques** :
  - acquisition de compétences cognitives (autour des connaissances) ;
  - acquisition de compétences pratiques ;
  - acquisition de conduites préventives (hygiène, asepsie, situation d'urgence, repérage précoce de complications…).

C. Étape 3 : planifier et mettre en œuvre les séances d'éducation thérapeutique

Pour garantir une concentration optimale, il est mis en place trois séances sur trois jours, soit une séance par jour. Chaque séance comprend quatre sondages, soit toutes les deux heures à des horaires fixes : 10 h, 12 h, 14 h et 16 h.
L'évaluation de la douleur chez l'enfant se fait tout au long des séances à l'aide de l'échelle visuelle des visages adaptée à son âge. Le cas échéant le MEOPA sera proposé.

1re séance

Les sondages intermittents durant cette séance seront assurés par les soignants avec des explications précises sur les gestes techniques et sur le choix du matériel, tout en répondant aux questions de l'enfant et de ses parents.
Cette séance permet au soignants de déterminer la taille de la sonde la mieux adaptée à l'enfant et mettre les parents en confiance vis-à-vis du soin.

- En premier lieu il faut faire connaissance et rassurer l'enfant et les parents en leur expliquant le **déroulement de la démarche éducative**, c'est-à-dire :
  - les différentes étapes du soin ;
  - son intérêt (préserver les reins, diminuer la fréquence des infections urinaires) ;
  - les risques éventuels.
- La séance se poursuit par l'**évaluation des connaissances**, de leur compréhension, puis le soignant apporte des informations supplémentaires et invite les parents à **reformuler**.
- Il est fait un **rappel sur l'anatomie et la physiologie** de l'appareil urinaire et des explications concernant les **positions les plus ergonomiques** pour réaliser les sondages sont données.
- Enfin, il leur est expliqué la **préparation du matériel** nécessaire ainsi que son maniement (le but étant de garantir la stérilité du soin).
- Le soin est alors réalisé et explicité selon la chronologie suivante :
  - rassembler tout le matériel nécessaire ;
  - se laver les mains ;
  - utiliser des compresses stériles et de l'eau pour nettoyer la peau qui entoure l'ouverture au niveau de la stomie ;
  - enduire de lubrifiant l'extrémité distale du cathéter ;
  - glisser le cathéter dans la stomie sans le déstériliser.

- laisser l'urine s'écouler dans un récipient jusqu'à ce que l'écoulement cesse ;
- retirer le cathéter et le jeter ;
- laver à nouveau le nombril afin de prévenir le risque infectieux ;
- se laver les mains.

Cette étape se répète donc quatre fois durant le 1er jour, c'est-à-dire toutes les deux heures.

- En fin de séance, il est remis aux parents une **fiche de renseignements** sur laquelle sont indiquées les fournitures dont ils auront besoin ainsi que les lieux où ils pourront se les procurer. Une **brochure simplifiée** adaptée à leur niveau de compréhension leur est également remise.
- Les parents et l'enfant sont invités à noter les questions qui leur viennent afin de les poser lors de la prochaine séance.

2e séance

Elle a lieu le deuxième jour avec le même principe à raison de quatre sondages à deux heures d'intervalle.

- Elle commence par une **évaluation** de ce qu'ont retenu les parents et l'enfant lors de la séance précédente.
- Les propos des parents sont alors **validés** et/ou **réajustés**.
- Les soins sont à présent réalisés **par les parents sous la guidance du soignant**. Il leur est proposé un ajustement de la technique, de l'organisation et de gestion du stress.
- Durant cette séance, les parents doivent être capables de **repérer les signes de complication** (douleur, infection, saignement, fuite…), savoir remplir la **fiche de miction** et quantifier les **apports hydriques entrées/sorties.**

3e séance

- Le déroulé est identique à la 2e séance puis suivront l'**évaluation finale des compétences d'autonomie** acquise par les parents et la capacité de ces derniers à les adapter à leur mode de vie et à celui de l'enfant à raison de sondages tous les trois à quatre heures par jour.
- Cette séance permet aussi d'évaluer la compréhension, la capacité et les possibilités de l'enfant à participer à l'auto-soin. Elle permet aussi à l'équipe pluridisciplinaire de décider de **programmer des séances supplémentaires** si besoin.

- Les parents sont encouragés à informer tout médecin devant consulter leur enfant ainsi que l'infirmière scolaire (ou libérale proche de l'école) concernant le nombre et les horaires de sondage.

D. Étape 4 : réaliser une évaluation des compétences acquises

- Les résultats de la démarche d'éducation thérapeutique sont analysés par le biais d'une **fiche questions/réponses** autour de trois domaines :
  - cognitif ;
  - pratique ;
  - préventif.

Ces derniers permettront d'identifier la progression, les acquis et les axes d'amélioration. De plus, cette analyse permet aux soignants de faire une évaluation globale multidisciplinaire :

- Acquisition des **compétences cognitives** → *Que savent-ils à la fin de la démarche éducative (connaissance, compréhension) ?*
- Acquisition des **compétences pratiques** → *Que savent-ils faire à la fin de la démarche éducative (techniques de soins) ?*
- Acquisition de **conduites préventives** → *Le comportement ou attitudes d'adaptation sont-ils acquis (règles d'hygiène, prévention des infections...) ?*

E. Réajustement

Toute démarche d'éducation thérapeutique se doit d'être réajustée dans le cadre d'une évaluation.

Concernant l'exemple présenté ci-dessus, l'évaluation réalisée a entraîné les réajustements suivants :

- ajouter plus de séances et ne pas passer le « relais » technique des soins aux parents dès la seconde séance ;
- mettre en place une **fiche de liaison** pour les dix jours passés au domicile après l'hospitalisation dans laquelle les parents pourront noter des transmissions (ou l'IDE libéral).
- ...

Ce réajustement n'est pas exhaustif, toutes les dimensions sont à considérer.

Exemple de démarche d'éducation thérapeutique proposé avec l'aimable autorisation de M. Félix LEKCHINI, étudiant infirmier promotion 2012-2015, IFSI Saint Louis AP-HP Paris.

MÉMO 138 Le contrat en éducation thérapeutique

La notion de contrat d'éducation repose sur l'accord entre le patient et l'équipe soignante sur les objectifs que doit atteindre le patient au terme de sa démarche d'éducation. Dans le cadre de la démarche d'éducation thérapeutique, le contrat d'éducation fait immédiatement suite à l'étape 1 : élaborer un diagnostic éducatif.

1 Objectif

Définir, en accord avec le patient et l'équipe soignante, les objectifs de sécurité et spécifiques à atteindre.
Selon la Haute Autorité de santé : « *Le diagnostic éducatif aboutit à la définition des compétences que le patient est amené à acquérir et qui figurent dans le contrat d'éducation. La coordination des professionnels de santé est nécessaire à l'élaboration d'une stratégie éducative cohérente pour chaque patient.* »

2 Déclinaison du contrat

Il s'agit de définir les **compétences** à développer par le patient. Les compétences sont composées d'un ensemble de connaissances, d'actions ou de comportements que le patient devrait maîtriser pour gérer son traitement et prévenir la survenue des complications, tout en maintenant ou en améliorant sa qualité de vie.

- Les compétences à acquérir sont généralement :
  - **cognitives** : connaissances, interprétation de données, résolution de problèmes, prise de décision, développement de l'esprit critique ;
  - **techniques** : capacité gestuelle ;
  - **relationnelles** : capacité à transmettre des informations concernant son état de santé à ses proches et/ou à l'équipe soignante.

- Les compétences dites « **de sécurité** », qui visent à ne pas mettre la vie du patient en danger, sont indispensables. D'autres compétences spécifiques reposant sur des **besoins propres** peuvent être négociées avec le patient.
- Le contrat d'éducation précise les compétences que le patient est amené à atteindre tout au long de son éducation. Il s'agit, par la négociation, de rechercher un accord entre le professionnel de santé et le patient. Le contrat d'éducation doit être écrit et remis au patient afin de lui permettre de s'y reporter. Il engage le soignant à mettre en œuvre les moyens nécessaires au développement et à l'acquisition des compétences par le patient.

MÉMO 139 Les institutions spécialisées dans l'éducation pour la santé

Il existe de nombreux organismes contribuant à l'action d'éducation pour la santé. Certains d'entre eux sont totalement dédiés à cette activité. Pour d'autres, l'éducation pour la santé n'est qu'une branche de leur activité. Est présentée ici une liste non exhaustive des principaux organismes.

1 Au plan national

A. Le Haut Conseil de santé publique (HCSP)

La commission spécialisée « prévention, éducation et promotion de la santé » réunit l'expertise scientifique nécessaire :

- à l'analyse des déterminants individuels et collectifs des **comportements affectant la santé** ;
- à l'évaluation des interventions susceptibles de soutenir et de renforcer les capacités des individus et des populations à **accroître leur contrôle sur leur santé** et à améliorer celle-ci.

www.hcsp.fr

B. L'Institut national de prévention et d'éducation pour la santé (INPES)

L'INPES est un établissement public administratif créé par la loi du 4 mars 2002 relative aux droits des malades et à la qualité du système de santé. L'institut est un acteur de santé publique plus particulièrement chargé de mettre en œuvre les **politiques de prévention et d'éducation pour la santé** dans le cadre plus général des orientations de la **politique de santé publique** fixées par le gouvernement.

www.inpes.sante.fr

C. La Caisse Nationale d'Assurance Maladie (CNAM)

La Caisse Nationale de l'Assurance Maladie gère, au plan national, les branches **maladie et accidents du travail - maladies professionnelles** du régime général de Sécurité sociale.

www.ameli.fr

D. Les associations

La découverte d'un problème de santé chronique peut plonger les patients et leur famille dans l'angoisse. Au cas où ils n'obtiennent pas d'informations sur la réalité de la maladie, sur les possibilités de traitement palliatif, les familles et les patients risquent de se replier sur eux-mêmes et de vivre leur souffrance dans l'isolement.

Il existe de nombreuses associations. En voici quelques exemples : AIDES, Association française des diabétiques, Fédération française de cardiologie…

2 Au plan régional

A. Agences régionales de santé (ARS)

Les agences régionales de santé ont pour mission d'assurer, à l'échelon régional, le pilotage d'ensemble de notre système de santé.
Elles sont responsables :

- de la sécurité sanitaire ;
- des actions de prévention menées dans la région ;
- de l'organisation de l'offre de soins en fonction des besoins de la population, y compris dans les structures d'accueil des personnes âgées ou handicapées.

Elles garantissent une approche plus cohérente et plus efficace des politiques de santé menées sur un territoire et permettent une plus grande fluidité du parcours de soin, pour répondre aux besoins des patients.

www.ars.sante.fr

B. Comités départementaux d'éducation pour la santé (CODES)

Le CODES est une association loi 1901, qui réunit des acteurs de prévention de la santé, de l'éducation, du monde social, de la recherche… et des représentants des principales institutions de santé du département.
Le CODES met en œuvre :

- des actions inscrites très directement dans les priorités nationales, régionales et départementales de santé publique : programme régional de santé publique, Plan Cancer… ;
- des actions plus spécifiquement issues d'une analyse des demandes et des besoins locaux : violences entre filles et garçons, sommeil et rythmes de vie…

MÉMO 140 La formation des aidants naturels

1 Définition

- Les aidants dits « naturels » ou « informels » sont les personnes non professionnelles qui viennent en aide à titre principal, pour partie ou totalement, à une personne dépendante de son entourage pour les activités de la vie quotidienne.
- Cette aide régulière peut être prodiguée de façon permanente ou non, et peut prendre plusieurs formes, notamment le *nursing*, les soins, l'accompagnement à la vie sociale et au maintien de l'autonomie, les démarches administratives, la coordination, la vigilance permanente, le soutien psychologique, la communication, les activités domestiques, *etc.*
- Un ou plusieurs aidants peuvent être amenés à se relayer ou à se remplacer auprès d'une personne tout au long de l'évolution de sa maladie.

(Source : HAS).

2 La formation

Objectif

- Prendre la mesure de son engagement auprès de son proche.
- Concilier sa vie personnelle et sociale avec sa vie d'aidant.
- Conserver la qualité de la relation à son proche.

Apport de connaissances

Diverses thématiques peuvent être proposées aux aidants naturels. Il convient d'évaluer les besoins de chacun d'entre eux en fonction de leur histoire de vie et d'ajuster les propositions à leur situation. Parmi les sujets les plus fréquents, nous retrouvons :

- *pourquoi et comment accepter le rôle d'aidant et y faire face sans s'épuiser ?*
- *comment prendre soin de soi tout en prenant soin de son proche et vivre avec lui ?*
- *quelles sont les limites du rôle d'aidant et comment prendre du répit ?*

- *comment comprendre les changements de comportement et mieux communiquer avec son proche ?*
- *comment s'y prendre dans les actes de la vie quotidienne, quelles sont les solutions d'aides ?*

3 Synthèse

- Les aidants naturels ne peuvent contribuer à un suivi efficace et sécurisé du patient que s'ils se sentent en confiance et sûrs de leur manière de faire.
- Dans le cadre d'une continuité à domicile d'un processus d'éducation thérapeutique nécessitant la contribution d'aidant naturels, le soignant se doit d'évaluer ses besoins en formation. Le cas échéant, lui apporter directement ou en collaboration avec des organismes ou associations les connaissances nécessaires à la réussite du programme d'éducation.

141 Évaluation UE 1.2

QCM 141.01

Environnement et développement durable

1 Les dimensions prises en compte par le grenelle de l'environnement :

A ☐ environnementale
B ☐ sociale
C ☐ sociétale
D ☐ monétaire
E ☐ économique

2 Les missions de l'Agence nationale de sécurité sanitaire, de l'alimentation, de l'environnement et du travail (ANSES) dans le domaine de la santé :

A ☐ veille
B ☐ expertise
C ☐ recherche
D ☐ référence
E ☐ validation
F ☐ information

Organisation de la prévention

3 Définitions de la notion de prévention :

A ☐ ensemble des mesures visant à éviter ou réduire le nombre de maladies
B ☐ ensemble des mesures visant à éviter ou réduire la gravité des maladies
C ☐ ensemble des mesures visant à éviter ou réduire le nombre de rémissions
D ☐ ensemble des mesures visant à éviter ou réduire le nombre d'accidents
E ☐ ensemble des mesures visant à éviter ou réduire la gravité des accidents

4 Parmi les propositions suivantes, quelles sont celles qui correspondent à un niveau de prévention ?

A ☐ primaire
B ☐ quaternaire
C ☐ tertiaire
D ☐ octonaire
E ☐ secondaire

Politique de santé mentale

5 Parmi les propositions suivantes, lesquelles correspondent à des structures extrahospitalières ?

A ☐ les hôpitaux de jour
B ☐ les unités de soins à temps complet
C ☐ les centres médicaux-psychologiques
D ☐ les centres d'accueil thérapeutiques à temps partiel
E ☐ les appartements thérapeutiques

Démarche et outils en santé publique

6 Parmi les propositions suivantes, lesquelles constituent un type d'enquête épidémiologique :

A ☐ l'enquête descriptive
B ☐ l'enquête unique
C ☐ l'enquête démonstrative
D ☐ l'enquête analytique

Budget et financement des structures et professionnels de santé

7 Les secteurs d'exercice de la médecine libérale sont :

A ☐ le secteur 1
B ☐ le secteur 2
C ☐ le secteur 3
D ☐ le secteur non conventionné
E ☐ le secteur conventionnable

QROC 141.02 ***Environnement et développement durable***

Expliquer l'objectif du Grenelle de l'environnement.

QROC 141.03 *Organisation de la prévention*

1. Citer les différents acteurs de la santé dans le domaine de la prévention.
2. Expliquer la différence entre l'*incidence* et la *prévalence*.

QROC 141.04 *Politique de santé mentale*

1. Citer les textes juridiques régissant la création de la sectorisation psychiatrique.
2. Présenter les trois types d'hospitalisations possibles.
3. Expliquer le rôle du juge des libertés et de la détention dans l'hospitalisation sans consentement.

QROC 141.05 *Démarche et outils en santé publique*

1. Expliquer la différence entre un *besoin sanitaire* et une *demande sanitaire*.
2. Citer les étapes de la démarche de santé publique.

QROC 141.06 *Financement des soins et de la santé*

1. Expliquer à quoi correspond l'*ONDAM*.
2. Présenter le système de la *tarification à l'activité (T2A)*.
3. Citer les différentes branches de la Sécurité sociale et les acteurs gestionnaires.

QROC 141.07 *Budget et financement des structures et professionnels de santé*

1. Présenter l'intérêt des *soins à domicile*.
2. Citer les différents *actes infirmiers*.

ÉVAL

142 Évaluation UE 2.5

QCM 142.01

1 Concernant la méningite :

A ☐ il s'agit d'une urgence diagnostique
B ☐ *Streptococcus pneumoniae* est parmi les bactéries les plus en cause
C ☐ la ponction lombaire doit être concomitante à un prélèvement sanguin et acheminée immédiatement au laboratoire
D ☐ sa prévention est possible par la vaccination contre certains germes responsables
E ☐ son traitement est essentiellement symptomatique

2 Concernant la septicémie :

A ☐ l'hémoculture est recommandée lors de l'apyrexie
B ☐ l'examen microbiologique doit être réalisé le plus tôt possible, juste après l'antibiothérapie
C ☐ sa prise en charge nécessite la recherche du foyer primitif de l'infection
D ☐ elle nécessite l'hospitalisation aux soins intensifs et la surveillance rigoureuse des paramètres vitaux
E ☐ sa prévention doit être systématique lors des actes techniques

3 Concernant les infections communautaires ORL et respiratoires :

A ☐ le *Streptococcus pyogenes* peut entraîner des complications immunologiques graves
B ☐ les infections hautes peuvent être particulièrement sévères
C ☐ dans les infections basses de l'appareil respiratoire, les soins symptomatiques sont généralement suffisants pour la guérison
D ☐ l'âge peut être un facteur favorisant la pneumopathie
E ☐ la toux sévère est un signe clinique pouvant faire évoquer une pneumopathie

4 Concernant les infections communautaires du tractus urinaire :

A ☐ la pollakiurie est parmi les signes cliniques retrouvés
B ☐ un prélèvement urinaire doit être réalisé dans un pot propre après rejet du premier jet
C ☐ le prélèvement devra être acheminé immédiatement au laboratoire
D ☐ dans sa prise en charge, il est nécessaire de boire abondamment
E ☐ elles peuvent être provoquées par le sondage urinaire

5 Concernant les infections sexuellement transmissibles (IST) :

A ☐ la précocité du premier rapport sexuel représente un facteur de risque
B ☐ le vaccin anti-VHC est parmi les vaccins préventifs de l'IST
C ☐ les douleurs abdominales basses sont parmi les principaux syndromes des IST
D ☐ le dépistage et le traitement du (des) partenaire(s) sexuel(s) n'est pas systématique
E ☐ la prévention de la transmission mère-enfant consiste en la prophylaxie contre l'infection oculaire par l'utilisation de collyres adaptés

6 Concernant les infections communautaires gastro-intestinales :

A ☐ les troubles rencontrés lors des infections de type cholérique sont en rapport avec la production d'une toxine
B ☐ les infections pariétales sont caractérisées par la présence de pus et de mucus dans les selles
C ☐ *Entamoeba histolytica histolytica* peut être responsable d'une grave dysenterie
D ☐ un vaccin contre la fièvre typhoïde est disponible sur le marché
E ☐ *Salmonella typhi* peut être responsable d'une infection disséminée

7 Les facteurs de risque des infections nosocomiales :

A ☐ peuvent être liés au sondage urinaire
B ☐ peuvent être liés à la durée d'hospitalisation
C ☐ sont indépendants de l'âge du patient
D ☐ sont indépendant de l'état immunologique du patient
E ☐ ne sont pas en rapport direct avec la désinfection des locaux

8 Concernant les infections cutanées :

A ☐ le diabète est un facteur de risque constant
B ☐ les dermatophytoses sont très contagieuses
C ☐ les infections virales guérissent généralement spontanément
D ☐ les teignes tondantes entraînent des cheveux cassés très courts et d'aspect sec
E ☐ la localisation évocatrice de la gale est le dos de la main

9 Concernant les infections virales :

A ☐ le traitement de base de la grippe est symptomatique
B ☐ le virus de l'hépatite A (VHA) disparaît des selles après la disparition des symptômes
C ☐ un vaccin est disponible contre le virus de l'hépatite B (VHB)
D ☐ Il n'existe pas de vaccin contre le virus de l'hépatite C (VHC)
E ☐ la chimiothérapie est indispensable contre le VIH en cas d'accident d'exposition au sang

QROC 142.02 *QROC*

Citer les vaccinations contre les infections communautaires nécessaires pour le voyageur.

143 Évaluation UE 2.8

QCM 143.01

1 Caractéristiques de la crise d'angor :

A ☐ elle apparaît dans un contexte fébrile
B ☐ l'anémie ne peut être responsable de crises d'angor
C ☐ l'auscultation cardiaque est le plus souvent normale dans la crise d'angor
D ☐ l'ECG est normal en dehors des crises douloureuses
E ☐ la crise d'angor est toujours associée à une hypertension artérielle

2 À propos de l'infarctus du myocarde (IDM) :

A ☐ la douleur est calmée par la trinitrine
B ☐ elle est typiquement spontanée et à début brutal
C ☐ la douleur irradie la mâchoire
D ☐ une phlébite des membres inférieurs est à l'origine de l'IDM
E ☐ il s'accompagne d'une augmentation de la créatinine plasmatique

3 Les signes cliniques d'un accident vasculaire cérébral (AVC) de l'hémisphère droit :

A ☐ hémiplégie droite
B ☐ aphasie
C ☐ paralysie faciale gauche
D ☐ hypoesthésie gauche
E ☐ déviation spontanée des yeux vers la gauche

4 Les facteurs de risque d'accident vasculaire ischémique :

A ☐ diabète
B ☐ hypertension artérielle
C ☐ tabac
D ☐ épilepsie
E ☐ traitement œstroprogestatif chez la femme et tabagisme chez l'homme

5 Les facteurs de risque dans l'artérite :

A ☐ le diabète
B ☐ l'infarctus
C ☐ la dyslipidémie de type d'hypercholestérolémie
D ☐ une alimentation riche en sel
E ☐ le tabagisme

6 Signes évoquant un cancer du pancréas :

A ☐ altération de l'état général
B ☐ douleurs épigastriques intenses calmées par l'aspirine
C ☐ ictère à bilirubine conjuguée avec des selles décolorées
D ☐ occlusion intestinale
E ☐ vomissements en jet

7 L'imagerie dans la lithiase vésiculaire :

A ☐ scanner abdominal
B ☐ échographie abdominale
C ☐ cholécystographie orale
D ☐ ASP
E ☐ urographie intraveineuse

8 Caractéristiques des lithiases urinaires :

A ☐ la lithiase urique est radio-transparente
B ☐ la lithiase urique peut être traitée par l'alcalinisation des urines
C ☐ les calculs de moins de 5 mm peuvent être évacués spontanément
D ☐ les lithiases oxalo-calciques sont des lithiases peu fréquentes
E ☐ la goutte peut favoriser la survenue de lithiase urinaire

9 L'asthme :

A ☐ peut disparaître à l'adolescence
B ☐ donne toujours une gêne respiratoire quotidienne
C ☐ est toujours lié à l'allergie
D ☐ débute toujours dans l'enfance
E ☐ peut évoluer vers une insuffisance respiratoire chronique

10 Physiopathologie de la broncho-pneumopathie obstructive (BPCO) :

A ☐ c'est une obstruction réversible des bronches
B ☐ la BPCO nécessite un fort débit d'oxygène en cas d'aggravation
C ☐ la prise de sédatif aggrave la symptomatologie
D ☐ un tirage intercostal est un signe de gravité
E ☐ elle entraîne parfois une hypocapnie pouvant aller jusqu'au coma

QROC 143.02 *QROC*

1. Quelle est la prise en charge initiale d'un accident vasculaire cérébral (AVC) ischémique ?
2. Quelles sont les caractéristiques de la douleur dans l'embolie pulmonaire (EP) ?
3. Quels sont les signes cliniques de l'occlusion intestinale ?

ÉVAL

144 Évaluation UE 2.11

QCM 144.01

1 Les cyclines de première génération (naturelles) sont :

A ☐ la doxycycline
B ☐ la chlortétracycline
C ☐ la minocycline
D ☐ la tigécycline
E ☐ l'oxytétracycline

2 Les aminosides peuvent agir sur les bactéries Gram – car :

A ☐ ce sont des antibiotiques dose-dépendants
B ☐ ils agissent au niveau des sous-unités 30S des ribosomes
C ☐ ils ont une charge électropositive et se lient aux composants négatifs de la membrane externe
D ☐ ils peuvent diffuser grâce aux porines de la membrane externe
E ☐ ce sont des antibiotiques bactériostatiques ou bactéricides

3 Quelle molécule antibiotique ne doit pas être mélangée à des solutions de gluconate de calcium ?

A ☐ céfaclor
B ☐ céfalotine
C ☐ ceftriaxone
D ☐ céfradine
E ☐ céfalexine
F ☐ céfazoline

4 Les benzodiazépines sont :

A ☐ des antagonistes du récepteur $GABA_A$
B ☐ des agonistes allostériques du récepteur $GABA_A$
C ☐ des antagonistes du récepteur $GABA_B$
D ☐ des agonistes allostériques de récepteurs ionotropiques
E ☐ des modulateurs positifs du fonctionnement du récepteur GABA
F ☐ des agonistes allostériques du récepteur $GABA_B$
G ☐ des agonistes inverses du récepteur $GABA_A$
H ☐ des antagonistes du récepteur $GABA_A$

5 Le zolpidem et la zopiclone :

A ☐ montrent un risque plus faible de dépendance que les BZD
B ☐ sont des hypnotiques moins puissants que les BZD
C ☐ possèdent un mécanisme d'action au niveau du récepteur HT_3
D ☐ agissent au niveau du récepteur $GABA_A$
E ☐ ont une durée d'action plus courte que celle des BZD
F ☐ ont une durée maximale de prescription d'un mois

6 Les principales associations médicamenteuses déconseillées avec les sels de lithium sont :

A ☐ les antipsychotiques à doses modérées
B ☐ les AINS
C ☐ la carbamazépine
D ☐ certains antihypertenseurs
E ☐ tous les thymoanaleptiques
F ☐ les diurétiques

7 Le prasugrel (EFIENT®) est :

A ☐ contre-indiqué chez les sujets qui présentent des saignements pathologiques avérés
B ☐ contre-indiqué chez les sujets qui présentent des antécédents d'accident vasculaire cérébral
C ☐ un anticoagulant
D ☐ un thrombolytique
E ☐ un inhibiteur de l'activation et de l'agrégation plaquettaires
F ☐ indiqué en association avec l'aspirine dans la prévention des événements athérothrombotiques

8 L'héparine :

A ☐ inhibe la thrombine
B ☐ active l'antithrombine III (ATIII)
C ☐ inhibe le facteur Xa
D ☐ est anticoagulante uniquement *in vivo*
E ☐ peut être administrée par voie IM
F ☐ est administrée par voie orale
G ☐ est métabolisée au niveau hépatique en dérivés actifs

9 Parmi les propositions suivantes, quelles sont les caractéristiques de la phase vasculaire de l'inflammation ?

A ☐ une phagocytose
B ☐ une brève vasoconstriction
C ☐ un œdème
D ☐ une diapédèse

10 L'inhibition de la COX-2 :

A ☐ est provoquée principalement par l'aspirine
B ☐ est responsible des effets indésirables digestifs des AINS
C ☐ explique des effets anti-inflammatoires des AINS
D ☐ constitue le mécanisme d'action sélectif des coxibs

11 Les molécules appelées médiateurs algogènes sont :

A ☐ l'histamine
B ☐ l'IFN-γ (interféron)
C ☐ la noradrénaline
D ☐ la sérotonine
E ☐ l'interleukine 2
F ☐ le TNF-α
G ☐ l'interleukine 6

12 Indiquer les 3 paramètres de classement des différentes douleurs :

A ☐ l'intensité de la douleur
B ☐ le type de pathologies associées
C ☐ la durée de l'évolution de la douleur
D ☐ la méthode de traitement de la douleur
E ☐ le mécanisme physiopathologique de la douleur

13 L'étape dans la genèse d'un cancer correspondant à une exposition prolongée, répétée ou continue, à une substance qui entretient et stabilise la lésion initiée est appelée :

A ☐ promotion
B ☐ différenciation
C ☐ initiation
D ☐ progression
E ☐ induction

14 En tant qu'inhibiteur de la dihydrofolate réductase (DHFR), le méthotrexate (LEDERTREXATE®) :

A ☐ empêche la réduction de l'acide dihydrofolique (FH_2) en acide tétrahydrofolique (FH_4)
B ☐ est classé parmi les antimitotiques
C ☐ est contre-indiqué au cours de la grossesse
D ☐ n'entraîne pas de résistance
E ☐ est administré une fois par jour durant la période de traitement
F ☐ nécessite la prescription parallèle de médicaments diminuant l'impact du déficit en folates
G ☐ induit un déficit en folates

15 Les effets nocifs des médicaments sont :

A ☐ les erreurs et accidents
B ☐ la toxicomanie
C ☐ les intoxications volontaires
D ☐ les effets indésirables
E ☐ les effets toxiques

QROC 144.02 *QROC*

1. Définir la notion de *spectre d'action* pour un antibiotique ?
2. Associer les substances à la catégorie d'antipsychotiques (neuroleptiques) à laquelle elles appartiennent.

Substance	Catégorie
1. chlorpromazine	*a.* antipsychotiques moyens
2. halopéridol	*b.* antipsychotiques sédatifs
3. sulpiride	*c.* antipsychotiques polyvalents
4. propériciazine	*d.* antipsychotiques désinhibiteurs

3. Par quel moyen médicamenteux les douleurs dites « neuropathiques » sont-elles prises en charge ?
4. Comment met-on en pratique l'évaluation d'une douleur par l'échelle verbale simple (EVS) ?
5. Quel est le but recherché lors du blocage de l'angiogenèse en chimiothérapie anticancéreuse ?

6. Le chef de file des SERM utilisé en thérapeutique est le tamoxifène (NOLVADEX®).
   Définir l'acronyme *SERM*.
   Préciser le lieu de fixation du tamoxifène.
   Citer une indication du tamoxifène.
7. Expliquer les trois types de facteurs directement liés à la iatrogénèse médicamenteuse.

QCM 141.01

1. A ; B ; C : Vrai ; D : Faux ; E : Vrai
2. A ; B ; C ; D : Vrai ; E : Faux ; F : Vrai
3. A ; B : Vrai ; C : Faux ; D ; E : Vrai
4. A ; B ; C : Vrai ; D : Faux ; E : Vrai
5. A : Vrai ; B : Faux ; C ; D ; E : Vrai
6. A : Vrai ; B ; C : Faux ; D : Vrai
7. A ; B : Vrai ; C : Faux ; D : Vrai ; E : Faux

Exo 141.02 *Environnement et développement durable*

Le **Grenelle de l'environnement** est un engagement affiché des institutions publiques dans trois domaines : environnemental ; social et sociétal ; économique.
Cet engagement entraîne le respect des normes, la recherche de la sécurité sanitaire dans toutes ses composantes (l'eau, les déchets hospitaliers, le risque infectieux...) et la gestion des risques.

QROC 141.03 *Organisation de la prévention*

1. Les acteurs de la **santé** dans le domaine de la **prévention** :
- la Direction générale de la santé (DGS) ;
- agence nationale : Institut national de prévention et d'éducation pour la santé (INPES) ;
- agence régionale de santé (ARS) ;
- les professionnels de santé.

2. L'**incidence** est le nombre de nouveaux cas d'une maladie ou d'un événement lié à la santé, dans une population donnée durant une période de temps connue (Indicateur dynamique). La **prévalence** est le nombre de cas d'une maladie, ou de tout autre problème de santé, dans une population définie à un moment donné (indicateur statique).

QROC 141.04 *Politique de santé mentale*

1. Création de la **sectorisation psychiatrique** :
- circulaire du 15 mars 1960 ;
- la loi du 31 décembre 1985 : définit l'organisation d'un secteur et pose les bases juridiques du secteur ;
- arrêté du 14 mars 1986 : décrit le dispositif de lutte contre les maladies mentales et définit les structures du secteur.

2. Les **hospitalisations** sont de trois types :
- soins psychiatriques à la demande d'un tiers (SPDT) ;
- soins psychiatriques en cas de péril imminent ;
- soins psychiatriques sur décision du représentant de l'état.

3. La loi du 5 juillet 2011 introduit l'obligation de faire valider les soins sans consentement par un juge, qui statue publiquement sur le bien fondé de l'hospitalisation, quant à la forme. C'est le juge des libertés et de la détention qui reçoit les patients hospitalisés sans consentement, pour les entendre et **statuer dans les 15 premiers jours de leur hospitalisation** sur le respect des droits du patient hospitalisé.

QROC 141.05 *Démarche et outils en santé publique*

1. Le **besoin sanitaire** est la nécessité de bénéficier de soins de santé. La **demande** est le désir exprimé pour un service ou un produit de santé.

2. La démarche de santé publique :
   1. analyse de la situation et identification des problèmes de santé ;
   2. définition des priorités ;
   3. formulation du problème en lien avec population cible ;
   4. identification des objectifs et actions à mener ;
   5. ressources envisagées ;
   6. programmation et organisation de la démarche ;
   7. réalisation de la démarche ;
   8. évaluation de la démarche réalisée.

QROC 141.06 *Financement des soins et de la santé*

1. **ONDAM** : chaque année, le Parlement vote l'**objectif national des dépenses d'Assurance-maladie**, fixant au secteur de la santé publique un montant de dépenses à ne pas dépasser. Il est le cœur des lois de financement de la Sécurité sociale.

2. La France a introduit en 2005 un système de **tarification à l'activité (T2A)** pour financer les établissements de santé, comme une vingtaine de pays avant elle. Le principe de base de la T2A consiste à payer les établissements en fonction de leur activité. Elle est mesurée par **groupe homogène de malades (GHM)**, et a des avantages pour améliorer l'efficience et la transparence dans le financement des soins. Sa perspective est de **maîtriser les dépenses de santé** et de transférer une partie des coûts hospitaliers vers les soins de suite ou à domicile.

3. Les branches de la Sécurité sociale et les acteurs gestionnaires

- **la branche maladie** : la Caisse nationale de l'assurance-maladie des travailleurs salariés (Cnamts) gère la branche maladie ;
- **la branche accidents du travail-maladies professionnelles** : depuis le 1er juillet 2010, les **caisses régionales d'assurance-maladie (CRAM)** – à l'exception de la CRAM Île-de-France – ont changé d'identité et sont devenues des **CARSAT** ;
- **la branche retraite** : la **Caisse nationale d'assurance vieillesse (CNAV)** définit les orientations de la branche retraite en matière d'assurance vieillesse et d'assurance veuvage ;
- **la branche famille** : la **Caisse nationale des allocations familiales (CNAF)** gère différentes prestations familiales et sociales. Au niveau local, c'est la **caisse d'allocations familiales (CAF)** ;
- **la branche recouvrement** : l'**Agence centrale des organismes de sécurité sociale (ACOSS)** est la caisse nationale de la branche de recouvrement du régime général de la Sécurité sociale.

QROC 141.07 *Budget et financement des structures et professionnels de santé*

1. Le développement des soins à domicile est notamment lié à l'allongement de la durée de vie et à l'augmentation des pathologies chroniques. Les soins à domicile sont moins coûteux que l'hospitalisation conventionnelle et sont donc une des solutions pour l'État à la maîtrise des dépenses de santé.

2. Actes infirmiers :

- **actes médicaux infirmiers (AMI)** : actes techniques (injection, chimiothérapie, etc.), prescrits exclusivement par un médecin ;
- **actes infirmiers de soins (AIS)** ; des actes de soins d'hygiène (prévention d'escarres, *nursing*, *etc.*).

142 Corrigés des évaluations

QCM 142.01

1 **A ; B ; C ; D : Vrai ;** E : Faux
Le **diagnostic biologique** doit être établi en urgence afin de démarrer le **traitement étiologique** dans les meilleurs délais.

2 A ; B : Faux **; C ; D ; E : Vrai**
L'**hémoculture** est recommandée au moment des clochers thermiques. L'**examen microbiologique** doit être réalisé le plus tôt possible, avant toute antibiothérapie.

3 **A : Vrai ;** B ; C : Faux **; D ; E : Vrai**

4 **A : Vrai ;** B : Faux **; C ; D ; E : Vrai**

5 **A : Vrai ;** B : Faux **; C ; D ; E : Vrai**
C'est le **vaccin anti-VHB** qui est parmi les vaccins préventifs de l'**IST**. La prise en charge des IST recommande de dépister et de traiter systématiquement le (les) partenaire(s) sexuel(s).

6 **A ; B ; C ; D : Vrai ;** E : Faux

7 **A ; B : Vrai ;** C ; D ; E : Faux

8 **A ; B ; C ; D : Vrai ;** E : Faux

9 **A : Vrai ;** B : Faux **; C ; D ; E : Vrai**

Exo 142.02 *QROC*

Le voyageur devra s'enquérir des rappels des vaccins qu'il a déjà eus (diphtérie, tétanos, coqueluche, poliomyélite, éventuellement tuberculose par le BCG...), ainsi que des vaccinations nécessaires.
Parmi les vaccins particuliers nécessaires en fonction de la destination citons :

- **la fièvre jaune** (Afrique, Amérique latine...) : transmise par un moustique, maladie extrêmement grave et sans traitement ;
- **l'encéphalite japonaise** : le virus, transmis par un moustique, circule en Asie du Sud-Est jusqu'en Inde et Indonésie. Le vaccin est utile durant la saison des pluies en cas d'activités importantes en extérieur ;

- **l'encéphalite à tiques** : le virus, transmis par des tiques, circule dans les zones rurales d'Europe de l'Est, d'Asie, de la Chine du Nord ;
- **l'hépatite A** ;
- **l'hépatite B** ;
- les infections invasives à **méningocoques (A, C, Y, W135)** : en particulier pour les personnes allant dans la « ceinture de la méningite subsaharienne ». Elle est obligatoire pour le pèlerinage à La Mecque (pas de vaccin actuellement pour le méningocoque de type B) ;
- **la typhoïde** ;
- la **grippe** pour les personnes âgées et les guides de tourisme ;
- la **rage** en particulier pour les personnes en contact avec les animaux.

143 Corrigés des évaluations

QCM 143.01

1. A ; B : Faux **; C ; D : Vrai ;** E : Faux
Dans certains cas très particuliers l'**anémie** peut, en cas d'athérome coronarien sous-jacent, déclencher la crise d'angor, par défaut d'oxygénation du myocarde.

2. A : Faux **; B ; C : Vrai ;** D ; E : Faux
L'infarctus du myocarde (IDM) peut être la première manifestation de la **maladie athéromateuse coronarienne**. Mais, le plus souvent, c'est la conséquence de l'évolution de l'**angor stable en angor instable** ou « **syndrome de menace** ».

3. A ; B : Faux **; C ; D : Vrai ;** E : Faux
Les manifestations cliniques des accidents vasculaires cérébraux (AVC) sont toujours du côté opposé à la lésion en raison de la **décussation** des fibres motrices et sensitives au niveau du **tronc cérébral**.

4. **A ; B ; C : Vrai ;** D ; E : Faux

5. **A : Vrai ;** B : Faux **; C : Vrai ;** D : Faux **; E : Vrai**

6. **A ; B ; C : Vrai ;** D ; E : Faux
L'ictère à bilirubine conjuguée est la conséquence de l'obstruction du canal cholédoque et souvent de **métastases intra-hépatiques**.

7. A : Faux **; B : Vrai ;** C : Faux **; D : Vrai ;** E : Faux
L'**ASP** permet parfois de mettre en évidence des **calculs asymptomatiques radio-opaques**.

8. **A ; B ; C : Vrai ;** D : Faux **; E : Vrai**

9. **A : Vrai ;** B ; C ; D : Faux **; E : Vrai**
Les **allergènes** peuvent provoquer une crise d'asthme avec constriction et obstruction par la sécrétion de mucus des bronches créant une gêne respiratoire. Le sujet asthmatique est le plus souvent un sujet ayant un **terrain allergique (atopique)**.

10. A ; B : Faux **; C ; D : Vrai ;** E : Faux

QROC 143.02 *QROC*

1. L'**accident vasculaire cérébral (AVC)** est une urgence neurologique absolue. Le pronostic vital et fonctionnel dépend en partie de la rapidité de la prise en charge.

- Tout déficit neurologique brutal transitoire ou prolongé impose l'appel immédiat du Samu Centre 15.
- Il est important de connaître l'heure de début des signes cliniques +++, à défaut le dernier contact asymptomatique avec le patient.
- La réalisation d'une **imagerie cérébrale (IRM)** et la prise en charge dans une **unité neurovasculaire (UNV)** sont incontournables.
- Après avis neuro-vasculaire et si elle est indiquée, la **thrombolyse** doit être effectuée dans les 4 heures après le début des troubles.

2. Classiquement il s'agit d'une douleur basithoracique à type de point de côté, majorée à l'inspiration profonde, d'apparition brutale « en coup de poignard ». Elle est associée à une **dyspnée** angoissante à type de polypnée d'autant plus intense que l'embolie pulmonaire (EP) est sévère. Il peut exister une toux irritative avec parfois des crachats saumonés (hémoptysie).

3. L'**occlusion intestinale aiguë** se définit comme un arrêt du transit intestinal. Les signes sont :

- **arrêt des matières et des gaz** : symptôme principal ;
- **douleurs abdominales** constantes, précoces, localisées ou diffuses, le plus souvent à type de crampe d'intensité variable ;
- **vomissements** ;
- **ballonnement de l'abdomen** visible à l'examen (météorisme).

La cause de l'occlusion peut être organique (obstruction ou strangulation) ou fonctionnelle. Le diagnostic est confirmé par la présence de niveaux liquides à la radiographie de l'abdomen sans préparation.

144 Corrigés des évaluations

QCM 144.01

1. A : Faux **; B : Vrai ;** C ; D : Faux **; E : Vrai**

Les **cyclines de première génération** sont d'extraction naturelle : la **chlortétracycline** extraite à partir de *Streptomyces aureofaciens*, et l'**oxytétracycline** isolée à partir de *Streptomyces rimosus*.
La doxycycline et la minocycline sont les **cyclines de deuxième génération**.
La tigécycline est une glycylcycline, c'est-à-dire une **cycline de synthèse de troisième génération**.

2. A ; B : Faux **; C ; D : Vrai ;** E : Faux

Les **bactéries Gram négatif** possèdent, à la différence des bactéries Gram +, une membrane externe phospholipidique dans laquelle sont enchâssées des protéines structurales telles les **porines**. Les **aminosides** sont des molécules polaires et polycationiques dont la charge électropositive permet une liaison aux composants électronégatifs de la membrane externe des bactéries G -. Leur **diffusion** à travers la membrane externe se fait grâce aux porines.
Les autres propositions, quoique justes sur le fond concernant les aminosides, n'ont aucun rapport avec la question posée.

3. A ; B : Faux **; C : Vrai ;** D ; E ; F : Faux

La **ceftriaxone** ne doit pas être mélangée à des solutions contenant du **gluconate de calcium**. L'association peut entraîner des précipitations susceptibles d'engendrer un effet mortel. Lorsque des solutions de calcium sont administrées, il est recommandé de perfuser la **ceftriaxone** sur une voie séparée et dans une période de temps pendant laquelle n'est pas perfusé le **calcium** même si les voies d'abord sont différentes.

4. A : Faux **; B : Vrai ;** C : Faux **; D ; E : Vrai ;** F ; G ; H : Faux

Les **benzodiazépines** sont des **agonistes allostériques du récepteur $GABA_A$**, récepteur de type **ionotropique**. Ce sont des modulateurs « positifs » du fonctionnement du récepteur GABA car ils augmentent la perméabilité au Cl^- et sont donc responsables d'une augmentation de l'**inhibition** entraînée par la fixation du GABA.

5 **A : Vrai ; B ; C : Faux ; D ; E : Vrai ; F : Faux**

Le **zolpidem** et la **zopiclone** ont une action hypnotique aussi puissante que celle des BZD hypnotiques. Leur mécanisme d'action s'exerce également au niveau du récepteur $GABA_A$ mais n'agissent pas sur le site récepteur des BZD.

Leur durée d'action est globalement plus courte que celle des BZD. Le risque de **dépendance** et d'**amnésie antérograde** est limité mais possible. En raison d'effets indésirables et de risques de dépendance comme pour les BZD, la **durée maximale de prescription** de la zopiclone et du zolpidem est de 4 semaines (28 jours).

6 **A : Faux ; B ; C ; D : Vrai ; E : Faux ; F : Vrai**

Les principales associations déconseillées avec les **sels de lithium** sont :

- les médicaments provoquant une augmentation de la **lithiémie** : les anti-inflammatoires non stéroïdiens (AINS) sauf les salicylés, les diurétiques, les inhibiteurs de l'enzyme de conversion (IEC) et les inhibiteurs des récepteurs de l'angiotensine utilisés dans le traitement de l'hypertension artérielle ;
- la **carbamazépine** : il existe un risque de neurotoxicité réversible à l'arrêt du lithium (troubles cérébelleux, confusion, somnolence, ataxie) ;
- les **antipsychotiques** à fortes doses : ils provoquent un syndrome confusionnel, une hypertonie, une hyper-réflexivité ;
- les **thymoanaleptiques ISRS** : l'association est à surveiller en raison d'un risque d'apparition d'un syndrome sérotoninergique.

7 **A ; B : Vrai ; C ; D : Faux ; E ; F : Vrai**

Le **prasugrel** (EFIENT®) est un inhibiteur de l'activation et de l'agrégation plaquettaires par l'intermédiaire de la liaison irréversible de son métabolite actif aux récepteurs plaquettaires à l'**ADP**. Il est indiqué en association avec l'**acide acétylsalicylique** dans la prévention des événements athérothrom botiques chez les patients avec un syndrome coronaire aigu (angor instable, infarctus du myocarde).

Il est contre-indiqué chez les sujets qui présentent une hypersensibilité à la substance active, des saignements pathologiques avérés, des antécédents d'accident vasculaire cérébral ou d'accident ischémique transitoire (AIT), une insuffisance hépatique sévère.

8 **A ; B ; C : Vrai ;** D ; E ; F ; G : Faux
Administrée par voie orale, l'**héparine** ne peut pas franchir la barrière digestive. Seules les voies intraveineuse et sous-cutanée sont donc utilisées en thérapeutique. **La voie IM est proscrite.** L'héparine est métabolisée par le foie en dérivés inactifs.
L'héparine exerce une action anticoagulante aussi bien *in vitro* qu'*in vivo*. Elle se fixe sur l'**antithrombine III (ATIII)** et provoque une modification conformationnelle de l'antithrombine. L'ATIII, cofacteur de l'héparine, est alors fortement activée (× 1 000). La conséquence de l'activation de l'ATIII est l'inactivation rapide de la **thrombine (IIa)** et du **facteur Xa**. La transformation de prothrombine en thrombine est ainsi inhibée et il n'y a pas de transformation de fibrinogène en **fibrine**.

9 A : Faux **; B ; C ; D : Vrai**
Les **réactions vasculaires** comportent :
- une **vasodilatation active** faisant suite à une brève phase de vasoconstriction qui favorise l'hémostase ;
- un **œdème inflammatoire** dû au passage d'un liquide de composition proche de celle du plasma, à partir des vaisseaux vers le milieu interstitiel ;
- la **diapédèse**, qui concerne le passage des leucocytes à travers les parois vasculaires.

La **phagocytose** est une réaction intervenant lors de la phase cellulaire de l'**inflammation**.

10 A ; B : Faux **; C ; D : Vrai**
L'**inhibition de la COX-2** est responsable des effets bénéfiques des AINS (antalgiques, anti-inflammatoires et antipyrétiques) et de la limitation, *a priori*, des effets indésirables.
Les **coxibs** sont les AINS qui inhibent sélectivement la **COX-2**.

11 **A : Vrai ;** B ; C : Faux **; D : Vrai ;** E : Faux **; F ; G : Vrai**
L'initiation d'un **message nociceptif** provient de la stimulation des terminaisons des fibres sensitives (**nocicepteurs**) par des médiateurs endogènes algogènes comme la bradykinine, la sérotonine, l'histamine, l'IL-1, l'IL-6, le TNF-α et les ions H^+.
L'IL-2 est une **cytokine de prolifération** et l'IFN-γ est libéré lors d'une **immunité antivirale**.

12 A : Faux **; B ; C : Vrai ;** D : Faux **; E : Vrai**
Les **douleurs** peuvent être classées selon 3 paramètres :

- **leur mécanisme physiopathologique** : elles ont pour origine un excès de nociception, une étiologie neuropathique ou une origine psychogène ;
- **leur durée d'évolution** : on les classe en douleurs aiguës et douleurs chroniques ;
- **le type de pathologie associée** : il s'agit de douleurs liées à une pathologie cancéreuse ou non.

La méthode de traitement sera ensuite adaptée au type de douleur diagnostiqué.

13 **A : Vrai ; B ; C ; D ; E : Faux**

Les trois étapes dans la **genèse d'un cancer** sont :

- l'**initiation** : elle correspond à une lésion rapide et irréversible de l'ADN (mutation par exemple) après exposition à un initiateur. L'initiateur est un agent **génotoxique** ;
- la **promotion** : elle correspond à une exposition prolongée, répétée ou continue, à une substance ou promoteur qui entretient et stabilise la lésion initiée ; le **promoteur** : il n'induit pas de lésions de l'ADN. Il favorise l'expression d'une lésion, préalablement induite par un initiateur. Il réduit le temps écoulé entre l'initiation et le développement de la tumeur. L'agent promoteur agit après l'agent initiateur, de manière répétée et rapprochée dans le temps ;
- la **progression** : elle correspond à l'acquisition des propriétés de multiplication non contrôlée, l'acquisition de l'indépendance, la perte de la différenciation, l'invasion locale et métastatique.

14 **A : Vrai ; B : Faux ; C : Vrai ; D ; E : Faux ; F ; G : Vrai**

Le **méthotrexate** est classé parmi les **antimétabolites**. C'est un **antifolique** qui empêche la réduction du FH_2 en FH_4 par inhibition de la **DHFR**. Il induit un déficit en **folates** indispensables à la synthèse de l'ADN cellulaire.

Comme il traverse la barrière placentaire, il est contre-indiqué au cours de la grossesse.

Certaines cellules cancéreuses peuvent devenir résistantes à l'action du méthotrexate par une diminution du transport membranaire, une diminution de l'affinité pour la DHFR ou une augmentation de la concentration en DHFR, une diminution de la formation de polyglutamates (diminution de la folate polyglutamate-synthétase ou FPGS) ou une diminution de la synthèse de thymidylate.

La prescription parallèle d'**acide folique** (SPÉCIAFOLDINE®) à un traitement par méthotrexate permet de diminuer les effets indésirables induits par le déficit en folates.
La prise de méthotrexate par voie orale s'effectue en une prise unique, une fois par semaine et non pas une prise par jour en raison d'un risque de surdosage. Cette prise doit se faire le même jour d'une semaine à l'autre afin d'éviter toute confusion.

15 **A : Vrai ;** B ; C : Faux **; D ; E : Vrai**
Les **effets nocifs** induits par les médicaments peuvent être décrits sous différentes appellations :
- les **erreurs et accidents**, événements graves mais exceptionnels, surviennent lors de la fabrication ou de l'administration du médicament ;
- les **effets toxiques** sont les manifestations nocives résultant d'un **surdosage** du médicament donc en dehors des conditions de la posologie définie dans le cadre de l'AMM ;
- l'**effet indésirable** peut se définir comme toute altération de l'état du malade consécutive à l'administration d'un médicament quelles que soient les conditions d'emploi.

La **toxicomanie** et les **intoxications volontaires** ne rentrent pas dans le cadre des effets nocifs.

QROC 144.02 *QROC*

1. Le **spectre d'action** d'un antibiotique est l'ensemble des espèces bactériennes sur lesquelles l'antibiotique sera susceptible d'agir.
2. *1 : b ; 2 : c ; 3 : d ; 4 : a.*
Neuroleptiques sédatifs : ils possèdent des végétatifs dominants comme l'hypotension (chlorpromazine).
Neuroleptiques moyens : ils montrent des effets akinétohypertoniques importants tels les tremblements (propériciazine).
Neuroleptiques polyvalents : ils ont une action sédative, réductrice sur les hallucinations et le délire ou désinhibitrice (*exemple* : halopéridol).
Neuroleptiques désinhibiteurs : ils sont incisifs et montrent des effets hyperkinétiques dominants (sulpiride).
3. Les **douleurs neuropathiques** sont insensibles aux analgésiques non opioïdes et peu sensibles aux analgésiques opioïdes. Elles nécessitent des traitements spécifiques de type **antidépresseur**, **antiépileptique**, ou basés sur la **neurostimulation**.

4. Pour mettre en place une évaluation de la douleur grâce à l'**échelle verbale simple (EVS)**, il faut interroger à un moment donné le patient pour lui demander d'évaluer verbalement sa douleur selon 4 à 5 catégories desquelles résultera un score.

0 : Pas de douleur

1 : Faible

2 : Modérée

3 : Intense

4 : Extrêmement intense

5. Les molécules bloquant l'**angiogenèse** sont des médicaments qui stoppent la formation de nouveaux vaisseaux sanguins, mécanisme permettant le développement des **tumeurs cancéreuses**.

6. SERM signifie *Selective Estrogen Receptor Modulators*.

Ces molécules se fixent sur les récepteurs nucléaires des œstrogènes (RE).

Le **tamoxifène** (NOLVADEX®) est indiqué dans le traitement hormonal du carcinome mammaire, soit en traitement adjuvant (traitement préventif des récidives), soit des formes évoluées avec progression locale et/ou métastatique.

7. La **iatrogénèse médicamenteuse** est directement liée :

- **au médicament** et notamment au principe actif (propriétés pharmacocinétiques et pharmacodynamiques) ;
- **au patient** : on constate qu'avec l'âge (petite enfance, vieillesse), ou lorsque des pathologies sont associées chez un même patient, l'exposition à ce risque est plus grande ;
- **à l'acte médical lui-même**, notamment lorsque les prescriptions mentionnent plusieurs médicaments (prescriptions « mille-feuilles ») ou lorsque le nombre d'intervenants autour du patient augmente.

Différents facteurs en lien avec la iatrogénèse médicamenteuse

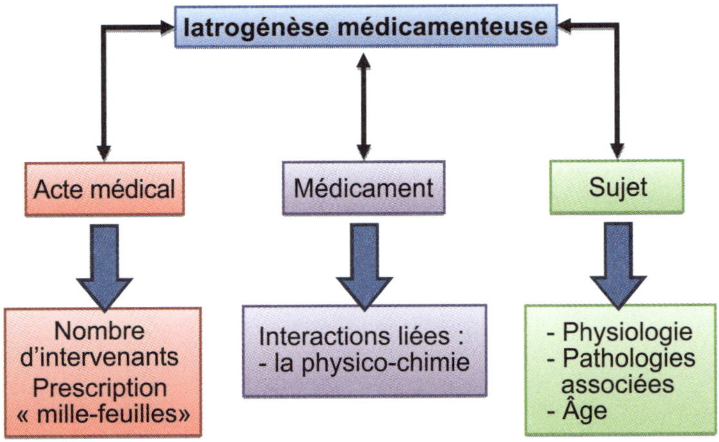